肾脏内科疾病诊疗与血液净化

SHENZANG NEIKE JIBING ZHENLIAO YU
XUEYE JINGHUA

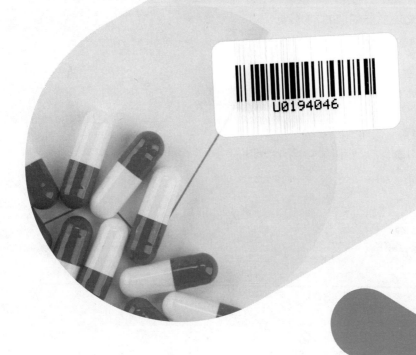

主编 王 莎 刘力君 刘继红 李士明 张 莉

U0194046

科学技术文献出版社
SCIENTIFIC AND TECHNICAL DOCUMENTATION PRESS
·北 京·

图书在版编目（CIP）数据

肾脏内科疾病诊疗与血液净化 / 王莎等主编. — 北京：科学技术文献出版社，2018.5
ISBN 978-7-5189-4453-8

Ⅰ.①肾… Ⅱ.①王… Ⅲ.①肾疾病—诊疗②血液透析 Ⅳ.①R692②R459.5

中国版本图书馆CIP数据核字(2018)第103361号

肾脏内科疾病诊疗与血液净化

策划编辑：曹沧晔　　　责任编辑：曹沧晔　　　责任校对：赵　瑗　　　责任出版：张志平

出 版 者　科学技术文献出版社
地　　址　北京市复兴路15号　邮编 100038
编 务 部　(010) 58882938，58882087（传真）
发 行 部　(010) 58882868，58882874（传真）
邮 购 部　(010) 58882873
官方网址　www.stdp.com.cn
发 行 者　科学技术文献出版社发行　全国各地新华书店经销
印 刷 者　济南大地图文快印有限公司
版　　次　2018年5月第1版　2018年5月第1次印刷
开　　本　880×1230　1/16
字　　数　406千
印　　张　13
书　　号　ISBN 978-7-5189-4453-8
定　　价　148.00元

前　言

　　肾脏是人体最重要的器官之一，通过排泄体内代谢废物，维持机体钠、钾、钙等电解质的稳定及酸碱平衡，担负着极其重要的生理功能。随着社会经济的发展，以及日益严重的人口老龄化问题，肾脏的各类疾病发病率逐年上升。由于病因复杂，症状相对隐蔽，病情进展却不自知，一旦发展到肾衰竭，患者生命会受到严重威胁。肾内科医师只有不断学习，才能提高诊断水平，更好地诊治疾病，减轻患者病情，提高生活质量。

　　本书重点介绍了肾脏疾病的基础知识以及临床常见病、多发病的诊疗，对肾脏疾病的血液净化治疗及中西医结合治疗等相关内容也做了详细讲解。全文紧扣临床，内容丰富，既有各专家多年来对于肾脏疾病治疗的临床经验，又有最新的诊疗发展。各章节详略得当，简明实用，对于临床肾内科医务工作者处理相关问题具有一定的参考价值，也可作为各基层医生、医务工作者和医学院校学生学习之用。

　　在编写过程中，由于编者较多，写作方式和文笔风格不一，再加上时间有限，难免存在疏漏和不足之处，望广大读者提出宝贵意见和建议，以便再版时修订，谢谢。

编　者
2018 年 4 月

目　录

第一章

正常肾脏的基本结构和功能

第一节　肾脏的解剖和形态

肾脏具有多种重要的生理功能。肾脏通过排尿排泄体内代谢产物，维持水、电解质及酸碱平衡的作用；肾脏同时也是一个内分泌器官，可分泌促红细胞生成素、肾素、前列腺素等多种激素和生物活性物质。这些生理功能均建立在肾脏复杂的组织结构基础上。因此，对于肾脏基本结构的了解有助于对肾脏生理功能和病理表现的认识。

一、肾脏的解剖

肾脏属于腹腔外实质性器官，位于腹膜后间隙内脊柱的两侧，左右各一。肾脏长轴向外下倾斜，左肾较右肾更靠近中线。右肾上邻肝脏，所以较左肾略低。左肾上极平第 11 胸椎下缘，下极平第 2 腰椎下缘；右肾上极平第 12 胸椎下缘，下极平第 3 腰椎，所以第 12 肋正好斜过左肾后面的中部或右肾后面的上部。以肾门为准，则左肾门约平第 1 腰椎，右肾门平第 2 腰椎，距中线 5cm。以髂嵴作为标志，距左肾下极为 6cm，距右肾下极为 5.5cm。一般而论，女性肾脏位置低于男性，儿童低于成年人，新生儿肾脏下端有时可达髂嵴附近。肾脏的位置可随呼吸及体位而轻度改变。

肾脏的体积各人有所不同，一般而言，正常成年男性肾脏的平均体积为 11cm×6cm×3cm，左肾略长于右肾。女性肾脏的体积和重量均略小于同龄的男性，其平均重量在男性约 150g，在女性约 135g。肾脏分为上下两端、内外两缘和前后两面，上端宽而薄，下端窄而厚；前面较凸，朝向前外侧，后面较平，紧贴后腹壁；外缘隆起，内缘中间呈凹陷状，是肾脏血管、淋巴管、神经和输尿管出入的部位，称为肾门。这些出入肾门的结构总称为肾蒂。肾蒂主要结构的排列关系由前向后依次为肾静脉、肾动脉及输尿管，从上向下依次为肾动脉、肾静脉及输尿管。但也有肾动脉和肾静脉分支位于输尿管后方者。右侧肾蒂较左侧者短，故右肾手术较困难。肾门向内连续为较大的腔，称为肾窦，由肾实质围成。

肾窦为肾血管、淋巴管、神经、肾小盏、肾大盏、肾盂、脂肪及结缔组织所填充。

肾脏的表面自内向外有三层被膜包绕。①纤维膜：为紧贴于肾实质表面的一层致密结缔组织膜，薄而坚韧。在正常的肾脏，该膜易于剥离，若该膜粘连于肾脏表面，则提示有由肾实质疾病而导致的纤维膜与肾脏间的纤维化。剥离了纤维膜后的肾脏表面平滑、光亮，呈红褐色，若表面苍白呈颗粒状则表示有肾脏疾病。②肾周脂肪层：又称脂肪囊，位于纤维膜外面，为肾周围的脂肪层，对肾脏有弹性垫样保护作用。③肾筋膜：位于脂肪囊外面，分前后两层，包绕肾和肾上腺。另外，肾筋膜外尚有大量脂肪包绕肾脏，称肾旁脂肪，为腹膜后脂肪的一部分。肾周脂肪层、肾筋膜及肾旁脂肪共同对肾脏有固定作用，若上述结构不健全则可能导致肾下垂或游走肾。

在肾的冠状切面，肾实质分为皮质和髓质两部分。肾皮质位于浅层，占 1/3，富含血管，肉眼观察可见粉红色颗粒，即肾小体；肾髓质位于深部，占 2/3，主要由小管结构组成。肾髓质的管道结构有规律地组成向皮质呈放射状的条纹称髓放线，向内侧集合组成 15～20 个锥形体称肾锥体，每 2～3 个肾锥体的尖端合成一个肾乳头，肾乳头顶端有许多小孔，称乳头孔，是尿液流入肾盏的通道。肾皮质包绕肾髓质并伸入肾锥体之间，称为肾柱。2个或2个以上肾乳头伸入1个肾小盏，2～3个肾小盏合成一个肾大盏，2～3个肾大盏合成一个前后扁平的漏斗状的肾盂，肾盂出肾门后逐渐变细形成下行的输尿管。

双侧肾脏上方接肾上腺，后上1/3借横膈与胸膜腔的肋膈隐窝相隔，后下2/3与腹横肌、腰方肌和腰大肌外缘相邻。右肾前面内侧接十二指肠降部，外侧接肝右叶和结肠右曲；左肾前面由上向下分别与胃、胰和空肠相邻接，外缘上半接脾，下半接结肠左曲。

二、肾单位的组成、肾小球基底膜及其细胞成分

组成肾脏结构和功能的基本单位是肾单位，包括肾小体和与之相连的肾小管。人类的每个肾脏约由100万（80万～110万）个肾单位组成，出生时婴儿体重与肾单位数目呈正相关。根据肾小体在皮质中的位置，可分为表浅、中间和髓旁三种肾单位。表浅肾单位的肾小体位于离皮质表面几毫米之内，髓旁肾单位的肾小体位于皮质深层，靠近皮质与髓质交界处，中间肾单位的肾小体则位于以上两者之间。

肾小体由肾小球和肾小囊组成，通过滤过作用形成原尿。肾小管是细长迂回的上皮性管道。平均长度为30～38mm，具有重吸收和排泌功能，通常分为三段：第一段与肾小囊相连，称近端小管，依其走行的曲直，又有曲部和直部之分；第二段称为细段，管径细，管壁薄；第三段称远端小管，分为直部和曲部，其曲部末端与集合管相连。近端小管的直部、细段与远端小管的直部连成"U"字形，称为髓襻或 Henle 襻。肾单位的各部在肾脏中的分布有其相应的较固定的位置。肾小体存在于肾皮质迷路，近端小管曲部和远端小管曲部分布于肾皮质迷路和肾柱，髓襻则和集合管一起分布于髓质肾锥体和皮质髓放线中。

通常，根据髓襻的长度可将肾单位分为短髓襻和长髓襻肾单位两种。表浅肾单位及大多数中间肾单位属于短髓襻肾单位，其髓襻在髓质外带返回。髓旁肾单位及少数中间肾单位属于长髓襻肾单位，其髓襻一般由髓质内带返回。长髓襻肾单位只占肾单位总数的10%～20%，它的长髓襻对尿的浓缩与稀释起着重要作用，但因其血液循环不如短髓襻肾单位丰富，故较易受损伤。

（一）肾小体

肾小体是形成原尿的主要结构，位于皮质迷路，近似球形，直径约为200μm，近髓质者比位于皮质浅层者大20%左右。肾小体的中央部分是由毛细血管组成的肾小球，肾小球外面紧包着肾小囊。肾小体有两个极，小动脉出入肾小体的区域称血管极，对侧是与肾小管相连的尿极。

1. 肾小球　肾小球约占肾皮质体积的9%，占肾重量的5%。肾小球通过其反复分支的毛细血管系统来增加其滤过面积。成年人肾小球毛细血管长度约13km。其肾小球基底膜面积约为1.6m^2。入球小动脉进入肾小球后分为5～8个主支，使血管球形成相应的毛细血管小叶或肾小球节段。每个主支又分出数个小支，最后形成20～40个盘曲的襻状毛细血管网，称毛细血管襻。各小叶的毛细血管返至血管极处，又汇聚成主支，最后合成出球小动脉。肾小球毛细血管襻是体内唯一的介于两条小动脉之间的毛细血管床（其他毛细血管网都是介于一条小动脉及一条小静脉之间），这种特殊的解剖结构保证了肾小球毛细血管内的静水压较身体其他部位的毛细血管静水压高，有利于毛细血管滤过功能的发挥。另一方面，也使血液内的异常物质（如免疫复合物等）易于沉积在肾小球。肾小球毛细血管壁由内皮细胞、基底膜和上皮细胞组成，其结构较其他部位的毛细血管更加复杂。

（1）内皮细胞：内皮细胞呈扁平状，被覆于毛细血管壁腔侧，与血流接触，内皮细胞核位于毛细血管的轴心侧（即系膜侧），细胞质环绕于血管腔，内皮细胞的胞体布满直径为70～100nm的小孔，称为窗孔，大约覆盖毛细血管表面积的30%。内皮细胞内有丰富的中间丝、微丝和微管，细胞表面被覆有富含唾液酸蛋白的多阴离子表面糖蛋白，所以内皮细胞带有丰富的负电荷。内皮细胞构成了肾小球毛细血管壁的第一道屏障，使血细胞及一些大分子物质受到阻拦而不被滤出；内皮细胞表面的负电荷构成了肾小球毛细血管壁电荷屏障的重要组成部分。内皮细胞可黏附细菌和白细胞、具有重要的抗凝血及抗血栓作用，还参与基底膜的合成及修复。内皮细胞可合成一氧化氮，此反应由内皮源性一氧化氮合成酶催化，该酶位于细胞质膜内陷所形成的细胞质膜囊泡。一氧化氮是内皮细胞释放的最重要的血管舒张因子，尚有抑制炎症及血小板聚集的作用。内皮细胞还可合成及释放内皮素及Ⅷ因子。内皮细胞表面具有

血管内皮生长因子（vascular endothelial growth factor，VEGF）受体，实验研究证明，由足细胞分泌的VEGF可与内皮细胞表面的VEGF受体结合，从而调节内皮细胞的功能及通透性。

（2）脏层上皮细胞：贴附于肾小球基底膜外侧，是肾小球内最大的细胞。光镜下其形态难以确认，但细胞核最大，着色较浅，并凸向肾小囊囊腔。该细胞由三个部分组成：含有细胞核的细胞体、从细胞分出的几个大的主突起和再依次分出的次级突起，称足突，故该细胞又名足细胞。用扫描电镜观察证实，来自不同细胞的足突相嵌形成指状交叉，足突顶部与基底膜外疏松层相接触。足突之间的间隙称裂孔，直径为 25～60nm，由裂孔隔膜桥接。电镜下可见这种细胞具有发育完好的高尔基体和多数溶酶体，并有包括微管，中间丝和微丝在内的大量细胞骨架，对维持足细胞正常形态及跨膜蛋白和裂孔隔膜的正常位置有重要作用。

足细胞足突可分为三个特异的膜区：即基底部、顶部和裂孔隔膜三个区域。足细胞的基底部具有特殊分子，是保持足细胞与基底膜附着的主要分子。另外，足突基底部具有 Heymann 肾炎抗原，可与肾小管刷状缘抗体结合导致膜性肾病。足细胞顶部表面覆盖着一层带负电荷富含涎酸糖蛋白的多糖蛋白复合物，是肾小球负电荷屏障的重要组成部分，对足细胞独特结构的形成及相邻足突间的融合有重要作用。

裂孔隔膜并非一层完整的膜，从其横切面看，隔膜有许多长方形面积为 4nm×14nm 的小孔，形成铰链状。这些解制铰链可能是一种变性的黏性连接，是肾小球滤过孔径屏障的基础。裂孔隔膜是由多个蛋白分子组成的复合体样结构，裂孔隔膜蛋白控制肾小球的通透性。近年的研究显示，许多裂孔隔膜蛋白的基因突变，可导致肾脏疾病及大量蛋白尿。

上皮细胞本身可表达某些造血抗原。此外，上皮细胞有很强的吞饮功能。严重蛋白尿患者，上皮细胞胞质内可出现很多蛋白滴、次级溶酶体、包涵物以及空泡变性。上皮细胞除具有合成基底膜、维持肾小球通透性和对肾小球毛细血管襻起结构上的支持作用之外，也是参与肾小球疾病的主要细胞成分。

（3）系膜：位于肾小球毛细血管小叶的中央部分，由系膜细胞和系膜基质组成。它从肾小体血管极处广泛地联系着每根毛细血管，将毛细血管悬吊于肾小体的血管极，同时肾小球系膜与小球外系膜在血管极处相延续。在常规 3μm 厚的组织切片中，每个远离血管极的系膜区正常时不应超过 3 个系膜细胞。面向毛细血管腔的系膜部分由内皮细胞覆盖，与毛细血管基底膜移行的部位称副系膜，由肾小球基底膜覆盖。因此，肾小球基底膜并不包绕整个毛细血管腔。肾小球系膜的总面积可随生理和病理情况而改变，新生儿期，它占肾小球切面的 6.2%，老年时可达 10.4%，病理状态下可明显增宽。

系膜细胞有多种生理功能：①对肾小球毛细血管襻有支持和保护作用；②调节肾小球微循环及滤过率；③吞噬与清洁功能；④参与免疫反应；⑤对肾小球局部损伤的反应；⑥迁移功能。

（4）壁层上皮细胞：覆盖肾小囊外壁，细胞呈立方或扁平状，游离面偶见微绒毛，有为数较少的线粒体、吸收小泡以及高尔基体。壁层上皮细胞在肾小体尿极与近端小管上皮细胞相延续，在血管极与脏层上皮细胞相连。

（5）肾小球基底膜：基底膜有中间的致密层和两侧的电子密度较低的内疏松层及外疏松层组成。成年人的基底膜厚度由于检测方法及受检对象不同略有差异（270～380nm），其中男性较女性略厚。儿童基底膜较成年人薄且随年龄增长而增厚，新生儿一般小于150nm，1 岁时的平均厚度为194nm，到11岁时增至297nm。肾小球基底膜可分毛细血管周围和系膜周围（即副系膜区）两部分。肾小球基底膜带负电荷，此负电荷主要由硫酸类肝素的硫酸根引起，这也是肾小球滤过膜电荷屏障的重要组成部分。基底膜的主要功能是保证毛细血管壁的完整性和一定的通透性。

基底膜的生化组成较复杂，主要由下列三类成分构成：①胶原：主要为Ⅳ型胶原；②糖蛋白：包括层粘连蛋白、纤连蛋白及内动蛋白/巢原蛋白；③蛋白聚糖：主要为硫酸肝素多糖。

（6）肾小球滤过屏障：包括四个部分：①肾小球内皮细胞表面的细胞衣，也称之为多糖蛋白质复合物；②肾小球毛细血管的有孔内皮细胞；③肾小球基底膜；④足细胞的裂孔隔膜。肾小球滤过屏障可有效地阻止血浆中白蛋白及更大分子量的物质进入尿液。

2. 肾小囊　肾小囊是肾小管盲端扩大并内陷所构成的双层球状囊，囊的外层称为壁层，内层称为脏层，两层之间的裂隙称为肾小囊腔。脏层即肾小球的脏层上皮细胞，壁层由肾小囊基底膜和壁层上皮细胞组成。肾小囊基底膜较厚，为 1 200～1 500nm，在肾小体的尿极移行为近端肾小管基底膜；在血管极，与入、出球小动脉及肾小球毛细血管基底膜相移行。

3. 肾小球旁器　肾小球旁器是位于肾小球血管极的一个具有内分泌功能的特殊结构。其主要功能包括维持肾小管－肾小球反馈系统及调节肾素的合成及分泌。肾小球旁器由致密斑、肾小球外系膜、入球小动脉的终末部和出球小动脉的起始部所组成。其细胞成分包括球旁颗粒细胞、致密斑、球外系膜细胞和极周细胞。

（1）球旁颗粒细胞：主要由入球小动脉壁上的平滑肌细胞衍化而成。然而近来有人提出与此相反的观点，认为入球小动脉的肌细胞是从球旁颗粒细胞衍化而来。一般认为，当入球小动脉接近肾小体血管极时，管壁平滑肌细胞变态为上皮样细胞，胞体较大，呈立方形或多边形，细胞核呈圆形或卵圆形，弱嗜碱性。粗面内质网丰富，线粒体较多，核糖体散在，并见较多的有膜包绕的内分泌颗粒，多数颗粒呈均质状，少数可见结晶状物质。最近研究证明，球旁颗粒细胞的这些内分泌颗粒主要含有肾素，同时也含有血管紧张素Ⅱ。肾素通过细胞排泌作用被释放到周围间质。球旁颗粒细胞受交感神经末梢支配。病变时球旁颗粒细胞甚可延续到小叶间动脉壁，而且部分球旁细胞可位于出球小动脉管壁。

（2）致密斑：远端肾小管（髓襻升支粗段）接近于肾小球血管极时，紧靠肾小球侧的上皮细胞变得窄而高，形成一个椭圆形隆起，称为致密斑（maculadensa）。致密斑细胞之间近腔面为紧密连接，侧面为指状相嵌连接，基部有短皱褶。细胞核呈圆形，位于细胞顶部，胞质内见高尔基体，较多的线粒体，内质网和多聚核糖体，细胞顶部有胞膜内陷而成的小泡。致密斑与球外系膜细胞和入球小动脉有广泛接触。与髓襻升支粗段其他细胞不同，致密斑不含有 Tarnm－Horsfall（T－H）蛋白。致密斑表达高浓度的神经源性一氧化氮合成酶（neuronal nitric oxide synthase，nNOS）及环氧合酶 2（cyclooxygenase，COX－2）。致密斑细胞为渗透压感受器，感受流经远端肾小管滤过液中 NaCl 浓度，通过调节肾素的释放来调节入球小动脉血管张力，以此来控制肾小球滤过率，这称为肾小管－肾小球反馈机制。致密斑还可通过释放 NO 抑制肾小管－肾小球反馈。

（3）球外系膜细胞：又称 Lacls 细胞、极垫细胞或 Goormaghti 曲细胞，是位于肾小体血管极的入球小动脉、出球小动脉和致密斑之间的一群细胞，它们与肾小球（内）系膜细胞相连。细胞表面有突起，细胞核呈长圆形，细胞质清晰，细胞器较少，细胞间有基底膜样物质包绕，并与致密斑的基底膜相连。在某些刺激下，球外系膜细胞可以转化为具有肾素颗粒的细胞。

（4）极周细胞：位于肾小囊壁层细胞与脏层细胞的移行处。因其环绕着肾小体血管极，故而得名。极周细胞内有大量球形分泌颗粒、清蛋白、免疫球蛋白、神经元特异性烯醇酶和 transthyretln。极周细胞的功能目前尚不很清楚。它是否是肾小球旁器的一部分，目前仍有争议。

（二）肾小管

肾小管占正常肾皮质体积的 80%～90%，是肾单位的另一个重要组成部分，与肾小体合成一个密不可分的结构和功能单位，所以肾小球和肾小管的病变是相互影响的。不同节段肾小管之上皮细胞结构有很大不同，在一定程度上与其功能相关。肾小管的上皮细胞有强大的重吸收功能，可重吸收约 99% 的肾小球滤出原尿。另外肾小管的不同节段尚有一定的分泌功能，虽然每个肾单位的小管系统可从形态及功能上分为至少，15 个节段，但通常分为三大节段，即近端小管、髓襻和远端小管。

1. 近端小管　近端小管重吸收大部分肾小球滤过的水和溶质，在肾小管的各段中最粗最长，外径约 40μm，长约 14mm，被覆单层立方或低柱状上皮。根据上皮细胞的主要形态和功能特点，近端小管又可分为曲部和直部两部分。

（1）近端小管曲部（近曲小管）：主要位于肾小体周围，构成皮质迷路的大部分。近曲小管上皮细胞呈立方或低柱状，细胞核较大，圆形，位于细胞基底部，细胞质嗜酸性，略呈颗粒状，腔面有发达的刷状缘，紧贴基底膜的基底面有垂直的基底纵纹。电镜下，上皮细胞内可见多数与基底膜垂直排列的线粒体、粗面和滑面内质网、核蛋白体、各级溶酶体及丰富的微管和微丝。其最大特点是细胞的腔面、侧面及基底面均形成复杂的形态结构，从而使细胞表面积增加，以利于它的重吸收功能。细胞的腔面有大量密集的凸向管腔的指状细长突起，称为微绒毛，相当于光镜下的刷状缘。微绒毛的轴心为细胞质，并有6～10根纵行的微丝（直径1～6nm），含有肌动蛋白，与微绒毛的收缩摆动及重吸收有关。近曲小管可重吸收原尿中滤出的蛋白，经过吞饮和细胞内消化成为氨基酸被吸收。

近曲小管上皮细胞间为复合连接，细胞基底面、细胞膜内陷形成许多基底褶，在细胞的侧面还向外伸出许多突起，称为侧突，相邻细胞的侧突相互形成指状交叉。细胞基底部侧突尚分成更细小的次级侧突，伸至相邻细胞的基底褶之间，从而形成复杂的细胞外间隙。近曲小管的主要功能是重吸收原尿中的 Na^+、K^+、Cl^-、HCO_3^-、Ca^{2+}、PO_4^{3-}、水及一些有机物质（如葡萄糖和氨基酸）等。近端小管的腔面及基底侧面细胞膜上存在水通道蛋白-1，按照渗透梯度，水分子通过此通道穿过上皮细胞。基底侧膜上存在 Na^+-K^+-ATP 酶，将重吸收的 Na^+ 主动泵到细胞间隙，Cl^- 和 HCO_3^- 也被动向细胞间隙转移。HCO_3^- 的重吸收可通过 Na^+/HCO_3^- 的共同转运子 NaCl 完成。腔面细胞膜上尚存在 Na^+-H^+ 交换器，将 Na^+ 由腔面重吸收到细胞内。另外，近端小管还是肾脏产生并分泌氨的主要部位。

（2）近端小管直部：与近端小管曲部相连，位于髓放线（rnedullary ray），由于它位于髓襻降支的上段，管径粗于细段，故又称降支粗段。直部也由单层立方上皮组成。只是微绒毛较短，缺少侧突和基底褶，线粒体较少，排列紊乱，顶浆小管、小泡、大泡及溶酶体也减少。上述改变表明直部的重吸收功能减弱。与此相吻合，近端小管直部 Na^+-K^+-ATP 酶的活性较曲部明显降低。近端小管直部与有机阴、阳离子的分泌有关。

2. 髓襻细段　髓襻细段为连接近端小管直部和远端小管直部的细直管部分，这一段的长度依不同类型的肾单位有明显区别，皮质（短髓襻）肾单位的细段很短，主要位于髓质外带；髓旁（长髓襻）肾单位的细段较长，可达10mm，起始于髓质外带，延伸至内带乃至肾乳头口近端小管直部在髓质外带内、外区交界处，骤然转变为髓襻降支细段，在不同深度反折后成为髓襻升支细段，然后移行至远端小管直部。细段的管径细，只有15μm，管壁也薄，被覆单层扁平上皮细胞，细胞核呈椭圆形，凸向腔面，细胞质少，着色浅。

与近端小管类似，髓襻降支细段表达高浓度水通道蛋白-1，该段细胞膜对水的通透性很高；同时，髓襻降支细段存在大量 A 型尿素转运子参与髓质的尿素循环，对尿浓缩功能具有重要作用。

3. 远端小管　远端小管包括直部、致密斑和曲部。在肾髓质外带内、外区交界处，髓襻细段升支移行为远端小管直部，入髓放线，行至皮质迷路的肾小球血管极处，形成致密斑，继而移行为远端小管曲部，迂曲分布于近端小管之间，最后又行至髓放线进入集合管。远端小管直部又称髓襻升支粗段，由单层立方上皮组成。腔面有短小的微绒毛，基底部有基底褶，众多线粒体与基底膜呈垂直排列，相邻细胞间有大量侧突呈指状交叉。大多数细胞具有一根纤毛，极少数细胞有两根，事实上，除集合管的嵌入细胞外，所有肾小管的上皮细胞均具有纤毛。近年来认为，纤毛为一个机械感受器，通过感受小管液的流量而调节细胞增生。如果此功能缺失，会出现小管细胞增生失调而导致多囊肾。另外，远端小管直部产生并分泌 T-H 蛋白，这是一种糖蛋白，其功能包括抗微生物（抵御尿路感染）等。

远端小管曲部又称远曲小管，也由单层立方上皮构成。该段细胞膜在所有小管中具有最高的 Na^+-K^+-ATP 酶活性，其腔面细胞膜尚存在 Na^+-Cl^- 共同转换子 TSC，重吸收 Na^+ 和 Cl^- 是远曲小管的主要功能。另外，远曲小管存在有较高的 $Ca^{2+}-Mg^{2+}-ATP$ 酶活性，参与 Ca^{2+} 的重吸收。与近端小管相比，远端小管管径小，管腔大，上皮细胞体积小，故在小管切面上有较多细胞核。

4. 连接小管　连接小管为远端小管曲部和皮质集合管起始段的过渡节段，由多种细胞组成，包括连接小管细胞以及混杂的远曲小管和集合管细胞。细胞腔面有少数微绒毛，有细胞侧突和基底褶，细胞核位于细胞顶部，线粒体较少，不均匀地分布于基底褶附近。

连接小管具有明显的分泌 K^+ 的功能，而且对 H^+ 的释放也有重要作用。此外，连接小管基底侧膜存在 Na^+-Ca^{2+} 交换子和 $Ca^{2+}-ATP$ 酶，对 Ca^{2+} 重吸收起重要作用。

（三）集合管

集合管不是肾单位的组成部分。根据其所在位置，集合管可分为三段：皮质集合管、髓质集合管和髓质内带集合管。髓质内带集合管行至锥体乳头，称乳头管，并开口于肾乳头形成筛状区。集合管上皮由主细胞及嵌入细胞组成。

主细胞遍布集合管全长，占细胞总数的60%~65%，细胞界限清晰，腔面覆有一层糖蛋白复合物，胞核呈圆形，位于细胞中央，胞质浅淡，电镜下线粒体较少，分布杂乱，腔面有少数短小微绒毛，侧面有不发达的小侧突，基底褶也较浅。主细胞上存在水通道蛋白-2（aquaporin 2，AQP2），其活性受抗利尿激素调节。

嵌入细胞散布于主细胞之间，腔面有较长的微绒毛，基底面有很多复杂的内褶，细胞质内有丰富的线粒体、溶酶体、游离核蛋白体、粗面及滑面内质网。嵌入细胞分为A、B两型细胞，A型嵌入细胞腔面表达H^+-ATP酶，可分泌H^+；B型嵌入细胞的基底侧膜表达H^+-ATP酶，可分泌HCO_3^-并重吸收H^+。

集合管是肾脏调节水和电解质平衡的最后部位，对Na^+、K^+、Cl^-和酸碱调节起重要作用。集合管通过抗利尿激素参与尿浓缩功能的调节。

（四）肾间质

位于肾单位以及集合管之间的间叶组织称为肾间质。肾间质由间质细胞以及半流动状态的细胞外基质组成，后者由硫化或非硫化的糖胺多糖组成。肾皮质所含间质很少，但随着年龄的增长可略有增加，在小于36岁的人群中，肾间质约占肾皮质总体积的11.7%，在大于36岁的人群约占15.7%。肾间质的相对体积由皮质到肾乳头逐渐增加，髓质外带占髓质总体积的20%，肾乳头部可达30%~40%。

1. 皮质肾间质　肾皮质肾小管之间的间质相对较多，而肾小管基底膜与肾小管周围毛细血管间的间质则较少，后者或许有助于将肾小管重吸收的物质向血流中转运。肾皮质含有两种间质细胞。第一种皮质间质细胞与成纤维细胞相似，又称为Ⅰ型皮质间质细胞，主要位于肾小管基底膜与毛细血管之间，星星芒状，有形状不规则的细胞核和发育完好的粗面及滑面内质网。Ⅰ型肾皮质间质细胞产生促红细胞生成素（erythropoletin，EPO）。第二种肾皮质间质细胞数量相对较少，为单核或淋巴样细胞，圆形，胞质很少，仅有少数细胞器，此类细胞来自骨髓。间质细胞之间为细胞外基质和少量胶原纤维，主要为Ⅰ型、Ⅲ型胶原和纤粘连蛋白。

2. 髓质肾间质　髓质间质细胞有三种，第一种髓质间质细胞与Ⅰ型皮质肾间质细胞相似，呈不规则星芒状，位于髓襻细段和直小血管之间，与细段长轴垂直排列，有如旋体状，细胞突起与肾小管及直小血管直接相连。与Ⅰ型皮质肾间质细胞不同处是其胞质内含有类脂包涵体或脂粒，呈均质状，界膜不明显。该细胞可产生糖胺多糖、前列腺素以及其他降压物质，其中前列腺素的合成是由环氧合酶-2（COX-2）所催化。第二种髓质肾间质细胞呈圆形，与Ⅱ型皮质肾间质细胞相同，属于单核细胞或淋巴细胞，主要位于髓质外带及髓质内带的外部，无类脂包涵体，具有吞噬功能，有较发达的溶酶体。第三种髓质肾间质细胞属于血管周细胞，位于髓质外带及髓质内带的外部。其功能尚不清楚。

（五）肾盏、肾盂和输尿管

肾盂占据并附着于肾窦的内侧，是输尿管上部的囊状扩张。如前所述，肾盂向肾实质伸出2~3个肾大盏，继续分支形成8~9个肾小盏。肾小盏呈杯形，包绕肾乳头。肾乳头的数目超过肾小盏，因此，一个肾小盏可接受来自多个肾乳头的尿液。乳头管被覆单层柱状上皮，开口于肾乳头，乳头侧面逐渐变成移行上皮。肾盏及肾盂黏膜均为移行上皮，中层为两层平滑肌细胞，外膜为纤维结缔组织。肾盏和肾盂有节奏性蠕动，有促进排尿的作用。输尿管的黏膜形成许多纵行皱襞，移行上皮较厚，固有膜由致密的结缔组织构成，肌层为纵行和环形平滑肌组成，外膜为疏松结缔组织。

三、肾脏的血管、淋巴及神经分布

（一）肾脏的血管

肾脏血供丰富，心排血量的20%~25%流经肾脏。双侧肾动脉起自腹主动脉的两侧。大约在第1腰椎的水平，位于肠系膜上动脉的稍下方，肾动脉发出后，向外越过膈脚的前方进入肾门。右肾动脉较左肾动脉长。肾动脉进入肾门后分为前后两支，前支较粗，供血范围较大；后支较细，供血范围较小。两支于肾盂的前方和后方在肾乳头凹陷处进入肾实质。两个主要分支再分为五支肾段动脉，肾段动脉再行分支，位于肾锥体的侧方，称叶间动脉，叶间动脉行走至皮髓质交界处，发出与叶间动脉垂直并与肾表面平行的弓状动脉，自弓状动脉向皮质表面发出多数呈放射状的分支，称小叶间动脉，进入皮质迷路。小叶间动脉多数发自弓状动脉，少数来自叶间动脉。小叶间动脉再分支则形成入球小动脉，在肾小球内形成毛细血管襻。极少数小叶间动脉分支不进入肾小球，称无肾小球小动脉，可能因所连接的肾小球退化所致。上述动脉及小动脉均为终末血管，所以一旦阻塞，会导致其所供血的部位缺血乃至梗死。

血液经出球小动脉流出肾小球。皮质肾单位的出球小动脉离开肾小体后，迅速分支形成肾小管周围的毛细血管网；髓旁肾单位的出球小动脉越过弓状动脉形成较长的直小动脉进入肾髓质。每支出球小动脉可分出数支到十数支直小动脉，成束直行下降，走向肾乳头。直小动脉主要来自髓旁肾单位的出球小动脉，少数自弓状动脉和小叶间动脉直接发出。进入髓质的直小动脉在髓质外带内区形成血管束，在走行过程中，发出分支到髓质肾小管和集合管周围，形成毛细血管网。髓质毛细血管网分为三个区带：髓质外带的外区毛细血管网稀疏，形成长菱形网眼状；髓质外带的内区毛细血管网很丰富，形成密集圆孔状；髓质内带的毛细血管网最稀疏。但在肾乳头部又变稠密。总之，髓质的肾小管周围毛细血管网较皮质少，因而对缺血的反应更为敏感。

肾脏的静脉系统与动脉相伴行，在皮质，肾小管周围毛细血管网汇入小叶间静脉，再注入弓状静脉。在髓质，直小动脉经过毛细血管网演变为直小静脉，直小静脉与直小动脉呈反方向折返注入小叶间静脉，小叶间静脉汇入弓状静脉，再注入肾段静脉，在肾门处汇集为肾静脉，最后注入下腔静脉。

肾动脉、肾段动脉叶间动脉及弓状动脉均为弹力肌型动脉，由内皮细胞、基底膜、内弹力板、肌层和外膜组成。小叶间动脉属于小肌型动脉，最内层为长梭形的内皮细胞，细胞间为紧密连接及缝隙连接，并混有肌上皮细胞，其下为基底膜及不连续的弹性纤维，向外为较厚的平滑肌层，最外为外膜。入球小动脉可分为起始段和近小球段，起始段的结构与小叶间动脉相似，近小球段为肾小球旁器的一部分。皮质肾单位和髓旁肾单位的出球小动脉的结构有显著差异，皮质肾单位之出球小动脉管径仅为其入球小动脉管径的一半；相反，髓旁肾单位的出球小动脉管径大于其入球小动脉。皮质肾单位之出球小动脉管壁薄，仅有一层平滑肌细胞，髓旁肾单位的出球小动脉管壁有 2~4 层平滑肌细胞，并形成直小动脉。肾小管周围毛细血管由内皮细胞和基底膜构成，基底膜外侧尚见血管周细胞，毛细血管内皮细胞也有窗孔，窗孔内由窗孔膜连接。髓质的直小静脉、小叶间静脉的管壁与毛细血管相似。弓状静脉和叶间静脉的管壁很薄，仅有少量不连续的平滑肌细胞。

（二）肾脏的淋巴

肾的淋巴循环分为肾内和肾周两组，肾内淋巴管与肾内动静脉相伴而行。肾皮质内淋巴毛细血管网分别位于肾被膜下及肾小管周围，淋巴液引流入小叶间动静脉周围的淋巴管。进而入弓状动静脉、叶间动静脉周围的淋巴管。肾周淋巴管主要分布于肾周脂肪层内，它们与肾内淋巴管有丰富的吻合支，在肾门处与肾内淋巴管汇合，最终引流入主动脉旁淋巴结。

（三）肾脏的神经

肾脏主要由来自腹丛的交感神经支配，交感神经纤维随肾动脉进入肾脏，逐级分布，支配各级肾脏血管、肾小球及肾小管（特别是位于皮质的肾小管）。另外，来自弓状动脉周围神经丛的神经纤维支配髓旁肾单位的出球小动脉和直小动脉，从而调节皮质和髓质间的血流而不影响肾小球的血液循环。来自迷走神经的副交感纤维，只分布于肾盂和输尿管的平滑肌。

（王 莎）

第二节　肾脏的生理功能

一、肾小球的滤过及其调节

肾脏的主要功能之一是排出由体外摄入或由代谢产生的废物，维持内环境的稳定。完成此功能的重要一环是肾小球滤过。肾小球是一个特殊的毛细血管球状结构，其滤过膜由内皮细胞、基底膜及上皮细胞组成。血浆经此滤过膜后形成无细胞的超滤液。肾小球毛细血管压力很高，需要系膜细胞支撑其结构。此外，由致密斑，出、入球小动脉及肾小球外系膜细胞形成的肾小球旁器对肾小球滤过起到重要的调节作用，它既是肾小管 – 肾小球反馈调节的结构基础，也是肾素分泌及调节的场所。

（一）肾小球滤过的一般概念

1. 肾小球滤过的结构基础　肾小球毛细血管的特征是肾小球滤过得以实现的结构基础。肾小球毛细血管压力高，约为 60mmHg，较其他器官毛细血管压高 1 倍左右。这是因为肾小球毛细血管远端有阻力小动脉，即出球小动脉。肾小球毛细血管近端和远端的压力相差不大。此外，肾小球毛细血管内皮的窗孔结构使其通透性非常高，可达其他器官毛细血管的 50 ~ 100 倍。

2. 肾小球滤过率　正常人的肾小球滤过率（glomerular filtration rate，GFR）是 120mL/min，这个数值受年龄、性别的影响。一般来说，40 岁之后 GFR 开始下降，每 10 年约减少 10%，80 岁之后 GFR 将减少 40% 左右，但这并不影响正常生活。通常，男性的 GFR 略高于女性。GFR 是体内约 200 万单个肾单位的单个肾小球滤过率（SNGFR）的总和。GFR（120mL/min）除以肾小球数量（200 万）即是 SUGFR，约为 60mL/min。

3. 滤过分数　滤过分数是 GFR 与肾血浆流量（renal blood flow，RBF）的比值。成年男性的 GFR 是 120mL/min，肾血流量约是 1 110mL/min，即 RBF 约是 600mL/min，因此滤过分数为：120/600 = 20%。这表明流经肾脏的血浆约有 20% 由肾小球滤过形成原尿，即是血浆的超滤液。相比之下，肌肉毛细血管的滤过分数只有 1% 左右。肾小球的高滤过分数是由于肾小球毛细血管的高静水压以及高渗透性所决定的，也是维持肾小球的滤过功能所必需的。

（二）肾小球滤过的决定因素

血浆在肾小球的滤过和在其他器官的毛细血管一样，是由 Starling 力所驱动的。Starling 力由跨毛细血管膜静水压差和胶体渗透压梯度共同决定。肾小球毛细血管静水压及肾小囊内胶体渗透压驱使血浆滤过；相反，肾小球毛细血管胶体渗透压及肾小囊内静水压拮抗血浆滤过。

1. 肾小球毛细血管静水压　肾小球毛细血管静水压，简称肾小球毛细血管压，是影响 GFR 的主要因素之一。肾小球毛细血管压与 GFR 呈平行关系，当肾小球毛细血管压增高时，GFR 亦增高；反之，当肾小球毛细血管压降低时，GFR 亦降低。肾小球毛细血管压是由以下三个因素所决定的。

（1）血压：全身动脉压如有改变，理应引起肾小球毛细血管压的改变。但事实上，在生理条件下动脉血压在 80 ~ 180mmHg 波动时，对肾小球毛细血管压的影响甚小。这是因为肾小球滤过自我调节的缘故。

（2）入球小动脉阻力：肾小球毛细血管压主要是由入球小动脉阻力所决定的。入球小动脉收缩会降低肾小球毛细血管压，从而降低 GFR；反之，入球小动脉扩张会升高肾小球毛细血管压，从而升高 GFR。

（3）出球小动脉阻力：与入球小动脉阻力相反，出球小动脉收缩会升高肾小球毛细血管压；出球小动脉扩张会降低肾小球毛细血管压。出球小动脉阻力变化对 GFR 的影响则是双向的。出球小动脉轻度收缩会升高肾小球毛细血管压而不至于减少肾血流量，这时 GFR 会升高。然而，出球小动脉重度收缩不仅会升高肾小球毛细血管压，又会减少肾血流量，这时 GFR 可能变化不大，甚至会降低。

2. 肾小球毛细血管胶体渗透压　肾小球毛细血管胶体渗透压主要由血浆蛋白浓度决定。血液由入球小动脉端流经毛细血管，到达出球小动脉端，肾小球毛细血管胶体渗透压升高约20%，这是因为约有1/5的血浆在流经毛细血管后被滤过，于是毛细血管内蛋白被浓缩。肾小球毛细血管胶体渗透压受以下两个因素的影响。

（1）血浆胶体渗透压：在正常情况下人体血浆胶渗压不会有太大变动，但若全身血浆蛋白浓度明显降低时，血浆胶渗压会降低，GFR会升高。例如由静脉快速注射生理盐水时，GFR会升高。其原因之一可能是肾小球毛细血管胶体渗透压下降。

（2）滤过分数：滤过分数增加会进一步浓缩血浆蛋白，引起血浆胶渗压升高。滤过分数是GFR与肾血浆流量的比值，因此，当GFR或肾血浆流量改变时，肾小球毛细血管胶体渗透压会随之改变。

3. 肾小球囊内静水压　微穿刺方法测到人的肾小囊内静水压约18mmHg（2.3kPa）。肾小囊内静水压增高会降低GFR，相反，其降低会升高GFR。在正常情况下，肾小囊内静水压较稳定，不是调节GFR的主要因素。

4. 超滤系数　超滤系数（K_f）是表示肾小球毛细血管内在特性的参数，是由毛细血管通透性和滤过面积所决定。K_f不能直接检测，一般可以间接地由GFR与净滤过压的比值来推算。

（三）肾小球滤过的调节

1. 交感神经对CFR的影响　肾脏全部的血管，包括入、出球小动脉都有丰富的交感神经纤维支配。此外，系膜细胞与交感神经末梢有直接接触。交感神经兴奋会引起小动脉收缩，从而减少RBF及GFR，但这种效应只有在交感神经受到强烈刺激（如严重出血，脑血管意外等）时才会发生。在正常生理条件下，交感神经对肾小球血流动力学的影响甚微。

2. 激素及血管活性物质对GFR及肾血流量的影响　许多激素及血管活性物质可以调节肾小球的滤过状态，这种调节通常是通过对肾血流的影响而实现的。这些激素及血管活性物质可以由肾外产生，通过血循环到达肾脏，作用于肾脏血管，例如心钠素（atrial natriuretic peptide，ANP）、抗利尿激素（antidiuretic hormone，ADH）等；也可由肾脏局部合成后再对肾脏血管发生作用，例如前列腺素（prostaglandin，PG）、一氧化氮（NO）；还可由肾内、肾外同时产生，例如血管紧张素（angiotensin，Ang）Ⅱ。这些物质通过收缩或扩张肾血管对GFR产生不同的影响。除了影响GFR，它们还会影响肾小管的重吸收。通过对肾小球和肾小管的综合作用，它们可对体液平衡状态进行调节。

3. 肾小球滤过及肾血流量的自我调节　动脉血压随生理活动而随时发生变化。当血压升高时，肾脏血管尤其是肾小球入球小动脉阻力会随之升高；相反，当血压下降时，肾血管阻力亦下降，从而使肾血流量和GFR保持在一个恒定的水平，动脉血压在80~180mmHg波动，而肾血流量及GFR变化幅度很小。这种现象称为自我调节。自我调节是由肾脏内在的机制决定的，而不需神经系统或全身体液因子的参与。

（四）肾小球对大分子溶质的滤过

肾小球超滤液中小分子溶质（如电解质、葡萄糖及尿素等）的浓度与血浆中的浓度几乎相同，而超滤液中大分子溶质如蛋白质的浓度很低。正常血浆白蛋白的浓度约是45g/L，而超滤液中白蛋白的浓度约是0.01g/L。肾小球毛细血管对不同分子量物质的滤过具有不同滤过率的特点，称为选择性滤过作用。肾小球滤过屏障对大分子溶质的滤过取决于分子大小（孔径屏障）及电荷性质（电荷屏障）。

1. 孔径屏障　肾小球滤过屏障由内皮细胞、基底膜以及足突细胞组成。内皮细胞的窗孔径为70~100nm；基底膜为胶原纤维形成的可变凝胶，滤过的物质在一定压力下可变形通过；足突之间的裂孔膜形成很多平行的丝状结构，丝状结构的间距约为4nm。基底膜为粗的滤过器，仅能限制较大的蛋白质（如球蛋白）通过，而裂孔膜则为细筛，可限制较小的清蛋白通过。足突裂孔膜形成肾小球滤过屏障的最外一层结构，而且裂孔之间的孔隙非常细小，因此对于限制蛋白质的滤过最为重要。

2. 电荷屏障　应用相同半径的葡聚糖对肾小球选择滤过情况进行研究时发现，在同等半径情况下，带正电荷的葡聚糖清除分数较中性葡聚糖更高，而带负电荷的葡聚糖清除分数较中性更低，说明有电荷屏障存在。

二、肾小管重吸收和分泌功能

肾小球每日滤过的原尿可达 180L，其中电解质成分与血浆基本相似。但正常人每日排出的尿量仅 1 500mL 左右，其中 99% 以上的水和很多物质被肾小管重吸收。

近端肾小管主要承担滤液的重吸收功能，滤过的葡萄糖、氨基酸 100% 被重吸收，通过 Na^+/K^+ - ATP，Na^+ 在近端肾小管中主动重吸收，主要的阴离子碳酸氢根 HCO_3^- 和 Cl^- 随 Na^+ 一起转运。HCO_3^- 重吸收还继发于 H^+ 的分泌。这样 90% 的 HCO_3^-，约 70% 的水和 NaCl 被重吸收。

髓襻在逆流倍增过程中起着重要作用，维持髓质间质的高张及尿液的浓缩和稀释。升支对 Na^+ 和 Cl^- 非常容易透过而不透过水，小管腔中 NaCl 浓度降低，即滤过液被稀释，越靠近皮质浅部其浓度越低。从升支转运出去的 NaCl 在相邻肾间质中，可以把降支的水析出，而降支上皮对水易透过，对 Na^+ 和 Cl^- 低透过，于是降支管腔中渗透浓度升高，当降支内的液体再次到达升支时，NaCl 再次被转运出去，结果除继续稀释管腔液外，还使同一平面肾间质 NaCl 梯度更高，这样反复循环，相同间质渗透梯度朝髓质深部不断上升，最后形成一个从浅部到深部梯次增大的渗透梯度。加之，直小血管排列呈发夹样，与髓襻平行走向，因此也有逆流交换，使髓质已形成的渗透梯度不致因为水的重吸收而明显改变。髓质间质渗透梯度的存在是精氨酸升压素（arginine vasopressin，AVP）起抗利尿作用的条件之一。

远端肾小管，特别是连接小管是调节尿液最终成分的主要场所。连接小管上有 AVP 的 V_2 受体及加压素调节的 AQP - 2 表达。集合管管腔膜在 AVP 作用时通透性明显增高，但 AVP 仅能促使皮质部小管透过水而不透过尿素，这样，尿素得以浓缩；而在髓质部集合管，AVP 既可使水通透又可使尿素通透，在间质高渗透梯度的吸引下，大量水被重吸收，高浓度的尿素则进入间质，尔后进入髓襻降支，再逐段循行至集合管，此即尿素再循环。

三、肾脏内分泌及血管活性物质

肾脏不仅是激素作用的靶目标，还是一个重要的内分泌器官，分泌的激素有血管活性激素和非血管活性激素。前者作用于肾本身，参与肾的生理功能，主要调节肾的血流动力学和水盐代谢，它包括肾素、血管紧张素、前列腺素（PG）、激肽类系统等。非血管活性激素主要作用于全身，它包括 1α - 羟化酶和促红细胞生成素（EPO）等。

（一）促红细胞生成素（EPO）

EPO 是由肾脏皮质和外髓部分小管周围的纤维母细胞产生的，肾脏产生 EPO 受肾脏皮质和外髓局部组织氧含量的调节。人类 EPO 是一个分子质量为 34kD 的酸性糖蛋白。测定血浆或其他生物体液中 EPO 的浓度对判断贫血或红细胞增多原因有重要价值。目前，测定方式有 3 种：体内生物活性测定、体外生物活性测定和免疫分析。临床检测 EPO 水平，需要将待测标本与已知浓度的标准品进行对照，而标准品要用公认的参照标准校正。公认的参照标准，即国际卫生组织提供的重组 EPO 国际标准。EPO 的单位是根据其体内生物活性定义的，为了方便，一般使用每毫升多少毫单位（mU/mL），并定义 1U EPO 对红系祖细胞的刺激作用相当于 $5\mu mol$ 钴的作用。由于 EPO 的分子质量不固定，因此，人类尿液活性和质量换算大概是 7 万 U/mg，而重组 EPO 往往可达到 10 万 ~20 万 U/mg。这个不同主要是因 EPO 的侧链不同引起的。正常血浆 EPO 浓度为 5 ~25mU/mL，失血或缺氧可导致血浆 EPO 浓度升高 100 ~1 000 倍。血浆 EPO 水平和血细胞比容（hemocrit，Hct）呈负相关。EPO 的主要作用是促进红细胞增生，还能帮助非红系细胞存活和分化。

（二）1α - 羟化酶

肾脏是产生 1α - 羟化酶的最重要场所，1α - 羟化酶主要分布于肾脏近端小管上皮细胞线粒体内膜，该酶也属于细胞色素 P450 加单氧酶。25 羟维生素 D 在 1α - 羟化酶的作用下，其第 1 位侧链的碳被羟化生成 1，25 - 二羟维生素 D [1，25（OH）$_2$D$_3$]，即骨化三醇，它是最具生物活性的维生素 D。近年来发现除了肾脏可产生 1α - 羟化酶外，胎盘、角质细胞、单核/巨噬细胞系及骨细胞等也有 1α - 羟化酶活性，提示一些组织局部可调节 1，25 - 二羟维生素 D 的生成，但是这种作用可能仅仅是对肾脏合成 1，25 - 二羟维生素 D 不足时的一种代偿。此外，肾脏内还有 24 羟化酶，它可将 25 羟维生素 D 转变为活性很低的 24，25 二羟维生素 D [24，25（OH）$_2$D$_3$]。

（三）肾素 - 血管紧张素系统

肾素 - 血管紧张素系统（renin - angiotensin system，RAS）是机体极为重要的调节血压及维持水、电解质平衡的系统，RAS 主要由肾素（renin）、血管紧张素原（angiotensiogen，AGT）、血管紧张素转化酶（angiotensin converting enzyme，ACE）、血管紧张素（Ang）Ⅰ、Ⅱ、Ⅲ、Ⅳ和其他一些短肽及相关受体等组成。有时也将醛固酮归为这一系统，而称为肾素 - 血管紧张素 - 醛固酮系统（renin - angio-tensin - aldosterone system，RAAS）。

RAS 与其他生物活性物质的联系：RAS 的许多生物学作用是通过其他一些生物活性物质介导实现的，而多种生物活性物质也能通过 RAS 介导发挥一定的作用。

1. 一氧化氮　RAS 促进 NO 合成，而 ACE 则可通过降解缓激肽和 Angl - 7 使 NO 合成减少。与此相反，NO 也可影响 RAS 的表达。NO 可以拮抗血管紧张素Ⅱ（AngⅡ）引起的血管收缩、细胞增殖及保钠的作用，甚至可以下调 AT$_1$ 和 ACE，从而在高血压及肾脏疾病中起到重要的保护作用。

2. 前列腺素　PGs 是甘油磷脂经磷脂酶 A$_2$、COX 及相应前列腺素合酶的作用生成的一组小分子脂类物质。在多种组织或细胞，AngⅡ可通过上调 COX - 2 来促进 PGE$_2$ 和 PGI$_2$ 的产生，这两种物质具有舒血管及利钠利尿等拮抗 AngⅡ的作用。而 PGE$_2$ 和 PGI$_2$ 又可通过增强肾脏球旁细胞 β - 肾上腺素受体活性来促进肾素释放。

3. 缓激肽　ACE 可以使缓激肽（bradykinin，BK）降解，来抑制 BK 的舒血管及利钠利尿作用，ACE 抑制药（ACEI）可阻断这一过程，使 BK 降解减少。而且 ACEI 还能增强缓激肽 β$_2$ 受体对 BK 的敏感性。AngⅡ作用于 AT$_2$ 也能促进 BK 产生，ATIRA 阻断 ATI 后，可增强 AT$_2$ 活性，增加 BK 生成。另外，AT$_1$ 可以与缓激肽 β$_2$ 受体形成异源二聚体，并增强自身的活性。使磷脂酰肌醇和 Ca^{2+} 浓度升高。ACE$_2$ 酶解产生的 Angl - 9 和 Angl - 7 都能够在极低水平增强缓激肽 β$_2$ 受体的敏感性，提高 PGs 和 NO 的释放。此外，有证据表明 BK 也可上调肾素的表达。

（王　莎）

第二章

肾脏病的实验室检查

第一节 尿液检查

一、尿标本的收集与储存

清晨首次尿液较浓，不受运动和食物影响，是收集尿液送检的理想时间。也可随时留新鲜尿做尿常规检查。留尿前应清洗尿道口及外阴，留中段尿尽快送检，储尿容器应清洁。

如需作代谢及内分泌等检查，则需留24小时尿，并记录总量，摇匀后取其中一部分尿液送检。尿液需留于干燥清洁容器中，容器应加盖置于4℃冰箱内保存。如在室温下储存，需加防腐剂，目前甲醛和盐酸防腐效果较好。

二、尿常规检查

尿常规检查包括物理检查、化学检查及显微镜检查。

（一）物理检查

包括尿色、量、比重、透明度。正常尿液淡黄、透明，每天尿量 1 000 ~ 2 000mL，比重 1.010 ~ 1.015。尿呈红色者，除血尿外，利福平、苯妥英钠、酚磺酞等药物均可使尿呈红色，并注意与血红蛋白尿、肌红蛋白尿鉴别。乳糜尿为乳白色，脓尿、结晶尿则呈现混浊。

（二）化学检查

1. pH 正常尿 pH 为 4.5 ~ 8，平均 5.5 ~ 6.5。尿 pH 在 4.5 ~ 5.5 为酸性尿；6.5 ~ 8 则为碱性尿。一般情况下，尿 pH 反映了血清 pH，在代谢性酸中毒或呼吸性酸中毒时，尿呈酸性；在代谢性碱中毒或呼吸性碱中毒时尿呈碱性。另外酸性尿见于食肉后及糖尿病、尿酸结石、结核患者；碱性尿除久置外可见于感染尿、食用大量蔬菜及草酸钙结石合并肾小管酸中毒者。餐后尿 pH 变化是由于进食后大量胃酸分泌造成体液偏碱，形成所谓"碱潮"。而通常尿 pH 随细胞外液 pH 的改变而改变，尤其午餐后改变较明显，尿 pH 可达 8.0。若酸血症患者出现碱性尿，常提示肾小管酸中毒；碱血症患者出现酸性尿往往提示低钾。临床上常通过调节尿 pH 来预防结石、增加某些抗菌药物疗效和促进药物排泄以减轻药物的肾毒性作用。

2. 尿蛋白 正常人尿中含微量蛋白，24 小时尿蛋白排出量 <150mg。尿蛋白定性为阴性。尿蛋白定性检查常用 +/- 表示，± 表示蛋白含量 <0.1g/L， + 为 0.1 ~ 0.5g/L，2 + 为 0.5 ~ 2.0g/L，3 + 为 2.0 ~ 5.0g/L，4 + 为 >5.0g/L。泛影葡胺造影剂、大量尿酸盐、青霉素、阿司匹林等会使蛋白定性出现假阳性。出现蛋白尿原因为：肾小球性、肾小管性和过剩性。最常见的为肾小球性疾病，是由于肾小球毛细血管对蛋白的通透性增加，特别是清蛋白，24 小时尿蛋白 >1g 应怀疑肾小球疾病，>3g 时可确诊。肾小管性蛋白尿是由于肾小管不能重吸收正常滤过的低分子蛋白，一般肾小管性蛋白尿很少超过（2 ~ 3）g/24h，且常伴有近端肾小管的其他功能障碍而产生糖尿、氨基酸尿、磷酸盐尿和尿酸尿。过剩性蛋白尿是由于血浆异常免疫球蛋白和其他低分子量蛋白浓度增加，导致肾小球的蛋白滤过量大于肾小管重吸收量，骨髓瘤常产生大量的免疫球蛋白，引起过剩性蛋白尿。短暂性蛋白尿可因高热、剧烈运动等引起，多见于儿童，休息几天后可恢复；在老人可由于充血性心力衰竭所致，常见心衰纠正后尿蛋白检查转为阴性。间歇性蛋白尿通常与体位改变有关，如长期站立可产生轻微蛋白尿，每天尿蛋白量很少超过1g，平卧休息后恢复正常，其原因为站立时肾静脉压力增高，大多可自行恢复。对持续性蛋白尿患者应作进一步检查。

3. 尿糖　通常几乎所有从肾小球滤过的糖均在近曲小管被重吸收，故正常人空腹尿糖为阴性。尿中出现葡萄糖称为糖尿，常见于糖尿病。当滤过的糖超过肾小管重吸收能力时（血清糖的肾阈值大约是10mmol/L），亦可出现尿糖阳性，尿中含大量的维生素C、对氨水杨酸、萘啶酸等可引起假阳性。

4. 酮体　正常尿中无酮体出现，当糖尿病酮症酸中毒、孕妇和过度饥饿的患者由于异常的脂肪分解时尿酮体可出现阳性。

5. 胆红素和尿胆原　正常人尿中无胆红素，只有非常少量的尿胆原。胆红素分直接胆红素和间接胆红素。直接胆红素是由胆红素与葡萄糖醛酸在肝细胞内结合形成，正常情况下经胆管进入小肠，并转化成尿胆原。所以直接胆红素不出现在尿中，除非有肝内疾病和胆管梗阻。尿胆原是直接胆红素的终末代谢产物，通常50%由粪便排出，50%再吸收进入肠肝循环，每天1~4mg的尿胆原分泌在尿中。溶血性疾病和肝细胞疾病可引起尿胆原增加；相反，胆管梗阻和抗生素的使用改变肠内菌群而影响直接胆红素转变成尿胆原，使尿胆原的浓度降低，血清中直接胆红素的浓度升高。

6. 显微镜检查　通常取新鲜尿10mL，离心5分钟后弃去上清液，取尿沉渣进行显微镜检查，正常人尿红细胞0~3个/HP，>3个/HP为血尿；白细胞正常为0~5个/HP，>5个/HP提示有炎症。少量上皮细胞无临床意义。正常人尿中无管型。管型是尿蛋白质在肾小管腔内形成的凝块，黏蛋白是所有管型的基本物质。当管型仅由黏蛋白组成则称为透明管型，多见于高热或剧烈活动后，也可见于肾脏本身病变。红细胞管型是肾小球出血的依据，多见于急性肾小球肾炎。白细胞管型多见于急性肾盂肾炎。颗粒管型、上皮细胞管型、蜡样管型均反映肾实质损害。尿中有结晶，通常意义不大，但如新鲜尿中有多量尿酸结晶和草酸钙结晶，且有红细胞存在，应考虑有结石可能。服用某些药物（如磺胺类药物），尿中也可出现这些药物的结晶。如发现胱氨酸结晶可确诊为胱氨酸尿。在酸性尿中结晶包括草酸钙、尿酸和胱氨酸；在碱性尿中结晶为磷酸钙和三磷酸盐结晶。

三、尿三杯试验

血尿、脓尿时，可通过尿三杯试验帮助初步定位。方法为：清洗外阴及尿道口后，将一次尿不中断地排入三个清洁容器内，将最初的10~20mL尿留于第一杯中，中段尿留30~40mL于第二杯中，终末5~10mL留于第三杯中，分别送化验。若第一杯尿液异常且程度最重，提示病变可能在前尿道；若第三杯异常且程度最重，则病变可能在后尿道或膀胱颈；若三杯均异常，病变可能在膀胱颈以上。

四、乳糜尿

将尿液加入等量乙醚中，震荡后取乙醚层（上层）液体一滴放于玻璃片上，加入苏丹Ⅲ染液，镜下观察。如为乳糜尿可见红色脂滴，并可见下层尿液由浊变清。此时应再吸取乳糜尿沉渣寻找微丝蚴。

五、尿细菌学检查

应在用药前或停药2天后，清洗外阴及尿道口，留中段尿于无菌瓶中，加盖后立即送检，若置于4℃保存不能超过8小时。

细菌培养：常用中段尿行定量培养并作药敏试验。若培养出细菌数>10^5/mL为感染，<10^3/mL则多为污染，如为10^3/mL~10^5/mL则不能排除感染的可能性，必要时需复查。对细菌数>10^5/mL者应常规做药物敏感试验。真菌、衣原体、淋病奈瑟菌、伤寒沙门菌、结核分枝杆菌及厌氧菌等需作特殊培养。

六、尿脱落细胞检查

尿脱落细胞检查可帮助评价肾实质和尿路疾病，特别是对尿路上皮肿瘤的早期诊断、疗效观察和癌症普查有重要意义。对尿路上皮的原位癌和细胞分化较差的肿瘤有特殊的诊断价值，阳性率有报告达70%以上。

要求尿液新鲜，尿量不少于50mL，最好为早晨第一次尿的中后段尿液。收集尿应及时离心，沉淀物涂片必须在尿液排出后1~2小时完成。若不能及时完成涂片，可在尿液中加入1/10尿量的浓甲醛溶液或95%乙醇固定，以防尿液腐败，细胞自溶。

恶性肿瘤细胞的形态特征为：细胞核大，核直径>1/2细胞直径，核/浆比例增大，可出现多核，染色质颗粒粗糙，核仁增多增大，核膜明显。细胞质变化，见分化不良细胞的胞质量少，细胞总体积增加，呈多形性。临床上还用荧光素吖啶橙染色法来判断细胞形态及核酸代谢等变化，肿瘤细胞胞质呈橘红荧光，核呈黄绿色或黄色荧光，荧光强度取决于胞质RNA和DNA含量，因此增生活跃的细胞其细胞质和细胞核荧光强度增强。

七、尿液的生化检查

尿液的生化检查应收集24小时尿。即从第一天确定的某一时间将尿排尽并弃去，然后将所有的尿液排入容器内，直至第二天的同一时间排尿并收入容器中。计算24小时尿量，混匀后留取50mL送检，留尿期间标本宜保存于冰箱内或加入防腐剂。作24小时尿尿素氮、肌酐、肌酸、尿酸、氯化物、钾、钠、钙、磷等物质的测定以甲醛为宜，17-羟皮质类固醇、17-酮皮质类固醇、儿茶酚胺、3-甲氧基-4-羟基苦杏仁酸（VMA）、醛固酮等物质的测定以盐酸为宜。

1. 尿肌酐　正常值为（0.7~1.5）g/24h。在急性肾炎或肾功能不全时，尿肌酐排出量降低。

2. 尿素氮　正常值为9.5g/24h。增高时表示体内组织分解代谢增加；降低见于肾功能不全、肝实质性病变。

3. 尿酸　正常值为（0.4~1.0）g/24h。增高见于痛风，降低见于肾炎。

4. 尿钾　正常值为（2~4）g/24h。增高见于肾上腺皮质功能亢进、肾移植术后利尿；降低见于严重失水、失钠而有肾前性氮质血症及失盐综合征、尿毒症及肾上腺皮质功能减退等。

5. 尿钠　正常值为（3~6）g/24h。增高见于肾上腺皮质功能减退、急性肾衰竭（ARF）及肾移植术后利尿期；降低见于长期禁食钠盐、肾上腺皮质功能亢进等。

6. 尿钙、尿磷　尿钙正常值为（0.1~0.3）g/24h，尿磷正常值为（1.1~1.7）g/24h。尿钙、尿磷排出量增高见于甲状旁腺功能亢进症、特发性高尿钙。

八、尿的激素及代谢产物检查

1. 尿17-羟皮质类固醇（17-OHCS）　为肾上腺皮质类固醇的代谢产物，正常值男性为8~12mg/24h，女性为6~10mg/24h。增高多见于肾上腺皮质功能亢进，如皮质醇增多症等；降低见于肾上腺皮质功能减退。

2. 尿17-酮皮质类固醇（17-KS）　正常值男性为（10~20）mg/24h，女性比男性低（2~3）mg/24h。17-KS在女性主要来自肾上腺，在男性则2/3来自肾上腺，1/3来自睾丸，所以此检查在男性反映肾上腺皮质与睾丸功能，在女性反映肾上腺皮质功能。增高见于皮质醇增多症、肾上腺性征异常综合征、睾丸间质细胞瘤、多毛症、肢端肥大症、男性性早熟、内分泌雄激素治疗后。减少见于Addison病、垂体功能减退、睾丸发育不全、睾丸切除后、甲状腺功能减退以及某些慢性病如肝炎、结核、糖尿病等。

3. 尿儿茶酚胺（CA）　包括去甲肾上腺素（80%）、肾上腺素、多巴胺三种物质。正常值为（9~108）μg/24h。增高见于嗜铬细胞瘤、肾上腺髓质增生、副神经节瘤等；降低见于营养不良、高位截瘫、家族性脑神经功能异常和帕金森病等。

4.3 - 甲氧基 - 4 - 羟基苦杏仁酸（VMA） 是儿茶酚胺代谢产物，增高见于儿茶酚胺增多症。化验前数日应停止食用香蕉、咖啡、茶、巧克力等含香草的食品，可避免部分假阳性；停服苯胺氧化酶抑制药及甲基多巴可避免假阴性。

5. 尿醛固酮 是肾上腺皮质球状带分泌的一种盐皮质激素，调节 K^+、Na^+ 及水的平衡。正常值 < $10\mu g/24h$。增多见于原发性醛固酮增多症、继发性醛固酮增多症、甲状腺功能亢进症、部分高血压、低血钾等；减少见于肾上腺皮质功能减退、糖尿病、Turner 综合征、18 - 羟化酶缺乏、垂体功能减退等。

（王　莎）

第二节　肾功能检查

肾功能检查对了解有无肾脏病及疾病严重程度、对选择治疗方案及判断疾病预后均有重要意义。由于肾脏有强大的储备能力，而目前临床常用于检查肾功能的方法敏感程度不够，故肾功能检查结果正常，也不能完全排除肾脏器质性损害及功能轻度受损。

一、肾小球滤过功能检查

（一）血清肌酐（Scr）和尿素氮（BUN）的测定

肾排出的各种"废物"中，大多数为含氮代谢产物，如尿素、肌酐、尿酸、胍类、胺类等。当肾小球滤过功能发生变化时，血液内这些物质的浓度即会随之发生改变。临床常通过测定血中这些物质浓度来了解肾小球功能状况，其中 Scr 和 BUN 测定最常用。

1. Scr 水平测定　肌酐是肌肉组织的代谢产物，其分子量 113Da。在肌肉中，肌酸在肌酸磷酸激酶的催化下转变成带高能磷酸键的磷酸肌酸，磷酸肌酸不稳定，容易脱去磷酸脱水，转化成肌酐。肌酐主要经肾小球滤过，在肾小管几乎无重吸收，而且经肾小管分泌的量也很少，因而 Scr 水平能较好地反映肾小球滤过功能。虽然肌肉发达程度、饮食、体力活动等因素可能对 Scr 水平产生影响，但是这些影响均较小，并不妨碍临床用 Scr 作为肾小球功能检测指标。不过，其敏感度较差，只有肾小球滤过率下降超过50%时，Scr 水平才上升。国人 Scr 正常值：男性 $53.0 \sim 106.0\mu mol/L$（$0.6 \sim 1.2mg/dL$）；女性 $44.0 \sim 97.0\mu mol/L$（$0.5 \sim 1.1mg/dL$）。

测定 Scr 方法有苦味酸法、自动分析仪测定法及高压液相分析法等。其中高压液相分析法测定结果最为准确，但方法较为烦琐，不适合临床采用。苦味酸法需经光电比色，故其结果可受某些色素原的影响。自动分析仪测定速度快，效率高。

2. BUN 测定　尿素是人体蛋白质代谢的终末产物之一，分子量为60Da。肾脏病时测定 BUN 的目的在于了解有无氮质潴留，以判断肾脏对蛋白质代谢产物的排泄能力。血液中的尿素全部经肾小球滤过，正常情况下30% ~40%被肾小管重吸收，肾小管也排泌少量尿素，肾衰竭时排泌量增加。临床上虽也用 BUN 水平检测肾小球滤过功能，但它同 Scr 一样不够敏感，也只有当肾小球滤过率下降超过50%时，BUN 水平才升高。除此而外，BUN 水平还受诸多因素影响，如脱水、低血压引起血容量不足，创伤、出血、感染引起组织蛋白分解增加，饮食蛋白质摄入过多及某些药物作用等，均可能使 BUN 水平升高，此时其升高并不反映肾小球滤过功能受损，临床上要认真鉴别。BUN 的正常值为 $2.9 \sim 7.5mmol/L$（$8 \sim 21mg/dL$）。

（二）肾小球滤过率（GFR）检查

肾小球滤过率是指每一单位时间内，肾脏清除了多少毫升血浆内的某一物质。在同一时间内分别测定该物质在血浆中的浓度及一分钟内尿中排出量，即可计算出每分钟被肾脏清除该物质的血浆量（常以 mL/min 为单位），称为该物质的清除率。

1. 菊粉清除率测定　菊粉是一种由果糖构成的多糖体，分子量较小，约 5.2kD。经注入体内后，不被机体分解代谢而以原形自由通过肾小球滤出，既不被肾小管排泌，也不被其重吸收，故其清除率可准确地反映 GFR。菊粉测定的 GFR 正常值为：男性 127mL/min；女性 118mL/min。尽管菊粉清除率可以较准确地反映 GFR，但由于需要持续静脉滴注菊粉和多次抽血，又需留置导尿管等，临床上难以推广使用，主要用于实验研究。

2. 内生肌酐清除率（Ccr） 肌酐除经肾小球滤过外，近端肾小管尚能排泌一小部分，故理论上它的清除率可略大于菊粉清除率。但是，在不进食动物瘦肉情况下，正常人 Ccr 实测结果与菊粉清除率极接近，而 Ccr 检查法却远比菊粉清除率简单，故现在临床上常用 Ccr 来代表肾小球滤过率，作为敏感的肾小球功能检测指标。不过，肾衰竭时肾小管排泌肌酐增多，此时测得的 Ccr 值会比实际肾小球滤过率高，此应注意。

Ccr 检查方法：收集 24 小时全部尿液并计量；在收集 24 小时尿液结束时取血；然后对血、尿肌酐进行定量，按如下公式计算：

经体表面积矫正后，Ccr 正常值为 80 ~ 120mL/（min · 1.73m^2）。

血清肌酐包括内生肌酐和外源性肌酐。内生肌酐由体内肌酸分解而来，生成量恒定，不受食物成分的影响。外源性肌酐来自饮食摄入的动物瘦肉。既往做 Ccr 需素食三天，目的为减少外源性肌酐的影响，但目前认为少量外源性肌酐不影响次日清晨空腹血肌酐测定，故不必素食。

3. 放射性核素 GFR 测定 一次性弹丸式注射放射性物质如 ^{99m}Tc – 二乙烯三胺（^{99m}Tc – DTPA）、^{131}I – 磺肽酸、^{51}Cr – 二乙烯三胺（^{51}Cr – EDTA）等，然后多次采血，测定血浆放射性，绘制血浆时间 – 放射性曲线（T – A 曲线），按区分析并求出曲线下面积，然后用此面积除以投予量即可求出肾小球核素清除率。此方法能够较准确地反映肾小球滤过率，且不需收集尿液，但需注射放射性物质，对妊娠和哺乳期妇女不宜应用。

二、肾小管功能检查

临床常用的肾小管功能检查包括近端肾小管功能检查、远端肾小管功能检查及有关肾小管酸中毒的功能试验等方面。

（一）近端肾小管功能检查

许多物质（如钠、磷、碳酸氢盐、葡萄糖、氨基酸、多肽及低分子蛋白等）经肾小球滤过后，均主要在近端肾小管重吸收。另外，近端肾小管还具有排泌功能。如果近端肾小管受损，则可能出现重吸收及排泌功能障碍。

1. 酚红排泄试验 当酚红注入人体后，绝大部分（94%）由近端肾小管上皮细胞主动排泌，从尿中排出。因此，测定酚红在尿中排出量（酚红排泄率），可作为判断近端肾小管排泌功能的粗略指标。健康成人 15 分钟排泌量在 25% 以上，两小时排泌总量在 55% 以上。由于酚红排泄试验受肾血流量及其他肾外因素影响较大，对肾小管功能敏感性不高，故目前基本不用。

2. 肾小管对氨基马尿酸最大排泄量测定 对氨基马尿酸（PAH）注入人体后，不经分解代谢，约 20% 以原形从肾小球滤过，80% 以原形从近端肾小管排泄，不为肾小管重吸收，其排泄量随血浆 PAH 水平升高而增加。当血浆浓度增加至一定限度（约 60mg/dL）时，肾小管对其排泄量已达最大限度，即使再增高 PAH 的血浆浓度，尿中其排出量也不一定增加，此时的排泄量即为对氨基马尿酸最大排泄量。如用最大排泄量减去肾小球的滤过量（用菊粉清除率测定），即得肾小管对氨基马尿酸最大排泄量（TmPAH），用于评价近端肾小管的排泄功能。急进性肾炎、慢性肾小球肾炎、肾动脉硬化及肾盂肾炎时 TmPAH 可降低。由于其测定方法亦较烦琐，临床较难采用。

3. 肾小管葡萄糖最大重吸收量（TmG）测定 当血糖在正常范围时，肾小管能将经肾小球滤过的葡萄糖全部重吸收，排出的尿液中几乎无葡萄糖。其重吸收的机制为近端肾小管细胞膜上的载体蛋白（转运蛋白）与钠和葡萄糖三者形成复合物，穿过近端肾小管细胞膜重新吸收入血。如果血浆葡萄糖浓度不断增高，肾小管对葡萄糖的重吸收值也随之增加。当血中葡萄糖浓度超过一定限度时，肾小管重吸收能力达到饱和，则不能将过多的葡萄糖重吸收，出现尿糖。此时滤液中被重吸收的葡萄糖量称为肾小管葡萄糖最大重吸收量（TmG），正常为（340±18.2）mg/min，为反映近端肾小管重吸收功能的指标之一。某些肾脏疾病如慢性肾小球肾炎、肾动脉硬化、慢性肾盂肾炎等致部分肾小球失去功能及肾小管缺血损伤时，影响葡萄糖重吸收，则 TmG 值减少。因 TmG 测定方法较烦琐，临床上多不采用。

4. 尿氨基酸测定　血中氨基酸经肾小球滤过，在近端肾小管绝大部分被重吸收。如在同样饮食情况下，患者尿中氨基酸排出量异常增多，则考虑近端肾小管重吸收功能减退。可通过氨基酸分析仪测定尿中氨基酸含量。

5. 尿 β_2 微球蛋白（β_2-MG）测定　β_2-MG 为一种低分子蛋白（11.8kD），含 100 个氨基酸和一个二硫键。β_2-MG 为组织相关抗原 HLA-A、B、C 的关键部分，存在于有核细胞表面。由于代谢和 HLA 的降解，β_2-MG 分离后，以游离形式存在于细胞外液，包括血清、尿、唾液、脑脊液和胸腔积液中。正常成人每日产生 150~200mgβ_2-MG。体内的 β_2-MG 几乎全部由肾脏清除。β_2-MG 经肾小球滤过后，95% 以上被近端肾小管重吸收，少量未被小管重吸收的 β_2-MG 最后从尿排出，正常人每日仅约 270mg。当近端肾小管功能受损重吸收减少时，尿中 β_2-MG 排出即增多。测定尿中 β_2-MG 含量，可了解近端肾小管重吸收功能。

尿 β_2-MG 含量常用放射免疫方法测定，此法敏感度高，重复性好。用氨基糖苷类抗生素的患者，在肾小球滤过率下降前约 5 天即可出现尿 β_2-MG 水平增高，因此对早期诊断药物肾损害及监测用药有意义。对造影剂所致肾损害，尿 β_2-MG 检测亦有诊断意义。下尿路感染时尿 β_2-MG 水平不增高，而慢性肾盂肾炎时，尿 β_2-MG 水平可能升高，对鉴别诊断有一定意义。肾移植患者出现排异反应时，尿 β_2-MG 水平即迅速升高，而且远较血清肌酐水平升高早。

6. 尿溶菌酶测定　溶菌酶亦为小分子蛋白质（14~17kD），同 β_2-MG 一样，能经肾小球自由滤过，并且绝大部分在近端肾小管被重吸收，故尿中含量极微。正常人尿溶菌酶含量小于 3μg/mL。如果血中溶菌酶含量正常，尿中含量增多，则说明近端肾小管重吸收功能受损。

所以，上述前面两项化验是近端肾小管排泌功能检查，而后面四项化验是近端肾小管重吸收功能检验。

（二）远端肾小管功能检查

各种病因导致远端肾小管损伤时，患者即可出现尿浓缩及稀释功能障碍。因此，临床常用尿浓缩功能试验来检测远端肾小管功能。尿稀释功能试验也能反映远端肾小管功能，可是，患者需在短时间大量饮水，有可能引起不良反应，甚至水中毒，而且试验结果常受多种因素（如心力衰竭，肝脏病等）干扰，故近年临床已极少采用。临床上常用尿比重测定、尿浓缩试验，或尿渗透压检测来检查远端肾小管浓缩功能。

1. 尿比重　尿比重反映尿液内可溶性物质和水分的比例。正常人 24 小时总尿量的比重在 1.015~1.030。一天中各次尿液的比重受饮水及出汗等影响，变动很大，稀释时可低至 1.001，浓缩时可高至 1.040。用尿比重计测定比重时，尿液温度会影响测定值。当尿液温度与尿比重计锤上标注的最适温度不符时，每增减 3℃，尿比重值应加减 0.001。尿内蛋白质及葡萄含量也会影响尿比重测定。当每 100mL 尿液含 1g 蛋白质或葡萄糖时，尿比重值应分别减去 0.003 及 0.004。

各种疾病导致远端肾小管受损时，就会影响浓缩功能出现低比重尿。测定全天多次尿比重均不到 1.018 时，或全天多次尿比重差不到 0.008 时，即示浓缩功能障碍。尿比重固定于 1.010±0.003 时，称为等渗尿，提示浓缩功能严重受损。重症肾小球肾炎、肾小管间质肾炎、急性肾小管坏死多尿期均可见低比重尿。

2. 尿浓缩试验　常用莫氏试验，具体做法如下：试验前停用利尿剂，晚餐照常进食，晚 8 时后禁饮食。试验日正常饮食，每餐含水分 500mL 左右。晨 8 时排尿弃去，上午 10、12 时、下午 2、4、6、8 时及次晨 8 时各收集尿液一次，分别准确测定尿量及尿比重。正常情况下，24 小时尿量为 1 000~2 000mL，昼、夜尿量比值为（2~3）:1；尿液最高比重应在 1.020 以上，最高与最低比重之差应不少于 0.009。若夜尿量超过昼尿量，或超过 750mL；最高尿比重低于 1.018，比重差少于 0.009，均提示浓缩功能受损。

3. 尿渗透压测定　尿液渗透压是反映尿中溶质的克分子浓度，而尿比重是反映单位容积尿中溶质的质量。尿渗透压值仅与单位容积尿中溶质的微粒数相关，而与溶质分子量无关；尿比重值却不但受单位容积尿中溶质微粒数影响，而且还受溶质分子量大小影响。因此，在尿中存在糖、蛋白质或右旋糖酐等大分子溶质时，测定尿渗透压就比测定尿比重能更准确地反映远端肾小管浓缩功能。

目前多采用尿液冰点测定法测定尿渗透压〔单位为 mOsm/（kg·H_2O）〕，也可用蒸气压渗透压计算法测定。成人普通膳食时，每日大约从尿排出 600～700mOsm 的溶质，因此 24 小时尿量为 1 000mL 时，尿渗透压约为600mOsm/（kg·H_2O）；24 小时尿量为 1 500mL 时，尿渗透压约为400mOsm/（kg·H_2O）；24 小时尿量为 2 000 mL 时，尿渗透压约为300mOsm/（kg·H_2O），总之都应高于血渗透压。禁水 12 小时后晨尿渗透压应大于 700～800mOsm/（kg·H_2O）。还可用尿、血渗透压比值来判断肾小管浓缩功能。正常人 24 小时混合尿液渗透压与血渗透压比值应大于 1，如小于 1 则揭示浓缩功能低下；在禁水 12 小时后测定尿、血渗透压比值，正常人应大于 3，小于此值亦提示浓缩功能受损。

4. 自由水清除率（cH_2O）　自由水清除率是指每分钟从血浆中清除至尿中的纯水量，与尿渗透压比较，更能准确地反映肾在机体缺水或水分过多情况下，调节机体液体平衡的能力，能较理想地判断肾浓缩和稀释功能。其公式为：

自由水清除率 = 每小时尿量 ×（1 - 尿渗透压/血渗透压）

cH_2O 正常值为 - 25～ - 100mL/h。cH_2O 测定能较好地反映远端肾小管浓缩功能。急性肾小管坏死极期患者 cH_2O 常呈正值，其后出现负值及其负值大小变化可反映急性肾小管坏死恢复程度。

（三）肾小管酸化功能测定

测定尿液 pH、碳酸氢离子（HCO_3^-）、可滴定酸及尿胺，并配合测定血气、血清钾、钠、氯、钙及磷，常能对明显的肾小管酸中毒做出诊断。但是，对不完全性肾小管酸中毒却常需进行下列检查。

1. 氯化铵负荷（酸负荷）试验　服用一定量的酸性药物氯化铵，通过肝代谢，$2NH_4Cl + H_2CO_3 \rightarrow$（$NH_4$）$_2CO_3 + 2HCl + 2H_2O$，使机体产生急性代谢性酸中毒。如远端肾小管功能正常，可通过排氢、泌胺使尿液酸化。如远端肾小管功能障碍，服氯化铵后尿液不能酸化。因此，通过观察尿液 pH 的变化可判断有无远端肾小管功能障碍。但需注意，已有明显酸中毒的患者或肝病患者不宜做此试验，否则可使酸中毒加重或加重肝损害。具体方法如下：①三天氯化铵负荷法：日服氯化铵，每日 0.1g/kg，分三次服，连服三天。第三天收集尿液，每小时一次，共五次，测定每次尿的 pH；②氯化铵单剂量法：一次性服用氯化铵 0.1g/kg，服药后 2～8 小时收集尿液，每小时一次，测定每次尿的 pH。如试验后血 pH 或 CO_2 结合力降低，而尿液 pH 不能降至 5.5 以下，则证明远端肾小管酸化功能异常，使不完全性远端肾小管酸中毒得以确诊。

2. 碳酸氢盐重吸收排泄（碱负荷）试验　用一定量的碱性药物碳酸氢盐，使机体体液碱化，以增加肾小管重吸收 HCO_3^- 的负担。当近端肾小管受损时，其重吸收 HCO_3^- 功能减退。通过观察尿液 HCO_3^- 的排泄分数，有助于近端肾小管酸中毒的确诊。具体做法如下：

口服法：给患者口服或静脉滴注碳酸氢盐，根据其酸中毒的程度服用剂量每日为 1～10mmol/kg，每天逐渐加量，直至酸中毒被纠正，然后测定血浆和尿液中 HCO_3^- 和肌酐含量按下列公式计算碳酸氢离子排出量占其滤过量的比率，即

静脉法：静脉注射 5% $NaHCO_3$ 500mL，速度为每分钟 4mL。每小时收集尿液一次并同时抽血，测定血浆和尿液中 HCO_3^- 及肌酐浓度，然后按上述公式计算碳酸氢离子排泄分数。正常人尿内几乎无碳酸氢离子，其排泄分数为 0。近端肾小管酸中毒（Ⅱ型）时常大于 15%，远端肾小管酸中毒（Ⅰ型）常小于 5%。此法因需多次取血、留尿，故临床实际应用很少。

（王　莎）

第三节 特殊的生化和血清学检查

一、尿蛋白电泳

尿蛋白电泳分析多采用醋酸纤维膜电泳、琼脂糖电泳和十二烷基硫酸钠 – 聚丙烯酰胺凝胶（SDS – PAGE）电泳。醋酸纤维膜电泳和琼脂糖电泳中，泳动速度与各种蛋白质相对分子质量及所带电荷多少有关，正常人尿蛋白从阳极到阴极分别为清蛋白（37.9%）、α_1 球蛋白（27.3%）、α_2 球蛋白（19.5%）、β 球蛋白（8.8%）、γ 球蛋白（3.3%）、Tamm – Horsfall 糖蛋白（1% ~2%）。

SDS – PAGE 电泳中，各蛋白质泳动速度只与其相对分子质量大小有关，相对分子质量越小，泳动速度越快。电泳后借助灵敏的染色方法可清晰地分辨出所测蛋白分子电泳条带，再与同时电泳的已知相对分子质量大小的标准蛋白质分子条带相比较，可判定尿蛋白相对分子质量范围，配合凝胶光密度计扫描测定尿蛋白所占的百分比。

尿蛋白以中小分子（清蛋白及更小的蛋白质分子）为主，没有或仅有极少量大分子蛋白，称为选择性蛋白尿；若血浆中蛋白质不论分子大小均能从肾小球滤过，并且尿中有相当大量的大分子蛋白质，称为非选择性蛋白尿。临床意义如下。

（1）以肾小管损害为主的疾病，如急性肾盂肾炎、肾小管性酸中毒、慢性间质性肾炎早期、重金属及药物引起肾损害等常出现相对小分子质量蛋白，主要电泳区带在清蛋白及清蛋白以下。

（2）以肾小球损害为主的疾病，如各类原发性、继发性肾小球肾炎，肾病综合征等，常出现相对中分子及大分子质量蛋白，主要电泳区带在清蛋白附近及以上。

（3）整个肾单位受损的疾病，如慢性肾炎晚期、严重间质性肾炎累及肾小球，以及各种病因引起的慢性肾衰竭等，常出现混合性蛋白尿，电泳区带以清蛋白为主。

二、α_1 及 β_2 微球蛋白

β_2 微球蛋白（$\beta_2 – MG$）是一种相对分子质量 11.8KD 的小分子蛋白质，主要由淋巴细胞生成，存在于有核细胞膜上，肿瘤细胞合成 $\beta_2 – MG$ 能力很强。血 $\beta_2 – MG$ 可自由通过肾小球滤过膜，99.9%在近曲小管重吸收，由尿排出仅占 0.1%。$\alpha_1 – MG$ 相对分子质量 30KD，在肝细胞和淋巴细胞合成，能自由通过肾小球但绝大多数被肾小管重吸收。$\alpha_1 – MG$ 不受尿液酸碱度的影响，已成为检测血清和尿中微量蛋白的首选指标，正逐步取代长期沿用的 $\beta_2 – MG$。

血或尿 $\alpha_1 – MG$ 及尿 $\beta_2 – MG$ 检测方法包括酶联免疫吸附试验（ELISA）、免疫比浊法和放射免疫法（RIA），其临床意义如下。

（一）血 $\beta_2 – MG$

正常人血中 $\beta_2 – MG$ 为 0.8 ~2.4mg/L，异常升高见于各种原发、继发性肾小球疾病（表明肾小球滤过功能减退），恶性肿瘤及 SLE，干燥综合征（舍格伦综合征）等自身免疫性疾病活动期。

（二）尿 $\beta_2 – MG$

正常人尿中 $\beta_2 – MG$ 浓度低于 0.2mg/L 或 370μg/24h。其临床意义如下所述。

（1）肾小管炎症，中毒引起肾小管病变时，虽然肾小球滤膜孔径增宽，$\beta_2 – MG$ 大量滤过，但肾小管重吸收功能良好，尿液内 $\beta_2 – MG$ 仍正常或轻度增加。

（2）预示某些药物对肾小管的中毒损害，如氨基甙类抗生素、重金属、造影剂使用后尿液 $\beta_2 – MG$ 明显增高时，应及时停药。

（3）鉴别上或下尿路感染，在急慢性肾盂肾炎时，因肾小管受损，尿 $\beta_2 – MG$ 可增高，而在单纯性膀胱炎时尿 $\beta_2 – MG$ 不高。

（4）协助诊断恶性疾病，癌细胞、肉瘤细胞时可产生 $\beta_2 – MG$ 故恶性肿瘤时血液及尿液中 $\beta_2 – MG$

含量常增高。异常升高见于各种原因如肾小管 - 间质性肾炎、急性肾小管坏死、Fanconi 综合征等所致近曲小管损伤，反映肾小管重吸收功能下降；还见于恶性肿瘤、自身免疫性疾病急性期血 β_2 - MG 升高，肾小球滤过增加超过肾小管重吸收能力时。

（三）尿 α_1 - MG

正常人尿中 α_1 - MG 浓度为 0 ~ 15mg/L。尿 α_1 - MG 升高提示肾小管重吸收功能损伤。

三、血、尿纤维蛋白降解产物

纤维蛋白原或纤维蛋白在纤溶酶作用下产生纤维蛋白降解产物（FDP），FDP 常以 X、Y、D、E 四种片段存在，其相对分子质量依次为 250、155、83 及 41KD。肾小球内凝血及纤溶产生的 FDP 能随尿排出；肾外血管内凝血及纤溶导致血 FDP 升高时，其中的小分子片段能排至尿中；当肾小球滤过膜严重损伤时，较大分子的片段也能被肾小球滤过。

（一）方法

间接血凝抑制试验、葡萄球菌凝集试验、乳胶颗粒凝集试验、酶联免疫吸附试验和蛋白印迹法。

（二）参考值

血 FDP < 10μg/mL，尿 FDP（ - ）。

（三）临床意义

（1）肾小球疾病时，若血 FDP 升高，尿 FDP（ + ），提示肾外血管内凝血，如肾病综合征时肾静脉血栓形成。

（2）血 FDP 正常，尿 FDP（ + ）提示肾小球内凝血，多见于各种增生性肾炎。

四、血、尿补体

（一）血清补体

血清补体是血清中一组具有酶活性的蛋白质，活化后主要参与免疫防御反应，也能参与破坏自身组织或细胞，而造成免疫病理损伤。一些肾脏疾病可引起补体降低。

1. 方法

（1）血清总补体活性测定：常采用50%绵羊红细胞溶解法（$CH_{50}U$），此法灵敏性差，在个别补体成分下降时，总补体活性仍正常或仅轻度下降。

（2）血清单个补体成分测定：是利用各个组分的特异蛋白质，经化学提纯及免疫动物后，制备相应抗血清，采用琼脂单向扩散法或火箭电泳进行定量测定。

（3）检测补体的激活途径：血清中补体成分 C_{19}、C_4、C_2 降低，常提示经典途径激活；血清中 C_3 降低而 C_{19}、C_4、C_2 不降低者，提示由旁路途径激活。

2. 参考值　血清总补体为 30 ~ 40CH_{50}U/mL；C_4 为 0.37 ~ 0.41g/L；C_{19} 为 1.4 ~ 2.0g/L；C_3 为 0.9 ~ 1.5g/L。

3. 临床意义

（1）血清总补体降低常见于急性链球菌感染后肾小球肾炎、狼疮性肾炎或亚急性细菌性心内膜炎所致肾炎及膜增生性肾炎。

（2）急性链球菌感染后肾炎补体 C_3 仅在病初 8 周内降低，而后恢复正常，对其临床诊断有意义；膜增生性肾炎，补体 C_3 水平持续降低。

（3）在狼疮性肾炎，血清补体 C_3 能作为判断 SLE 活动指标之一，其水平与疾病严重程度和预后相关。

（4）补体减少还见于先天性补体缺乏。

（二）尿补体 C_3

尿补体 C_3 相对分子质量 185kD，属大分子蛋白质。正常情况下尿液内不含 C_3，当肾小球疾病时，肾小球滤过膜受损通透性升高，导致尿中可检出 C_3。

1. 方法　单向免疫扩散法。

2. 参考值　正常人尿 C_3 阴性。

3. 临床意义　膜增生性肾炎、狼疮性肾炎、膜性肾病及局灶节段型肾小球硬化时尿中 C_3 阳性检出率高，而微小病变时常为阴性；尿 C_3 阳性常提示肾小球病变较重，预后差，含量越高，病情越重。

五、循环免疫复合物

免疫复合物（IC）又称抗原 - 抗体复合物，有三种形式：19s 以上的免疫复合物可被网状内皮系统清除；约 19s 的免疫复合物存在于局部病变，如肾小球基膜、皮肤基膜、血管内膜和关节骨膜，可激活补体引起炎细胞浸润和组织损伤；19s 以下的免疫复合物具可溶性，游离于血液、体液中，又称循环免疫复合物（CIC）。CIC 测定对免疫复合物疾病的诊断、疗效观察及判断预后有重要意义。

1. CIC 测定法　常用聚乙二醇（PEG）沉淀比浊法，原理是 CIC 相对分子质量较大，相互结合的抗原抗体构型发生改变，易被低浓度的 PEG 自液相中析出，PEG 还可抑制 CIC 解离，使之进一步聚合成更大的凝聚物而被沉淀，利用透光率比浊或散射比浊法可测出 CIC 的存在与含量。

2. 参考值　<70U/mL（PEG 沉淀法）。

3. 临床意义

（1）常见于自身免疫性疾病如系统性红斑狼疮、类风湿性关节炎，也可见于血清病、慢性活动性肝炎、痛风、急性链球菌感染后肾炎、恶性肿瘤等。

（2）动态监测 CIC 的变化，可了解疾病的发展，判断疗效和预后。

六、血清免疫球蛋白测定

免疫球蛋白是一组具有抗体活性的蛋白质，存在于机体的血液、体液、外分泌液及某些细胞膜上。分为 IgG、IgM、IgA、IgD、IgE 五大类，其中 IgG、IgM、IgA 含量较多与肾病关系较为密切，而 IgD、IgE 与肾损害的关系尚待进一步研究，含量较低，需用敏感性较高的酶标和放射免疫技术测定，临床应用不多。

1. 检测方法　IgG、IgM、IgA 以往多采用单项免疫扩散法测定，目前主要采用免疫比浊法和速率散射比浊法。

2. 参考值　IgG 为 6.94 ~ 16.18g/L；IgA 为 0.68 ~ 3.78g/L；IgM 为 0.60 ~ 2.63g/L。

3. 临床意义

（1）免疫球蛋白含量降低，见于各种先天性和获得性体液缺陷病及长期应用免疫抑制剂患者。在肾病综合征时，由于尿中 IgG 丢失太多及免疫紊乱，可造成 IgG 降低。此类患者易发生感染。

（2）免疫球蛋白的含量升高见于：①多克隆升高，多见于各种慢性感染、慢性肝病、结缔组织病、寄生虫病、结节病等，而以上疾病均可引起肾脏损害，如狼疮性肾炎、干燥综合征肾损害、冷球蛋白肾损害、肝硬化性肾小球疾病、感染性心内膜炎肾损害等；②单克隆升高，如多发性骨髓瘤、巨球蛋白血症等。IgA 肾病时，约 1/3 的患者出现血清 IgA 升高，此外过敏性紫癜、肝硬化性肾小球疾病等也常见单克隆血清 IgA 升高。

七、血清抗肾抗体测定

血清抗肾抗体主要包括抗肾小球基膜抗体、抗肾小管基膜抗体、抗 Tamm - Horsfall 蛋白抗体及抗肾小管刷状缘抗体。

（一）抗肾小球基膜（GBM）抗体

1. 检测方法

（1）间接免疫荧光试验：应用最广，操作简单，特异性高，但敏感性较差。

（2）间接血凝试验：敏感性高，特异性差，目前应用较广。

（3）放射免疫试验：敏感性高，特异性强，为最佳检测法。

2. 参考值　正常人为阴性。

3. 临床意义　血清或肾洗脱液中抗 GBM 抗体阳性，是诊断抗肾小球基膜肾炎的必要手段。抗 GBM 抗体检测能帮助决定何时停止治疗和何时进行肾移植，但血清抗 GBM 抗体滴度高低与肾炎病变程度不平行。

（二）抗肾小管基膜（TBM）抗体

临床检测应用不是很广泛，此抗体常随抗 GBM 抗体出现在抗肾小球基膜肾炎时，但也可单独出现。

1. 检测方法　间接免疫荧光法、放射免疫法。

2. 参考值　正常人为阴性。

3. 临床意义　见于肾小管 - 间质性肾炎、抗肾小球基膜肾炎。

（三）抗 Tamm - Horsfall 蛋白抗体

Tamm - Horsfall 蛋白为肾小管髓襻升支粗段及远曲小管上皮细胞合成，并分泌至尿中，有尿路梗阻或反流时，可渗入间质引起免疫反应，产生抗 Tamm - Horsfall 蛋白抗体。

1. 检测方法　放射免疫法或 ELISA 法。

2. 参考值　正常人阴性。

3. 临床意义　有助于鉴别上、下尿路感染，尤其在有尿路梗阻或膀胱 - 输尿管反流时。

八、尿酶

正常人尿中酶含量极少，在肾脏疾病时，血或肾组织中的酶可大量出现于尿中，测定这些尿酶变化有助于肾脏疾病的诊断及疗效观察。尿酶有很多种，常用于临床诊断的有以下几种。

（一）N - 乙酰 - β - D 氨基葡萄糖苷酶

N - 乙酰 - β - D 氨基葡萄糖苷酶（NAG）相对分子质量 14KD，广泛存在于各种组织器官的溶酶体中，肾脏近端小管上皮中含量最为丰富，尿路上皮细胞也含有极微量的 NAG。正常情况下，NAG 不能通过肾小球滤过膜。

1. 测定方法　合成色原底物法，其中又分为以对硝基酚（PNP）为色原的底物和以 2 - 氨 - 4 - 硝基酚（CNP）为色原的底物，前者用于终点法比色分析，后者用于速率法自动分析（连续监测法）。

2. 参考值　<18.5U/L。

3. 临床意义

（1）尿中 NAG 升高主要见于肾小管损伤，如急性肾小管坏死、肾小管 - 间质性肾炎、重金属、药物等引起的肾小管损伤。

（2）70% 肾移植排异反应患者在排异症状出现前 1~2 天尿 NAG 即升高，其上升早于尿蛋白、血尿、管型尿及血肌酐的变化。

（3）糖尿病肾病的早期诊断：有报道糖尿病肾病时尿 NAG、α_1 - MG 的变化早于尿微量清蛋白的出现，提倡联合检测以提高糖尿病肾病的早期检出率。

（4）尿路感染时，NAG 有助于上、下尿路的定位诊断。NAG 升高提示上尿路感染。

（5）在某些肾小球肾炎、肾病综合征时尿 NAG 也可升高，机制不甚清楚，可能与肾小球滤过膜受损，尿 NAG 滤出升高及大量尿蛋白对肾小管的毒性作用有关。

（二）丙氨酸氨基肽酶

丙氨酸氨基肽酶（AAP）相对分子质量 280kD，属于肾小管刷状缘酶。近端小管含量最多，肾小球不能滤过。

1. 检测方法　合成底物（丙氨酸对硝基苯胺）的比色分析法。

2. 临床意义　与尿 NAG 相似，凡引起近曲小管明显损伤的疾患均使尿 AAP 升高。

（三）溶菌酶

溶菌酶（Lys）相对分子质量 15kD，广泛存在于泪液、唾液、血液及肝、肾、脾组织中，易于从肾小球滤过，随即被近端小管重吸收。

1. 参考值　$<3\mu g/mL$。

2. 临床意义

（1）肾小管尤其是近端小管损伤，如重金属中毒、药物的肾毒性、急性肾小管坏死。

（2）肾盂肾炎及急性肾小管 – 间质性肾炎。

（3）肾移植早期及排斥反应。

（4）肾小球疾病引起的近端小管重吸收功能障碍。

（5）白血病患者，尤其是在化疗后。

九、尿微量清蛋白

清蛋白相对分子质量 69kD，带负电荷，由于肾小球滤过膜的孔径屏障和电荷屏障作用，正常情况下，只有少量的清蛋白通过肾小球滤过膜，且绝大多数由肾小管重吸收。肾小球病变时，清蛋白滤过量超过肾小管重吸收量，可导致尿中清蛋白升高。

常规检测尿蛋白阴性的人群中，实际上有相当比例的微量清蛋白尿患者。尿微量清蛋白的测定对于早期肾损害，早期治疗及临床分期、分型等具有重要价值。

1. 检测方法　散射浊度法、ELISA。

2. 参考值　$<20\mu g/min$ 或 30mg/24h。任意尿蛋白/肌酐比值正常为 0.1 左右，比值为 1.0 时约相当于 24 小时尿蛋白定量 1.0g，比值为 2.0 时约相当于 24 小时尿蛋白定量 2.0g，由此可从一次尿标本检测中大致估计 24 小时尿蛋白的总量。

3. 临床意义

（1）对糖尿病肾病早期诊断及其临床分期有重大意义。

（2）是高血压肾损害的早期指标，且可用于评价高血压的疗效。

（3）在多数原发性及继发性肾小球疾病早期也可升高。

（4）妊娠诱发的高血压孕妇尿微量清蛋白持续阳性，提示妊娠后期发生子痫的危险度较大。

十、尿电解质

（一）尿钠及滤过钠排泄分数

肾脏是调节钠代谢的主要场所，另外粪便、汗液也可排出一部分钠。钠可以自由通过肾小球，并由肾小管重吸收。肾脏病变时血钠浓度降低，而尿钠含量却增高。滤过钠排泄分数（FENa）代表肾脏清除钠的能力，以肾小球滤过率百分比表示，计算公式如下。

1. 参考值　尿钠 130～260mmol/24h；正常情况下 FENa 接近 1。

2. 临床意义

（1）尿钠排出减少见于各种原因引起低钠血症，如呕吐、腹泻、严重烧伤等。

（2）FENa 是鉴别肾前性少尿和急性肾小管坏死致急性肾衰竭时的敏感指标，肾前性少尿 FENa < 1，急性肾小管坏死 FENa > 2。

（二）尿钙

正常情况下，每日自肾小球滤过的钙约为 10 克，每天自尿排出约 200mg，其余由肾小管重吸收。肾脏排出钙的量受血钙、血镁、血磷、甲状旁腺激素、维生素 D、降钙素、胰岛素的影响。

1. 参考值　尿钙 2.5～7.5mmol/24h（0.1～0.3g/24h）。
2. 临床意义

（1）尿钙减少见于甲状旁腺功能减退、慢性肾衰竭、慢性腹泻。

（2）尿钙增加见于甲状旁腺功能亢进、多发性骨髓瘤。

（3）用药监护，应用维生素 D_2、维生素 D_3 及双氢速固醇时，可检查尿钙作为用药剂量及疗效的参考。

（王　莎）

第三章

肾脏疾病常见症状

第一节　尿量异常

正常人 24h 尿量为 1 000～2 000mL，平均约为 1 500mL。如 24h 尿量少于 400mL 或每小时尿量少于 17mL，称为少尿；24h 尿量少于 50～100mL 或 12h 内完全无尿称为无尿或尿闭；24h 尿量超过 2 500mL，称为多尿。

一、发病机制

尿液的生成包括肾小球的滤过、肾小管和集合管的重吸收及分泌 3 个基本过程。单位时间内经双肾生成的超滤液量，称为肾小球滤过率，其反映肾小球的滤过情况。肾小球滤过率取决于肾小球滤过膜的面积和通透状态以及有效滤过压 [有效滤过压 = 肾小球毛细血管内压 -（血浆胶体渗透压 + 肾小球囊内压)]。肾小管和集合管的重吸收及分泌均受复杂的神经体液调节。以上各方面出现异常均可导致尿量异常。

二、病因

（一）少尿和无尿

按病因可分为以下 3 类。

1. **肾前性**　由全身或局部因素引起的肾脏血流减少、肾小球滤过率下降所致。全身因素包括休克、失血、失液、心功能不全、肾病综合征、肝肾综合征、烧伤等，其引起全身循环血量减少。局部因素包括肾动脉狭窄或血栓、肾动脉局部受压等，其导致肾脏局部血流量减少。

2. **肾性**　由肾实质病变引起的肾小管和肾小球功能损害所致，如急性肾小球肾炎、急进性肾小球肾炎、急性间质性肾炎、急性肾小管坏死、各种原因引起的终末期肾脏病等。

3. **肾后性**　由任何原因导致的尿路梗阻所致，如结石、肿瘤压迫、血凝块、前列腺肥大、瘢痕形成、肿大淋巴结压迫、神经源性膀胱等。

（二）多尿

1. **暂时性多尿**　摄入过多、应用利尿剂为常见病因。

2. **长期性多尿**　常见病因有以下 3 个方面。

（1）内分泌代谢障碍：如由于下丘脑 - 垂体受损，抗利尿激素分泌减少或缺乏，或由于肾小管上皮细胞对抗利尿激素的敏感性降低，使远端肾小管及集合管对水分的重吸收能力降低，影响尿液浓缩而导致的尿崩症。对于糖尿病患者，由于葡萄糖随水一起经尿排出，尿内过高浓度的葡萄糖起到了溶质性利尿的作用，因而其尿量增多。其他如甲状腺功能亢进及原发性醛固酮增多症等均可引起尿量增多。

（2）肾脏本身疾病：主要是各种原因导致的肾小管上皮细胞浓缩及重吸收功能受损引起，如高血压肾损害早期、慢性肾盂肾炎、肾小管性酸中毒、马兜铃酸肾病、急性肾功能不全多尿期及其他各种引起肾小管损伤的慢性肾脏病。

（3）精神因素：精神性多尿症。

三、临床表现和鉴别诊断

（一）少尿和无尿

（1）少尿伴低血压、血红细胞减少，多见于急性失血。

（2）少尿伴低血压、血液浓缩，多见于呕吐、摄入减少、引流过多、补液不足等引起的失液。

（3）少尿伴大量蛋白尿，见于肾病综合征。

（4）少尿伴血尿、蛋白尿、高血压、水肿，见于各种肾小球肾炎。

（5）少尿伴严重肝脏疾病，见于肝肾综合征。

（6）少尿伴腰痛、血尿、尿量波动，见于泌尿系统结石。

（7）少尿伴无痛性血尿，见于泌尿系统肿瘤。

（8）少尿伴排尿困难，见于前列腺肥大。

（9）有心功能不全病史、心力衰竭表现，见于肾前性少尿。

（10）少尿前有外伤、手术、体液丢失等病史，见于肾前性少尿。

（二）多尿

（1）伴有烦渴、多饮，见于尿崩症。

（2）伴多饮、多食、消瘦，见于糖尿病。

（3）伴高血压、周期性瘫痪，见于原发性醛固酮增多症。

（4）少尿之后出现的多尿，见于急性肾小管坏死恢复期。

（5）伴有夜尿增多、尿液比重下降、肾性糖尿、肾性氨基酸尿，见于高血压肾损害、慢性肾盂肾炎、药物性肾损害、间质性肾炎等各种原因导致的肾小管功能障碍。

（刘力君）

第二节　排尿异常

尿频、尿急、尿痛是最常见的排尿异常。

尿频即排尿次数增多。正常成人白天排尿 4 ~ 6 次，夜间 0 ~ 2 次，每次尿量 200 ~ 400mL。但排尿量也因饮水量、气候和习惯等因素存在个体差异。尿急是指患者一有尿意即要排尿，不能控制。尿痛是指患者排尿时膀胱区及尿道受刺激产生疼痛或烧灼感。

一、发病机制

正常排尿过程是受意识和神经控制的反射性活动，并通过排尿肌来完成。任何原因导致的排尿肌控制和神经调节障碍或膀胱、尿道受到炎症、结石、异物等的刺激均可影响正常的排尿过程，出现排尿异常。

二、病因

（一）尿频

1. 生理性尿频　见于饮水过多、精神紧张或气候变化。

2. 病理性尿频　又分以下 2 种情况。

（1）排尿次数增多，而每次尿量正常，24h 总尿量增多。见于各种原因导致的多尿。

（2）排尿次数增多而每次尿量减少，或仅有尿意而无尿液排出，见于：①膀胱尿道受刺激，如炎症、肿瘤、结石或结核等。②膀胱容量减少，见于膀胱内占位病变、结核性膀胱挛缩或妊娠子宫、子宫肌瘤、子宫脱垂压迫膀胱等。③下尿路有梗阻，见于前列腺增生、尿道狭窄等。④神经源性膀胱，见于因神经系统疾病导致的膀胱功能失常。

（二）尿急

见于膀胱、尿道或前列腺受结石、炎症、肿瘤刺激或神经源性膀胱，少数与精神因素有关。

（三）尿痛

见于尿道炎、膀胱炎、前列腺炎、膀胱结核、膀胱结石、异物刺激、晚期膀胱癌等。

三、临床表现和鉴别诊断

（1）尿频、尿急、尿痛合称膀胱刺激征，见于急性膀胱炎或尿道炎。疼痛性质为烧灼痛或刺痛，往往同时伴有发热、脓尿，见于急性膀胱炎，尿检可发现白细胞增多。此外，排尿终末时疼痛加重多为膀胱炎，排尿开始时出现疼痛则多为尿道炎。

（2）伴有会阴部胀感，肛门下坠，耻骨上隐痛，腰背酸痛放射到腹股沟、睾丸及大腿部，见于急性前列腺炎。

（3）尿频、尿急表现为排尿开始迟缓、排尿费力、射程缩短、尿线中断或不成线呈滴沥状，常见于前列腺增生、尿道狭窄等原因所致的下尿路梗阻。

（4）尿频、尿急伴排尿终末疼痛，见于输尿管末段结石。

（5）排尿过程中尿流突然中断，并出现疼痛，最常见于膀胱结石、异物刺激等。

（6）尿痛明显、尿频持续时间长，并有低热、乏力、消瘦等全身中毒症状，常见于膀胱结核。

（7）尿急不伴有尿痛常与精神因素有关，伴尿痛则多为膀胱三角区、后尿道和前列腺急性炎症所致。

（8）50岁以上男性尿频伴进行性排尿困难，见于前列腺增生。

（9）40岁以上患者出现排尿异常伴血尿，应重点排查膀胱肿瘤。

（10）伴有神经系统受损病史和体征，见于神经源性膀胱，常同时伴有下肢感觉和运动功能障碍或伴有肛门括约肌松弛和反射消失。

（刘力君）

第三节　血尿

离心沉淀后的尿液，镜检每高倍视野有3个以上红细胞称为血尿。血尿较轻者尿色正常，镜检异常，称为镜下血尿。重症者可见尿液颜色为不同程度的红色，称为肉眼血尿。

一、发病机制

正常尿液中无红细胞或偶见个别红细胞。但因各种原因可导致红细胞经过肾小囊、肾小管、肾盂、输尿管、膀胱、尿道等泌尿系统解剖结构进入原尿或尿液，形成血尿。

二、病因

（一）全身性疾病

全身性的感染性疾病、无菌性炎症、出血倾向、凝血纤溶系统功能障碍等累及泌尿系统均可引起血尿。

1. 感染性疾病　包括感染性心内膜炎、败血症、流行性出血热、猩红热、钩端螺旋体病、丝虫病等。

2. 结缔组织病　包括系统性红斑狼疮、结节性多动脉炎等。

3. 心血管疾病　包括亚急性细菌性心内膜炎、恶性高血压病、慢性心力衰竭、系统性小血管炎、韦格纳肉芽肿病、川崎病等。

4. 血液病 包括白血病、血友病、血小板减少性紫癜、过敏性紫癜、再生障碍性贫血、骨髓增生异常综合征以及应用抗凝、溶栓药物治疗等。

（二）泌尿系统疾病

泌尿系统疾病是最常见的血尿病因。见于泌尿系结石、尿路感染、肾小球肾炎、肿瘤、多囊肾、结核、外伤、血管异常和畸形、药物与理化因素导致的泌尿系统损害等。

（三）尿路邻近器官疾病

如急性阑尾炎、急性盆腔炎、直肠癌、结肠癌、宫颈癌等。

（四）功能性血尿

见于健康人，如运动后血尿。

三、临床表现和鉴别诊断

（1）无痛性的肉眼血尿是泌尿系统肿瘤的特征，带血块者常为膀胱肿瘤。

（2）血尿伴尿频、尿急、尿痛等膀胱刺激症状多为下尿路的炎症。

（3）血尿伴高热、寒战、腰痛等常为肾盂肾炎。

（4）血尿伴肾绞痛是肾、输尿管结石的特征，如排尿时疼痛、尿流中断或排尿困难，是膀胱或尿道结石的症状。

（5）血尿伴高血压、水肿常见于肾小球肾炎，尿红细胞位相检查可见变形红细胞超过70%。

（6）血尿伴有肾脏肿块可见于肿瘤、多囊肾。

（7）血尿伴皮肤黏膜出血，见于血液病、感染性疾病及其他全身性疾病。

（8）血尿合并乳糜尿，可见于丝虫病、慢性肾盂肾炎。

（刘力君）

第四节　泡沫尿

正常尿液无泡沫或有少量泡沫但静置后泡沫很快消失；如尿中泡沫较多且经久不散则称为泡沫尿。糖尿和蛋白尿是较常见的引起泡沫尿的原因。

一、糖尿

正常人尿中含糖量为 0.56～5.0mmol/24h，定性试验呈现阴性。若根据定量方法测定尿糖为阳性，此时糖尿水平常达 50mg/dl，称为糖尿，一般指葡萄糖尿。

（一）发病机制

正常情况下血液中的葡萄糖从肾小球滤过并在肾小管被重吸收，任何原因导致的血糖过高或肾小管重吸收葡萄糖的功能受损均会产生糖尿。

（二）病因

1. 血糖升高性糖尿 当血糖浓度超过 8.88mmol/L 时（临床上称此血糖水平为肾糖阈），原尿中的糖含量增高，超过了肾小管的重吸收能力，葡萄糖随尿排出，引起糖尿。见于糖尿病、甲状腺功能亢进、垂体前叶功能亢进如肢端肥大症、嗜铬细胞瘤、库欣综合征等。

2. 肾性糖尿 即血糖正常性糖尿。见于肾小管重吸收葡萄糖的功能受损，如家族性糖尿、慢性肾炎、肾病综合征、妊娠、Fanconi 综合征等。

3. 其他病因 进食大量含糖食物或处于应激状态如大手术、颅脑外伤、急性心肌梗死等，也可以出现一过性糖尿。

二、蛋白尿

24h 尿蛋白定量大于 150mg 或定性试验尿蛋白阳性称为蛋白尿。24h 尿蛋白定量大于 3 500mg，称为大量蛋白尿。

（一）发病机制

正常情况下，由于肾小球毛细血管滤过膜的机械屏障和电荷屏障的作用，血浆中的中、大分子量的蛋白如白蛋白、球蛋白不能通过滤过膜；小分子量的蛋白如 β_2 - 微球蛋白、α_2 - 微球蛋白、溶菌酶等可以通过滤过膜，并在肾小管经胞饮作用被重吸收。肾小管也可以分泌 Tamm - Horsfall（T - H）蛋白等大分子蛋白进入尿液，但量很少。上述任何方面受累，如肾小球滤过膜损坏、肾小管重吸收功能损害、肾小管分泌蛋白过多或血浆中的中、小分子量蛋白或阳性电荷蛋白异常增多，均可以引起蛋白尿。

（二）病因和临床表现

1. 肾小球性蛋白尿　由于炎症、免疫、代谢等因素引起肾小球滤过膜损伤，使电荷屏障作用减弱或滤过膜孔径增大甚至断裂，血浆蛋白特别是白蛋白从肾小球大量滤过，从而引起肾小球性蛋白尿。见于各种原发和继发的肾小球疾病，如肾病综合征、急性肾小球肾炎、急进性肾小球肾炎、慢性肾小球肾炎、隐匿性肾炎、糖尿病肾病、狼疮性肾炎、紫癜性肾炎、乙肝病毒相关性肾小球肾炎。肾小球性蛋白尿，尿蛋白含量较多，24h 尿蛋白定量大于 2g，甚至表现为大量蛋白尿，往往合并水肿、高血压、血尿等临床表现。

2. 肾小管性蛋白尿　因感染、中毒所致肾小管损害或继发于肾小球疾病时，肾小球滤过膜可正常或不正常，肾小管重吸收蛋白的能力降低，从而引起肾小管性蛋白尿。常见于间质性肾炎、慢性肾盂肾炎、遗传性肾小管疾病、中毒性肾间质损坏、药物性肾损害等引起的肾小管间质病变。肾小管性蛋白尿，以小分子蛋白为主，尿白蛋白可正常，24h 尿蛋白定量一般小于 2g。

3. 溢出性蛋白尿　肾小球滤过功能和肾小管重吸收功能均正常，血中异常蛋白产生过多，经肾小球滤过，从而形成溢出性蛋白尿。见于多发性骨髓瘤、巨球蛋白血症、重链病、轻链病等浆细胞病时产生大量球蛋白，急性血管内溶血时产生大量血红蛋白，挤压综合征、横纹肌溶解综合征等急性肌肉损伤时产生大量肌红蛋白，急性白血病时血溶菌酶增多等，这些异常增多的蛋白随尿液排出，引起蛋白尿。

4. 组织性蛋白尿　由尿液形成过程中肾小管代谢产生的蛋白质、组织分解破坏的蛋白质以及因炎症或药物刺激泌尿系统分泌的蛋白质形成的蛋白尿称为组织性蛋白尿。组织性蛋白尿以 T - H 蛋白为主，24h 尿蛋白定量 0.5 ~ 1g。

5. 生理性蛋白尿　剧烈运动、发热、受寒、精神紧张等因素也可以导致一过性蛋白尿，24h 尿蛋白定量往往小于 0.5g。其中，体位性蛋白尿系指直立体位时出现蛋白尿而卧位消失，直立试验可以确诊，多见于健康青少年。

（刘力君）

第五节　尿色异常

一、发病机制

新鲜正常尿液为无色澄清至淡黄色或琥珀色。形成正常尿色的成分包括尿色素、尿胆素、尿胆原和尿卟啉。任何原因导致的尿液成分的异常，均可引起尿色异常。尿色改变也可受食物、药物和尿量影响。

二、病因

1. 血尿　尿液呈现淡红色、洗肉水色、鲜红色等程度不同的红色，见于泌尿系统炎症、肿瘤、创伤等。

2. 血红蛋白尿　因各种原因导致大量红细胞被破坏，血红蛋白量超过了结合珠蛋白所能结合的量，血浆中游离血红蛋白大量存在并从肾小球滤过，若超过了肾小管的重吸收能力，血红蛋白便随尿液排出，使尿液呈浓茶色或酱油色，但尿潜血试验阳性。见于阵发性睡眠性血红蛋白尿、蚕豆病、血型不合的输血反应等溶血性疾病。

3. 脓尿　若尿液中含有大量的脓细胞或细菌等炎性渗出物，排出的新鲜尿液即可混浊。菌尿呈云雾状，静置后不下沉；脓尿放置可有白色云絮状沉淀。此两种尿液无论加热或加酸，其混浊均不消失。见于泌尿系统感染，如肾盂肾炎、膀胱炎等。

4. 乳糜尿　因乳糜液逆流进入尿液所致。外观呈不同程度的乳白色，乳糜试验阳性。如含有较多的血液则成为乳糜血尿。常见于丝虫病等各种原因导致的淋巴管堵塞或受压、淋巴液回流受阻。

5. 胆红素尿　尿中含有大量结合胆红素，震荡后泡沫呈黄色。见于阻塞性黄疸及肝细胞性黄疸。

（刘力君）

第六节　腰痛

一、发病机制

腰部对全身负重起重要作用而且活动度大。全身性疾病局部受累或局部炎症、创伤、劳损均可刺激感觉神经末梢引起腰痛；腹腔或盆腔脏器病变可以引起牵涉痛，具体发生机制是内脏疼痛的冲动经传入神经，使相应脊髓节段的神经元兴奋，痛感降低。肿瘤转移或骨质增生等原因导致的脊神经根直接受刺激也可引起腰痛，常表现为放射痛，疼痛沿脊神经后根分布区域放射。

二、病因

根据解剖部位可将腰痛进行以下分类。

1. 腰部肌肉等软组织病变　如腰肌劳损、肌纤维组织炎、梨状肌损伤综合征、风湿性多肌炎等。

2. 脊柱病变　如强直性脊柱炎、增殖性脊柱炎、颈椎病、结核性或化脓性脊柱病、脊柱外伤、椎间盘脱出、脊椎肿瘤或转移瘤、脊椎先天畸形。

3. 脊神经根及皮神经病变　如脊髓压迫症、急性脊髓炎、腰骶神经根炎、颈椎病、蛛网膜下隙出血、带状疱疹。

4. 内脏疾病　腹腔、盆腔及腹膜后脏器疾病均可引起腰痛，如肾盂肾炎、胰腺炎、盆腔炎等。肾实质内无神经纤维分布，肾脏疾病引起的腰痛，主要是各种原因（如积水、急性肾盂肾炎、肾静脉栓塞）引起肾脏体积增大、牵拉肾脏被膜所致。

三、临床表现和鉴别诊断

（1）腰痛伴尿频、尿急、发热，见于泌尿系统感染。

（2）腰痛伴脊柱畸形，见于先天畸形、外伤、各种原因导致的脊柱病理性骨折。

（3）腰痛伴活动受限，见于强直性脊柱炎、椎间盘脱出等。

（4）腰痛伴发热，见于全身性疾病（如急性传染病、风湿病等）；伴长期低热、消瘦、乏力、虚汗等结核中毒症状者，见于椎体结核。

（5）年龄大者顽固性腰痛、放射性神经痛，见于脊椎原发肿瘤或转移瘤（前列腺癌、肺癌、乳腺癌、肾癌较常见）。

（6）腰痛伴月经异常、白带异常，见于附件炎、盆腔炎、宫外孕、卵巢或子宫肿瘤等妇产科疾病。

（7）腰痛伴条带状分布的鲜红色皮疹，见于疱疹病毒感染。

（刘力君）

第七节 水肿

人体组织间隙积聚过多的液体从而使组织肿胀称为水肿。水肿可分为以下几类：①全身性水肿，指液体在组织间隙弥散性分布。②局部性水肿，指液体积聚在局部组织间隙。③积水，指液体积聚在体腔内，如胸腔积水、腹腔积水、心包积水。

一、发病机制

正常情况下血管内外液体交换处于平衡状态，保持这种平衡状态的因素包括毛细血管内静水压、血浆胶体渗透压、组织间隙机械压力（组织压）和组织液的胶体渗透压。任何原因导致的上述因素异常均可引起水肿。

二、病因及临床表现

（一）全身性水肿

1. 心源性水肿　主要是右心衰竭的表现。病理生理机制为有效循环血量减少、肾脏血流减少、继发醛固酮增多引起的水钠潴留以及静脉瘀血，导致毛细血管静水压增高而引起水肿。水肿首先出现于身体下垂部位，能起床活动者，最早出现于脚踝、下肢，活动后明显，休息后缓解；卧床者首先出现在腰骶部。水肿为对称性、凹陷性。通常有颈静脉怒张、肝大、静脉压升高，严重时还出现胸腹腔积液等右心衰竭的症状。

2. 肾源性水肿　可见于各种肾脏病。发病机制主要是由于各种因素导致的肾脏排泄水、钠减少。水肿的特点是晨起眼睑、颜面部水肿，以后发展成全身性水肿。常伴有尿检异常、高血压、肾功能损害的表现。

3. 肝源性水肿　门脉高压、低蛋白血症、肝淋巴液回流障碍、继发醛固酮增多等因素是肝源性水肿发生的主要机制。失代偿期肝硬化表现为腹腔积液，也可首先出现踝部水肿，逐渐向上蔓延，而头、面部及上肢常无水肿。

4. 营养不良性水肿　由于慢性消耗性疾病长期营养缺乏、蛋白丢失性胃肠病、重度烧伤等所致低蛋白血症或维生素 B_1 缺乏，可产生营养不良性水肿。其特点是水肿发生前常有消瘦、体重减轻等表现。由于皮下脂肪减少导致组织疏松，组织压降低，加重了水肿液的潴留。水肿常从足部开始，逐渐蔓延至全身。

5. 黏液性水肿　见于甲状腺功能减退，是由于组织液所含蛋白量较高所致。水肿为非凹陷性，以胫前、颜面部比较明显，严重者可出现心包积液。患者同时可有颜面萎黄、声音嘶哑、脾气性格改变等临床表现。

6. 经前期紧张综合征　特点为月经前 7～14d 出现眼睑、踝部及手部轻度水肿，可伴乳房胀痛及盆腔沉重感，月经后逐渐消退。患者往往伴有失眠、烦躁、思想不集中等精神紧张症状。

7. 药物性水肿　许多药物如糖皮质激素、雄激素、雌激素、胰岛素、萝芙木制剂、甘草制剂在使用过程中，患者可以出现不同程度的水肿，停药后可自行缓解。

8. 特发性水肿　几乎只发生于女性，与月经周期明显相关，主要表现在身体下垂部位。病因不明，目前认为可能与内分泌功能失调与直立位的反应异常有关，立卧位水试验有助于诊断。

9. 其他　引起全身性水肿的原因还有很多，如妊娠中毒症、硬皮病、血清病、间脑综合征、血管神经性水肿等。

（二）局部性水肿

多由局部静脉、淋巴回流受阻或毛细血管通透性增加所致，如血栓形成导致的静脉炎、肿瘤压迫局部血管或淋巴管、丝虫病所致象皮腿、局部炎症、创伤或过敏等。

（刘力君）

第四章

原发性肾小球疾病

第一节　急性肾小球肾炎

一、概述

急性肾小球肾炎常简称急性肾炎。广义上是指一组病因及发病机制不一，临床上表现为急性起病，以血尿、蛋白尿、水肿、高血压伴有一过性氮质血症和肾功能下降为特点的肾小球疾病，也常称为急性肾炎综合征。急性肾炎综合征常出现于感染之后。以链球菌感染最为常见。此外，偶可见于其他细菌或病原微生物感染之后，如细菌感染（肺炎球菌、脑膜炎球菌、淋球菌、克雷白杆菌、布鲁氏杆菌、伤寒杆菌等），病毒感染（水痘病毒、麻疹病毒、腮腺炎病毒、乙型肝炎病毒、EB病毒、柯萨奇病毒、巨细胞病毒等），立克次体感染（斑疹伤寒），螺旋体感染（梅毒），支原体感染，霉菌病（组织胞浆菌），原虫（疟疾）及寄生虫（旋毛虫、弓形虫）感染等。本节主要介绍链球菌感染后急性肾小球肾炎，临床上绝大多数病例属急性链球菌感染后肾小球肾炎。此外，本症是小儿时期最常见的一种肾小球疾病，发病年龄3～8岁多见，2岁以下罕见；男女比例约为2∶1。链球菌感染后肾炎多为散发性，但也可呈流行性发病，于学校、团体或家庭中集体发病。近年国内外流行病学资料显示其发病有日益减少的趋势，在发达国家此种下降趋势尤为显著。

二、诊断

（一）病史采集要点

本病临床表现轻重悬殊，轻者可表现为"亚临床型"，即除实验室检查异常外，并无明显具体临床表现；重者并发高血压脑病、严重急性充血性心力衰竭和/或急性肾功能衰竭。

1. 起病情况　患者一般起病前存在前驱感染，常为链球菌所致的上呼吸道感染，如急性化脓性扁桃体炎、咽炎、淋巴结炎、猩红热等，或是皮肤感染如脓疱病、疖肿等。由前驱感染至临床发病有一无症状间歇期，呼吸道感染起病者约10d（6～14d），皮肤感染起病者约为20d（14～28d）。

2. 主要临床表现　典型临床表现为前驱链球菌感染后，经1～3周无症状间歇期而急性起病，表现为水肿、血尿、高血压及程度不等的肾功能下降。

水肿是最常见的症状，主要由肾小球滤过率减低、水钠潴留引起。水肿并不十分严重，起病初期仅累及眼睑及颜面，晨起较重，部分患者仅表现为体重增加，肢体胀满感；严重水肿者可波及全身，少数伴胸、腹腔积液。急性肾炎的水肿呈非凹陷性，与肾病综合征的明显凹陷性水肿不同。

半数患者有肉眼血尿，镜下血尿几乎见于所有病例。肉眼血尿时尿色可呈洗肉水样，或烟灰色、棕红色或鲜红色等。血尿颜色差异与尿酸碱度有关；酸性尿呈烟灰或棕红色，中性或碱性尿呈鲜红或洗肉水样。严重肉眼血尿时可伴排尿不适甚至排尿困难。通常肉眼血尿1～2周后即转为镜下血尿，少数持续3～4周，也可因感染、劳累而反复出现。镜下血尿持续1～3个月，少数延续半年或更久，但绝大多数可恢复。血尿常伴程度不等蛋白尿，一般为轻至中度，少数可达肾病水平。

尿量减少并不少见，但发展至少尿或无尿者少见，只有少数患者由少尿发展成为无尿，表明肾实质病变严重，预后不良。恢复期尿量逐渐增加，肾功能恢复。

高血压见于 30% ~80% 的病例，一般为轻或中度增高，为水钠潴留血容量增加所致。大多于 1~2 周后随水肿消退而血压恢复正常，若持续不降应考虑慢性肾炎急性发作的可能。血压急剧增高时，可出现高血压脑病，表现为剧烈头痛、恶心、呕吐、复视或一过性失明，严重者突然出现惊厥、昏迷。

部分患者由于水、钠潴留，血浆容量增加而出现循环充血及急性心力衰竭。轻者仅有呼吸、心率增快、肝脏增大；严重者可出现呼吸困难、端坐呼吸、颈静脉怒张、咳嗽、粉红色泡沫痰、双肺湿性啰音、心脏扩大、奔马律等急性心力衰竭表现。

除上述临床症状外，患者常有乏力、恶心、呕吐、头晕、腰痛及腹痛等。小部分患者可呈无症状的亚临床型表现。

3. 既往病史　一般无特殊。可有反复上呼吸道和皮肤黏膜感染病史，部分患者可有风湿热病史。

（二）体格检查要点

1. 一般情况　急性病表现，可有精神萎靡，乏力，如存在感染则可有中低度发热、血压升高或心率增快，此外需注意神志改变。

2. 皮肤黏膜　部分患者可见皮肤感染灶。水肿常见，常累及眼睑及颜面；肢体水肿常呈非凹陷性。

3. 浅表淋巴结　部分患者可有头颈部浅表淋巴结肿大，为感染和炎症性淋巴结肿大。

4. 头颈部　咽部及扁桃体可有病毒或细菌感染表现，如滤泡增生、黏膜充血、扁桃体肿大及分泌物附着等。注意颅内高压及脑水肿眼底改变。

5. 胸腔、心脏及肺部　少数严重病例可有胸腔积液，并发心力衰竭者可出现相应心脏及肺部表现。

6. 腹部　少数严重病例可有腹腔积液，若并发全心衰竭者可有肝、脾肿大。

（三）门诊资料分析

1. 尿液检查　血尿几见于所有患者。急性期多为肉眼血尿，后转为镜下血尿。尿沉渣中红细胞形态多为严重变形红细胞，但应用袢利尿剂者对变形红细胞形态有一定影响。60% ~80% 新鲜尿可检测到红细胞管型，是急性肾炎的重要特点。病程早期尿液中还可检测到较多白细胞。尿沉渣尚见肾小管上皮细胞、大量透明和（或）颗粒管型。尿蛋白定性常为 + ~ + +，尿蛋白多属非选择性。尿中纤维蛋白原降解产物增多。尿蛋白定量常为轻至中度，少数可达肾病水平。尿常规一般在 4~8 周恢复正常。部分患者镜下血尿或少量蛋白尿可持续半年或更长。

2. 血常规　红细胞计数及血红蛋白可稍低，与血容量增大、血液稀释有关。白细胞计数可正常或增高，与原发感染灶是否继续存在有关。血沉增快，一般 2~3 个月恢复正常。

3. 血液生化及肾功能检查　肾小球滤过率呈不同程度下降，肾血浆流量正常而滤过分数常减少，肾小管重吸收及浓缩功能通常完好。部分患者有短暂的血清尿素氮、肌酐增高，当有肾前性氮质血症时，血尿素氮与血肌酐比值显著增高。部分患者可有高血钾、代谢性酸中毒及轻度稀释性低钠血症。血浆白蛋白一般在正常范围，可因血液稀释而轻度下降，但呈大量蛋白尿者可有低白蛋白血症，并可伴一定程度的高脂血症。

（四）继续检查项目

1. 其他血清学检查　疾病早期可有冷球蛋白血症，部分血液循环免疫复合物阳性。血浆纤维蛋白原、纤溶酶增高，尿中纤维蛋白原降解产物增加，提示急性肾炎时肾脏中存在着小血管内凝血及纤溶作用，这些检查结果与病情的严重性一致。

2. 血补体测定　90% 患者病程早期血中总补体 CH50 及 C3、C4 显著下降，其后首先 C4 开始恢复，继之总补体及 C3 也于 4 周后上升，6~8 周时血清补体水平基本恢复正常。此规律性变化为本病的典型特征性表现。血补体下降程度与急性肾炎病情轻重无明显相关，但低补体血症持续 8 周以上，则应怀疑系膜毛细血管性肾炎或其他系统性疾病（如红斑狼疮、特发性冷球蛋白血症等）。

3. 病原学及血清学检查　前驱链球菌感染于肾炎起病时大多已经接受抗菌药物治疗，因此发病后从咽部或皮肤感染灶培养出 β 溶血性链球菌的阳性率较低，仅约 30%。链球菌感染后可产生相应抗体，临床上常根据检测血清抗体证实前驱的链球菌感染。如抗链球菌溶血素 "O" 抗体（ASO），其阳性率达 50%～80%，通常于链球菌感染后 2～3 周出现，3～5 周抗体水平达高峰，50% 患者半年内恢复正常。判断其临床意义时应注意，抗体水平升高仅表示近期有链球菌感染，与急性肾炎病情严重性无直接相关性；早期经有效抗生素如青霉素治疗者其阳性率减低，皮肤感染患者的抗体阳性率也较低；部分链球菌致肾炎菌株不产生溶血素，故机体亦不产生链球菌溶血素 "O" 抗体；在患者有明显高胆固醇血症时，胆固醇可干扰检验结果而出现假阳性反应。90% 皮肤感染患者血清抗 DNA 酶 B 及抗透明质酸酶抗体滴度上升，有较高的诊断意义；此外，在本病患者早期及恢复期，部分患者血清中尚可测得抗胶原Ⅳ及层粘连蛋白抗体以及较高而持久的抗链球菌内物质（ESS）抗体，被认为有一定的诊断意义。近年国外和国内主张采用多种抗链球菌抗体的同时检测，可更好地确定近期内是否有过链球菌感染。

4. 肾活检病理　通常典型病例不需行肾穿刺活检术，当出现下列情况时则应进行活检：①不典型表现如重度蛋白尿、显著氮质血症、少尿持续存在，且缺乏链球菌感染的血清学证据；②显著高血压和肉眼血尿并持续超过 2～3 周，或蛋白尿持续 6 个月以上；③持续低补体血症。光镜下典型肾脏病理改变为弥漫性毛细血管内增生性肾炎；肾小球内皮细胞及系膜细胞增生，还可见中性粒细胞浸润；增生显著时毛细血管腔显著狭窄；少数严重病例可见程度不等的新月体形成。电镜下除上述增生浸润性病变外，在肾小球基底膜上皮侧有散在圆顶状电子致密沉积物呈特征性 "驼峰" 样沉积，4～8 周后大多消散。免疫荧光检查可见 IgG、C3 于肾小球基底膜及系膜区颗粒状沉积，偶还可见 IgM 和 IgA。多数患者病理改变逐步消散，少数未顺利恢复者，其增生的内皮细胞和浸润的炎症细胞虽被吸收，但系膜细胞及其基质继续增生，呈系膜增生性肾炎改变并可逐步进展至局灶节段性硬化，临床上相应地呈慢性肾炎表现。

（五）诊断要点

起病前 1～3 周有咽部感染或皮肤感染史，短期内发生血尿、蛋白尿、水肿、少尿或高血压，严重时呈肺瘀血或肺水肿，即可诊断为急性肾炎综合征；有关链球菌培养及血清学检查阳性、血清补体水平动态改变等，可协助本病确诊。临床表现不典型者，须多次进行尿液常规检查，根据尿液改变及血清补体典型动态改变作出诊断，必要时行肾穿刺活检病理检查。

（六）几种特殊临床类型

1. 亚临床型急性肾炎　大量急性肾炎患者属此型，多发生于与链球菌致肾炎菌株密切接触者，临床上并无水肿、高血压、肉眼血尿等肾炎表现，甚至尿液检查也可正常。但血清补体 C3 降低，6～8 周后恢复正常；链球菌有关血清抗体效价上升。肾活检组织病理学检查有局灶增生性病变或典型弥漫性病变。

2. 肾外症状型急性肾炎　多见于小儿患者。临床上有水肿、高血压，甚至发生高血压脑病、严重心力衰竭等，但尿液检查仅轻微改变或无改变，血清补体水平存在动态变化，早期补体 C3 降低，6～8 周后恢复正常。

3. 肾病综合征型急性肾炎　约占小儿急性肾炎中的 5%，成人中更为常见。临床上患者呈大量蛋白尿、水肿、低白蛋白血症及高脂血症，其恢复过程较典型病例延缓，少数患者临床上呈慢性化倾向。

4. 重症型急性肾炎　少数患者起病后病情迅速恶化，进行性尿量减少及肾功能急骤下降，短期内（数日或数周）可发展至尿毒症。肾脏病理改变呈显著内皮及系膜细胞增生，毛细血管腔严重受压闭塞，常伴有程度不一的新月体形成。此型病例临床表现与原发性急进性肾小球肾炎（RPGN）相似，需予以鉴别。典型血清补体改变、血清免疫学指标提示有链球菌感染以及典型肾脏病理改变均有别于 RPGN。此类患者虽临床病情严重，但其预后均较原发性 RPGN 为佳，经积极治疗（包括透析治疗）渡过急性期后，肾功能及尿量可逐步恢复。

5. 老年性急性肾炎　患者临床表现常不典型。前驱感染症状不明显，皮肤感染较咽部感染多见。

起病后血尿、水肿、高血压虽与中青年患者相似，但发生大量蛋白尿、心血管并发症及急性肾衰竭患者较多，疾病早期死亡率较年轻患者高。自开展透析治疗以来，本病老年患者急性肾衰竭经透析治疗后，绝大部分患者仍能完全恢复。

（七）鉴别诊断要点

（1）注意勿漏诊或误诊，对以循环充血、急性心力衰竭、高血压脑病为首发症状或突出表现患者应及时进行尿液检查并及时诊断。

（2）急性全身性感染发热疾病：见于高热时出现的一过性蛋白尿及镜下血尿，与肾血流量增加、肾小球通透性增加及肾小管上皮细胞混浊肿胀有关。尿液改变常发生于感染、高热的极期，随着发热消退，尿液检查恢复正常。通常不伴水肿、高血压等肾脏疾病的临床表现。

（3）其他病原体感染后肾小球肾炎：多种病原体感染可引发急性肾炎，临床表现为急性肾炎综合征。如细菌（葡萄球菌、肺炎球菌等）、病毒（流感病毒、EB病毒、水痘病毒、柯萨奇病毒、腮腺炎病毒、ECHO病毒、巨细胞病毒及乙型肝炎病毒等）、肺炎支原体及原虫等。细菌感染如细菌性心内膜炎时，由感染细菌与抗体引起免疫复合物介导肾小球肾炎，临床上可呈急性肾炎综合征表现，亦可有血清循环免疫复合物阳性、冷球蛋白血症及低补体血症，但有原发性心脏病及感染性细菌性心内膜炎全身表现可资鉴别，应及时给予治疗；此外，革兰阴性菌败血症、葡萄球菌败血症、梅毒、伤寒等也可引起急性肾炎综合征。病毒感染所引起的急性肾炎，临床过程常较轻，无血清补体水平的动态变化，常有自限倾向，根据病史、病原学、血清学及免疫学特点可加以鉴别。

（4）其他原发性肾小球疾病：①系膜毛细血管性肾炎：约40%患者呈典型急性肾炎综合征起病，但常有显著蛋白尿、血清补体C3持续降低，病程呈慢性过程可资鉴别，如急性肾炎病程超2个月仍无减轻或好转，应考虑系膜毛细血管性肾炎，并及时行肾活检以明确诊断；②急进性肾炎：起病与急性肾炎相同，但病情持续进行性恶化，肾功能急剧下降伴少尿或无尿，病死率高。急性肾炎综合征若存在上述临床表现，应及时行肾活检以进行鉴别；③IgA肾病：多于上呼吸道感染后1~2d即发生血尿，有时伴蛋白尿，通常不伴水肿和高血压。前驱感染多为非链球菌感染（链球菌培养阴性，ASO抗体水平不升高），潜伏期短（数小时至数天），血清补体水平正常，约30%患者血清IgA水平可升高，病程易反复发作，鉴别困难时需行肾活检；④原发性肾病综合征：肾炎急性期偶有蛋白尿严重可达肾病水平者，与肾病综合征易于混淆。病史、血清补体检测可加以区别，诊断困难时须依赖肾活检病理检查。

（5）系统性疾病引起的继发性肾脏损害：过敏性紫癜、系统性红斑狼疮、溶血尿毒综合征、血栓性血小板减少性紫癜等可导致继发性肾脏损害，临床表现与本病类似，但原发病症状明显，且伴有其他系统受累的典型临床表现和实验室检查，不难加以鉴别诊断。若临床诊断存在困难，应考虑及时进行肾活检以协助诊断。

（6）慢性肾炎急性发作：患者有既往肾脏病史，于感染后1~2d发病，临床症状迅速出现（多在1周内），缺乏间歇期，且常有较重贫血、持续高血压、肾功能损害，有时伴心脏、眼底变化，实验室检查除肾小球功能受损外，可有小管间质功能受损表现如浓缩稀释功能异常等，超声影像学检查提示双肾体积缩小；临床上控制急性症状，贫血、肾功能不能恢复正常。

三、治疗

（一）治疗原则

本病是自限性疾病。临床上主要为对症治疗，去除感染诱因、防治并发症、保护肾功能并促进肾脏功能恢复为主要环节。具体为预防和治疗水、钠潴留，控制循环血容量，减轻临床症状（水肿、高血压），必要时应用透析治疗以预防和治疗严重并发症（心力衰竭、脑病、急性肾衰竭），防止各种加重肾脏病变的因素，促进肾脏组织学及功能上的恢复。

（二）治疗计划

1. 休息　急性起病后建议卧床休息2~3周。当急性肾炎患者各种临床表现好转，如水肿消退、血压恢复正常、肉眼血尿消失，患者可恢复适当活动如散步等，但应注意密切随诊。

2. 饮食　应给富含维生素饮食。有水肿及高血压的患者应注意适当限制钠盐的摄入，食盐每日 2 ~ 3g；有氮质血症者应给予优质蛋白饮食并限制蛋白质摄入量，在尿量增加、氮质血症消除后应尽早恢复正常蛋白质摄入；有少尿、严重水肿、循环充血的患者应严格维持出入液量平衡，必要时要适当限制水的摄入；少尿患者需同时限制钾的摄入量；饮食需保证每日的热量需要。

3. 消除感染灶　常选用青霉素，过敏者可改用红霉素、克林霉素或头孢菌素，疗程 7 ~ 10d。抗生素的应用可清除感染灶，减轻机体抗原抗体反应，有助于防止致肾炎菌株的扩散。

4. 对症治疗　如下所述。

（1）利尿治疗：经控制水、盐摄入后仍有明显水肿、少尿、高血压及循环充血患者可给予利尿剂。一般可给予氢氯噻嗪，每日 2 ~ 3mg/kg，分 2 ~ 3 次口服；必要时可予速效袢利尿剂，常用呋塞米或利尿酸静脉注射，每次 1mg/kg，4 ~ 8h 可重复应用。禁用保钾利尿剂及渗透性利尿剂。

（2）降压治疗：凡经休息、限盐、利尿剂治疗而血压仍高者应给予降压药物治疗。可选用钙通道阻滞剂，如氨氯地平 5mg，每日 1 ~ 2 次；β 受体阻滞剂，如阿替洛尔 12.5 ~ 25mg，每日 2 次；α 受体阻滞剂，如哌唑嗪 0.5 ~ 2.0mg，每日 3 次；血管扩张剂如肼苯哒嗪 10 ~ 25mg，每日 3 次。顽固性高血压者可选用不同类型降压药物联合应用。血管紧张素转换酶抑制剂（ACEI）、血管紧张素 II 受体拮抗剂（ARB）需要谨慎使用，特别在肾功能不全，血肌酐 > 350μmol/L 的非透析治疗患者。

（3）高钾血症的治疗：注意限制饮食中钾的摄入量，应用排钾性利尿剂均可防止高钾血症的发生。如尿量少导致严重高钾血症时，在应用离子交换树脂口服，葡萄糖胰岛素、钙剂及碳酸氢钠静脉滴注基础上，及时进行腹膜透析或血液透析治疗，以避免致命性心律失常的发生。

（4）高血压脑病的治疗：应尽快将血压降至安全水平。可选用硝普钠静脉滴注，推荐以每分钟 15μg 开始，在严密监测血压基础上调整滴速，并需同时监测血硫氰酸浓度以防止药物中毒；其他可选用的静脉应用药物包括硝酸甘油、柳胺苄心定、乌拉地尔等。高血压脑病除降压药物治疗外，通常需联合应用利尿剂以协同降压治疗并减轻水钠潴留和脑水肿；此外，还需注意止痉、止惊厥、吸氧等对症治疗。

（5）充血性心力衰竭的治疗：主要由水钠潴留、高血容量及高血压所致，故主要应给予利尿、降压、扩张血管以减轻心脏前后负荷。洋地黄类药物对于急性肾炎并发心力衰竭的治疗效果不肯定，不作常规应用，必要时可试用，药物使用剂量应参考肾功能情况进行调整。如心力衰竭经药物保守治疗无效者应及时进行透析治疗。

（6）急性肾功能衰竭及透析治疗：发生急性肾衰竭而有透析指征时，应及时给予透析治疗以帮助患者度过危险期。由于本病具有自愈倾向，肾功能多可逐渐恢复，一般不需要长期维持性透析治疗。

四、病程观察及处理

（一）病情观察要点

（1）临床症状的观察和记录应特别注意神志、血压、水肿、尿量、心脏和肺部体征以及感染灶的变化。

（2）治疗期间特别注意血清补体变化、尿液常规及细胞学检查、血液电解质、酸碱平衡及肾功能的变化。

（3）注意药物剂量根据肾功能进行相应调整，同时注意药物的不良反应，如降压药物、抗生素等。

（二）疗效评定标准

1. 痊愈　水肿消退，尿常规阴性，肾功能正常，血压正常。

2. 好转　水肿消退，血压正常，肾功能正常，尿常规仍有镜下轻度至中度血尿、和/或微量蛋白尿。

3. 无效　与入院时各项表现无明显改善。

4. 未治 患者未接受治疗。

五、预后

急性链球菌感染后肾炎大多预后良好。绝大部分患者于 1~4 周内出现尿量增加、水肿消退、血压下降或正常，尿液检查也常随之好转；血清免疫学异常一般 28 周内恢复正常，病理检查亦大部分恢复正常或仅遗留轻度细胞增生性病变；部分患者尿检异常可迁延半年至一年以上才恢复正常。小儿预后优于成人及老年人，老年患者可因急性肾衰竭或心力衰竭死亡。远期随访结果报道不一，多数学者认为本病预后虽好，但有 6%~18% 患者遗留有程度不一的尿液检查异常及高血压，少数患者转为慢性，所以应加强随访。老年、持续性高血压、大量蛋白尿或肾脏病理组织增生病变严重，或伴新月体形成者预后较差。

六、随访

1. 出院带药及医嘱 痊愈患者无须带药。未愈患者仍须间歇性口服利尿剂治疗和/或使用抗高血压药物治疗，此部分患者需要注意休息和避免剧烈运动，适当低盐饮食，并防止感染；肾功能未完全恢复患者应注意优质低蛋白饮食和/或联合 α 酮酸/必需氨基酸口服治疗。

2. 检查项目与周期 对于未痊愈患者，应定期每 1~2 周复查血压、水肿消退及尿量情况，根据实际每 2~4 周进行尿液常规及细胞学、血液电解质、酸碱平衡及肾功能检查，必要时可复查血清免疫学指标及 24h 尿蛋白定量。

（刘继红）

第二节 急进性肾小球肾炎

一、概述

急进性肾小球肾炎（新月体性肾炎）是以急性肾炎综合征、肾功能恶化、早期出现少尿性急性肾衰竭为特征，病理呈新月体肾小球肾炎表现的一组疾病。因此，急进性肾小球肾炎也被称为新月体肾炎。肾活检显示新月体形成的肾小球数目占全部肾小球数目的 50% 以上，临床表现为血尿、蛋白尿、少尿和肾功能急剧恶化。急进性肾炎是一组由多种原因所致的疾病，主要包括三种情况：①原发性急进性肾小球肾炎；②继发于全身性疾病的急进性肾炎（如狼疮性肾炎）；③继发于原发性肾小球肾炎，即在其他类型肾小球肾炎基础上发生病理类型转变，如膜性肾病、IgA 肾病等。急进性肾炎根据免疫病理可分为三型，其病因和发病机制各不相同：① I 型又称抗肾小球基底膜（glomerular basement membrane，GBM）型肾小球肾炎，抗 GBM 肾炎比较少见，约占急进性肾炎的 10%~20%，患者血中有抗 GBM 抗体。抗 GBM 病包括两种情况，即损害单纯局限于肾脏的抗 GBM 肾炎和同时累及肺脏的 Goodpasture 综合征，后者同时伴有肺出血。抗 GBM 病通常见于两个年龄段，即 20~30 岁和 60~70 岁。20~30 岁年龄段以男性常见，肺出血发生率较高；60~70 岁年龄段以女性常见，肺出血发生率低；② II 型又称为免疫复合物型，大多数免疫复合物型急进性肾炎继发于免疫复合物型肾炎，少数为原发性免疫复合物型急进性肾炎。本型是我国最常见的急进性新月体肾炎，主要见于青少年。血中可检测到免疫复合物，血清补体 C3 可降低。总体来说，本型的临床和病理改变比抗 GBM 型及非免疫复合物型要稍轻；③ III 型为非免疫复合物型，又称寡免疫型（pauci - immune）急进性肾炎，非免疫复合物型主要见于中老年人，以西方国家多见。近年来，由于对血管炎认识的提高或其他原因，在国内本病逐渐多见。大约有 1/3 的患者仅有肾脏病变，另外 2/3 继发于全身血管炎改变，前者为狭义的非免疫复合物型肾炎。急进性肾小球肾炎进展很快，如不及时诊断和治疗，患者很快进入不可逆转的终末期肾衰竭。临床医生应该提高对本病的认识，做到早期诊断和治疗，以挽救肾功能。

二、诊断

（一）病史采集要点

1. 起病情况　急进性肾炎可有呼吸道前驱感染，起病多较急，病情急骤进展。继发于全身性疾病或在其他原发性肾小球疾病基础上发生的急进性肾炎起病时可有原发病的表现，如继发于系统性红斑狼疮者可有发热、皮疹、关节痛等。

2. 主要临床表现　急进性肾炎主要表现为血尿、蛋白尿等肾炎综合征的表现，但突出的表现是肾功能急剧恶化和进行性少尿或无尿，并很快发展为肾衰竭。血尿是必有的，一般肉眼血尿比较常见。但蛋白尿呈轻至中度，一般不表现为肾病综合征，这是由于肾功能急骤恶化，肾小球滤过率下降，尿蛋白排泄也相应减少。继发于原发性肾小球肾炎者可在肾病综合征的基础上出现上述表现。可伴有高血压、贫血等。贫血的发生与肾衰竭时肾脏促红细胞生成素合成减少有关，也可能与基础疾病有关，如系统性红斑狼疮。Goodpasture 综合征和继发于全身血管炎的患者可有咯血、气促和肺出血等肾外表现，肺出血严重者加重贫血，继发于全身性疾病如系统性红斑狼疮等还有原发病的表现。

肺出血可以比较轻微，但多数严重，死亡率高。肺出血多见于吸烟者，还可能与吸入碳氢化合物或上呼吸道感染有关。推测这些因素使肺毛细血管基底膜的抗原暴露，被抗 GBM 抗体识别而诱发免疫反应。

继发于全身血管炎的患者有血管炎的肾外表现，受累的器官包括肺、上呼吸道、鼻窦、耳、眼、消化道、皮肤、周围神经、关节和中枢神经系统等。即使没有特定器官受累的表现，也常有发热、乏力、食欲缺乏、肌痛和关节痛等。有时在疾病早期并没有肾外表现，疾病发展过程中才出现肾外表现，应引起注意。肺部受累时可有肺出血，肺出血可以是致命的，是决定患者生存的重要指标。

3. 既往病史　抗 GBM 肾炎可有上呼吸道前驱感染史以及吸烟、吸入碳氢化合物等病史。继发于免疫复合物型肾炎的免疫复合物型急进性肾炎可有基础肾小球肾炎病史，如膜性肾病、IgA 肾病等。继发于全身性疾病的急进性肾炎可有原发病病史，如系统性红斑狼疮、血管炎等。

（二）体格检查要点

1. 一般情况　精神萎靡，急性起病面容。

2. 皮肤、黏膜　伴有贫血者呈不同程度贫血貌（面色、口唇、睑结膜、甲床等苍白）；全身皮肤黏膜可有皮损表现，如系统性红斑狼疮可见蝶形红斑、盘状红斑、网状青斑等，继发于过敏性紫癜者可见对称性的紫癜。

3. 血压　血压可有不同程度升高。

4. 其他　严重少尿、高血压、肾功能减退者可伴发充血性心力衰竭、水肿、水钠潴留及酸碱平衡失调等症状和体征。对于继发于血管炎者，体检时应注意有无系统性血管炎的表现。由于血管炎变化多端，可有多器官系统的损害，因而体检时应注意有无相应器官受损的表现，例如眼结膜充血、听力下降、肢端感觉异常等，甚至可有颅内压升高的表现。

（三）门诊资料分析

1. 血常规　伴有贫血者可有红细胞计数下降、血红蛋白下降，呈正细胞正色素性贫血。继发于血管炎的患者常伴有白细胞数增多和中性粒细胞比例增加，血小板可有增多。

2. 尿常规　几乎都有血尿和蛋白尿。血尿多为肾小球源性，尿沉渣镜检可见大量畸形红细胞和红细胞管型、上皮细胞管型和颗粒管型等；尿蛋白呈轻至中度；尿比重一般不降低。

3. 血生化　血尿素氮及血肌酐进行性升高。有时血清钾亦升高，可能伴有酸中毒，可以表现为阴离子间隙（AG）增大，血 HCO_3^- 浓度下降，CO_2 结合力下降，肾功能衰竭者常有低钙血症和高磷血症。

4. 胸部 X 线　继发于血管炎者肺部照片可见片状阴影，容易误诊为肺炎，严重者可以有肺部团块状阴影，甚至可有空洞，容易误诊为肺癌或肺结核，抗 GBM 肾炎或微血管炎出现肺出血者可表现为大片的肺实变阴影，慢性血管炎可见肺间质纤维化。

5. 双肾脏 B 超　B 超常显示双肾增大，肾脏偏小常不支持急进性肾炎的诊断，提示慢性肾炎加重的可能性较大。

（四）继续检查项目

（1）血清抗中性粒细胞胞浆抗体（antineutrophil cytoplasmic antibody，ANCA）包括 PR3 和 MPO 抗原（PR3 – ANCA 和 MPO – ANCA），详见 ANCA 相关血管炎肾损害。

（2）血清抗肾小球基底膜抗体（抗 GBM 抗体），血清抗 GBM 抗体的滴度和疾病严重程度呈正比。

（3）怀疑为系统性红斑狼疮者需检测抗核抗体（ANA）和抗双链 DNA（dsDNA）和血补体 C3。C3 的降低提示继发于感染后肾小球肾炎、狼疮性肾炎、系膜毛细血管性肾炎或冷球蛋白血症的肾损害。

（4）动脉血气分析（ABG）有急性呼吸窘迫综合征者应进行 ABG，表现为 PaO_2 和 $PaCO_2$ 降低。

（5）肾活检：需尽快进行。

1）光镜：正常肾小球囊壁层上皮细胞是单层细胞，在病理情况下，壁层上皮细胞增生使细胞增多（多于三层）形成新月体。急进性肾小球肾炎的病理特征是广泛新月体形成。急进性肾炎的新月体体积较大，常累及肾小球囊腔的 50% 以上，而且比较广泛，通常 50% 以上的肾小球有新月体。新月体形成是肾小球毛细血管袢严重损害的结果，故在与新月体相邻的肾小球毛细血管袢常可见有袢坏死。不同亚型急进性肾炎的新月体略有不同。

抗基底膜肾小球肾炎的新月体比较一致，在疾病的比较早期阶段，所有新月体均为细胞性新月体；在稍晚的阶段，细胞性新月体转化为细胞纤维性新月体。本病进展相当快，起病 4 周后肾活检即可见到纤维性新月体和肾小球硬化。与新月体相邻的肾小球毛细血管袢常有纤维素样坏死，但也可见到正常或基本正常的肾小球。呈"全或无"现象，即有新月体形成的肾小球病变相当严重而没有受累的肾小球可基本正常。肾小球基底膜染色（PAS 或六胺银染色）可见肾小球基底膜完整性破坏和肾小球囊（Bowman）基底膜断裂。严重者可有全球性肾小球毛细血管袢坏死、环形新月体形成和肾小球囊基底膜的广泛断裂及消失。肾小管损害和肾小球疾病相一致，在肾小球损害明显处有严重的肾小管间质损害，可有小管炎；肾间质有大量炎症细胞浸润，甚至可见多核巨细胞形成。如果有动脉或小动脉坏死性炎症，则提示可能同时并发有血管炎（也称为Ⅳ型急进性肾炎）。

免疫复合物型急进性肾炎的新月体数目没有抗 GBM 肾炎多，新月体体积也比较小。与新月体相邻的肾小球毛细血管袢可见有核碎裂等坏死现象，但纤维素样坏死少见，肾小球囊基底膜破坏、断裂比较少见，肾小球周围和肾小管间质损害也比较轻。与抗 GBM 肾炎不同，前者呈"全或无"现象，而免疫复合物型没有新月体的肾小球一般也有系膜增生、基底膜增厚或内皮细胞增生等病变，病变特征主要取决于基础疾病，如膜性肾病有基底膜的弥漫增厚。

非免疫复合物型急进性肾炎的光镜表现和抗 GBM 肾炎相似，肾小球毛细血管袢纤维素样坏死比较常见，伴有广泛大新月体形成，肾小球囊基底膜断裂和肾小球周围严重的肾小管间质炎症与抗 GBM 肾炎相似。未受累及的肾小球可以比较正常。肾小球和肾小管间质浸润的炎症细胞包括了各种细胞成分，有中性粒细胞、嗜酸性粒细胞、淋巴细胞、单核巨噬细胞，甚至可见到多核巨细胞，呈肉芽肿样改变。本型可仅限于肾脏（称为原发性非免疫复合物型急进性肾炎），也可继发于全身性血管炎如显微型多血管炎（microscopic polyangiitis，MPA）、Wegener 肉芽肿（wegener granulomatosis，WG）或 Churg – Strauss 综合征（churg – strauss syndrome，CSS）。两者肾脏病变基本相同，但继发于全身性血管炎尚有肾外病变。如果在肾脏发现有小血管炎表现，常提示继发于全身性血管炎肾损害。由于血管炎的病程可呈发作 – 缓解交替的慢性过程，所以肾活检时可见到有新鲜的活动病变，如纤维素样坏死和细胞性新月体，也可见到慢性病变，如纤维性新月体、肾小球硬化性和肾间质纤维化。这一点和抗 GBM 肾炎不同，后者病变步调比较一致。

总体来说，免疫复合物型急进性肾炎（特别是继发于其他肾小球疾病者）的病理改变比较轻，新月体数目比较少，体积也较小，新月体中巨噬细胞和上皮细胞的比例较低；而抗肾小球基底膜型和非免疫复合物型则病理改变较重，新月体多而大，新月体中巨噬细胞和上皮细胞的比例比较高。

2）免疫荧光：免疫病理是区别三种急进性肾炎的主要依据。IgG 沿肾小球毛细血管基底膜呈细线状沉积是抗 GBM 肾炎的最特征型表现。几乎所有肾小球 IgG 染色呈中度阳性到强阳性，其他免疫球蛋白一般阴性。有报道 IgA 型抗 GBM 肾炎，主要表现为 IgA 沿基底膜线状沉积。如果 λ 链也呈线状沉积，则提示重链沉积病。本型可见 C3 沿基底膜呈连续或不连续的线状或细颗粒状沉积，但 C3 只有 2/3 的患者阳性。有时可见 IgG 沿肾小管基底膜沉积。在糖尿病肾病，有时可见 IgG 沿基底膜呈线状沉积，但两者的临床表现和光镜特点容易鉴别，糖尿病肾病的 IgG 沉积是由于小血管通透性增加导致血浆蛋白（包括 IgG 和白蛋白）渗出的非特异性沉积，因而前者白蛋白染色阳性。

免疫复合物型急进性肾炎的免疫荧光主要表现为 IgG 和 C3 呈粗颗粒状沉积。由于该型可继发于各种免疫复合物肾炎，因此，继发于免疫复合物肾炎的急进性肾炎同时还有原发病的免疫荧光表现，如继发于 IgA 肾病者，主要表现为系膜区 IgA 沉积；继发于感染后肾小球肾炎的急进性肾炎表现为粗大颗粒或团块状的沉积；继发于膜性肾病者可见 IgG 沿毛细血管细颗粒状沉积。膜性肾病可并发抗 GBM 肾炎，这时 IgG 沿毛细血管基底膜呈细线状沉积在细颗粒状沉积的下面。

顾名思义，非免疫复合物型急进性肾炎肾脏免疫荧光染色一般呈阴性或微弱阳性。偶尔可见散在 IgM 和 C3 沉积。在新月体或血栓处可见有纤维蛋白原染色阳性。有学者报道新月体肾炎肾小球免疫球蛋白沉积越少，其血清 ANCA 阳性机会越大。

3）电镜：急进性肾炎的电镜表现与其光镜和免疫病理相对应。抗 GBM 肾炎和非免疫复合物型急进性肾炎电镜下没有电子致密物（免疫复合物）沉积。可见到毛细血管基底膜和肾小球囊基底膜断裂，伴中性粒细胞和单核细胞浸润。而免疫复合物型急进性肾炎的电镜特征是可见有多量电子致密物沉积，沉积部位取决于原发性肾小球肾炎的类型，可见于系膜区、上皮下或内皮下。有时也可见毛细血管和肾小球囊基底膜断裂缺口，但比其他亚型少见。

（6）可能还有其他器官受累及的表现（如眼、耳、鼻、口腔、喉、肺或神经系统），请相应专科会诊，必要时考虑做相应部位的组织活检。

（五）诊断要点

对于临床上呈急性肾炎综合征表现的患者，如果出现明显的血尿，并有少尿或无尿、快速进展的肾功能不全，应警惕急进性肾炎的可能。在排除了肾后性梗阻等因素后，应及时行肾活检确诊。同时检查血抗 GBM 抗体、p - ANCA（MPO - ANCA）和 c - PCNA（PR3 - ANCA）。免疫荧光对进一步分型有重要作用，如果不能及时获得抗 GBM 抗体的检测结果，可根据免疫荧光 IgG 沿基底膜呈线状沉积初步诊断为抗基底膜肾炎，及时给予血浆置换，以免延误治疗时机。

（六）鉴别诊断要点

原发性急进性肾小球肾炎应与下列疾病鉴别：

1. 引起少尿性急性肾衰竭的非肾小球疾病　如下所述。

（1）急性肾小管坏死：常有明确的肾缺血（如休克、脱水）或肾毒性药物（如肾毒性抗生素）或肾小管堵塞（如异型输血）等诱因，临床上以肾小管损伤为主（尿钠增加、低比重尿 <1.010 及低渗透压尿），尿沉渣镜检可见大量肾小管上皮细胞，一般无急性肾炎综合征表现，血尿不明显，蛋白尿也很轻微，除非是肾结石、肿瘤等尿路梗阻所导致的肾后性梗阻性急性肾衰竭，否则几乎不出现肉眼血尿。

（2）急性过敏性间质性肾炎：常有明确的用药史及药物过敏反应（低热、皮疹）、血及尿嗜酸性粒细胞增加等，可资鉴别。药物过敏所致的急性间质性肾炎血尿不明显，但个别严重的急性间质肾炎可有血管炎的表现，表现为血尿，但蛋白尿的量很少。必要时依靠肾活检确诊。

（3）梗阻性肾病：患者常突发或急骤出现无尿，但无急性肾炎综合征表现，B 超、CT、磁共振、膀胱镜检查或逆行尿路造影可证实尿路梗阻的存在。顺便指出，正常人即使单侧输尿管梗阻也不致血肌酐升高，只有双侧输尿管梗阻才导致肾衰竭。

2. 引起急性肾炎综合征表现的其他肾小球病　如下所述。

（1）继发性急进性肾炎：肺出血 - 肾炎综合征（goodpasture 综合征）、系统性红斑狼疮、过敏性紫癫肾炎均可引起新月体肾小球肾炎，依据系统受累的临床表现和实验室特异检查，鉴别诊断一般不难。

（2）原发性肾小球疾病：有的病理改变中肾小球并无新月体形成，但病变较重和（或）持续，临床上呈急性肾炎综合征，如重症毛细血管内增生性肾小球肾炎或重症系膜毛细血管性肾小球肾炎等。临床上鉴别常较为困难，常需作肾活检协助诊断。

（七）免疫病理分型

急进性肾炎根据免疫病理可分为三型，其病因和发病机制各不相同：①Ⅰ型又称抗肾小球基底膜型肾小球肾炎，由于抗肾小球基底膜抗体（抗 GBM 抗体）与肾小球基底膜（GBM）抗原相结合激活补体而致病；②Ⅱ型又称为免疫复合物型，因肾小球内循环免疫复合物沉积或原位免疫复合物形成，激活补体而致病，此型患者常有前驱上呼吸道感染史，提示其致病抗原可能为某些病原体（病毒或细菌）；③Ⅲ型为非免疫复合物型，又称寡免疫型（pauci - immune）急进性肾炎，以往认为发病机制与细胞免疫相关。现已证实 50% ~80% 该型患者为肾微血管炎（原发性小血管炎肾损害），肾脏可为首发、甚至唯一受累器官或与其他系统损害并存。原发性小血管炎患者血清中抗中性粒细胞胞浆抗体（ANCA）常呈阳性。近年来有学者将上述类型进一步细分为 5 个类型：在原Ⅰ型中约有 30% 患者发现 ANCA 呈阳性，被归为Ⅳ型；在原Ⅲ型中有 20% ~50% 患者的 ANCA 呈阴性，被归为Ⅴ型。

三、治疗

（一）治疗原则

（1）尽早明确诊断，一旦确诊或高度疑似，应给予积极治疗。由于急进性肾炎进展十分迅速，延迟治疗将导致肾小球功能永久性的损害，因此，对本病急性期应强调早期积极治疗。

（2）根据免疫病理分型，制定合理的治疗方案，由于各亚型急进性肾炎的发病机制不同，因此应针对各种亚型选用不同的治疗方案。

（3）在治疗过程中，应密切观察疗效，及时改进治疗方案。

（4）注意药物副反应：由于治疗急性肾小球肾炎的治疗方案常十分强烈，所选用的药物毒性较大，而且短期内使用的剂量也较大，肾功能不全时又使肾脏对药物的排泄减少，易致严重的不良反应，应特别注意防治。

（5）合理支持治疗：由于本病常并发肾衰竭，导致高钾血症、严重酸中毒、急性左心衰竭等并发症，常需给予透析治疗，帮助患者度过危险期。

（二）治疗计划

1. 一般治疗　急性期应卧床休息，待肉眼血尿消失、水肿消退及血压恢复正常后逐步增加活动量。水肿、高血压者，给予无盐或低盐饮食。不建议患者进食代盐，后者常为钾盐，可加重肾衰竭的高钾血症。氮质血症时应限制蛋白质摄入，并以优质动物蛋白为主，尽量减少植物蛋白，既保证营养，又减轻肾脏的负担，改善氮质血症。对于严格控制蛋白摄入者，可补充 α 酮酸预防营养不良，并保证有足够的热量。饮食中应含丰富的维生素。明显少尿的急性肾衰竭者需限制液体摄入量，若有透析支持者，则对液体摄入的限制可适当放宽。尿少时还应注意避免摄入过多含钾的食物，如柑、橙、香蕉、冬菇、木耳等，避免进食阳桃，后者可使肾衰竭患者出现神经系统损害，甚至昏迷。

2. 对症治疗　如下所述。

（1）利尿消肿：因钠水潴留不仅可以引起水肿、高血压，还可以引起循环负荷过重、心力衰竭等，使用利尿剂可以防治并发症的发生。经限制钠、水摄入量后，仍有水肿、高血压，应加用利尿剂。常用的利尿剂有噻嗪类，但当肾小球滤过率 <25mL/（min·1.73m²）时，需要使用强有力的袢利尿剂如呋塞米（速尿）等。呋塞米可以口服或静脉注射，30min 起效，作用仅 4~6h，必要时每日可用 2~3 次，有时需 400~1 000mg/d，应注意大剂量呋塞米对听力的不良反应。还可以加用血管解痉药，如小剂量多巴胺，以加强利尿效果。一般不使用渗透性利尿剂、汞利尿剂和保钾利尿剂。

（2）降压：若经休息、限盐、利尿，血压仍不能恢复者，应进行降压治疗。必要时采用钙通道阻滞剂、α受体阻断剂控制血压。存在高肾素时，可以使用 ACEI 和 ARB 类药物。但此类药物可减少肾小球滤过率，加重肾功能不全和高钾血症，对于没有透析支持患者需密切观察。由于本病患者常有尿少，不推荐使用硫酸镁降压。有高血压脑病时，应紧急静脉用药降压：如硝普钠，成人剂量 50mg 加入 5% 葡萄糖液中缓慢滴注或用输液泵持续注射，按血压调整滴速。硝普钠降压迅速，用药后数十秒即起作用，维持时间短，停药 3～5min 作用即消失。不良反应有低血压、恶心、呕吐、面红、抽搐、出汗等。由于硫氰酸盐通过肾脏排泄，急进性肾炎时肾功能下降，容易导致硫氰酸盐浓度过高，不宜久用。在没有透析支持的情况下，一般使用不超过 1～2d；如有透析支持则可比较安全使用。改用硝酸甘油滴注可以避免硫氰酸盐蓄积。

（3）充血性心力衰竭的治疗：本病水钠潴留是由于循环血容量增多造成，并非真正的心肌收缩力下降，因此治疗上应限钠、利尿、降压以减轻心脏负荷，纠正水钠潴留，一般不采用增强心肌收缩力的洋地黄类药物。必要时可采用酚妥拉明、硝酸甘油或硝普钠以减轻心脏负荷，经保守治疗仍不能控制病情，尽早采用血液滤过脱水治疗。

3. 诱导缓解　如下所述。

（1）血浆置换：血浆置换能迅速清除血中抗 GBM 抗体，减少肾小球抗原抗体反应，适合于抗 GBM 型（Ⅰ型）急进性肾炎。需配合糖皮质激素和细胞毒药物，早期应用，效果良好。Levy 等报道 71 例抗基底膜病，其平均年龄为 40 岁（17～76 岁），其中 55% 需透析治疗，18% 血肌酐 >500μmol/L，62% 有肺出血。经过血浆置换加上糖皮质激素和细胞毒药物治疗后，1 年肾存活率 >53%。血肌酐 <500μmol/L 者肾存活率为 93%，血肌酐 >500μmol/L 但无须透析支持者为 82%，需要透析支持者只有 8%。长期随访资料表明，治疗时血肌酐 <500μmol/L 者，10 年肾存活率达 80%；血肌酐 ≥500μmol/L 而无须透析支持者为 60%。这说明抗 GBM 病早期给予血浆置换加上糖皮质激素和细胞毒药物具有良好效果。大约有 1/3 的抗 GBM 病同时伴有 ANCA 阳性，但这些患者的临床表现和对血浆置换加免疫抑制剂的治疗反应相似。因此，无论抗 GBM 病患者 ANCA 是否阳性，早期治疗是一样的。但在疾病缓解后的维持治疗阶段，则可能有所不同。因为抗 GBM 病一经治疗，抗 GBM 抗体转阴后，一般不再复发，故无须维持治疗。而血管炎则容易复发，故对于伴有抗 GBM 抗体阳性的患者，仍需监测 ANCA 滴度，来决定维持治疗方案。

血浆置换的剂量是每天 2～4L 或 60mL/kg（最多每天 4L），每天置换 1 次，直至抗 GBM 抗体转阴。如没有抗 GBM 抗体检测，一般需置换 14d。置换时用 5% 人血清白蛋白作为置换液。对有出血倾向和肺出血者，置换后补充新鲜冰冻血浆，以补充凝血因子。因患者同时使用较强的免疫抑制剂，必要时可适当补充内种球蛋白预防感染。对于免疫复合物型（Ⅱ型）急进性肾炎一般不用血浆置换，但继发于系统性红斑狼疮和冷球蛋白血症的新月体肾炎例外，血浆置换可以去除血中的自身抗体或抗原抗体复合物，有助于狼疮肾炎和冷球蛋白血症的治疗。对于非免疫复合物型（Ⅲ型）急进性肾炎，无论是局限于肾脏还是继发于全身性血管炎的新月体肾炎，新近研究表明，使用血浆置换具有较好的疗效，特别是对于已经需要透析支持者。有肺出血的危险者，血浆置换可能有帮助。

（2）糖皮质激素：无论是哪一型的急进性肾炎，都需用糖皮质激素的治疗，而且需要大剂量冲击治疗。一般采用甲泼尼龙 7.0mg/（kg·d）（大约 0.5g/d），静脉滴注，每天 1 次，连续 3d，然后给予泼尼松龙 1.0mg/（kg·d）口服，8 周后逐渐减量，每周减 5mg 至逐渐停用，总疗程大约半年。免疫复合物型急进性肾炎对强化免疫抑制治疗的反应不如抗 GBM 肾炎或非免疫复合物型急进性肾炎有效，故糖皮质激素的用量可能需要较大，如甲泼尼龙 1.0g 静脉滴注，连续 3d。如病情需要，3 周后可重复一个疗程的冲击治疗。本型糖皮质激素的疗程也可能需要较长，如 1～1.5 年。抗 GBM 肾炎经治疗后抗 GBM 抗体较快转阴，而且很少复发，故一般免疫抑制剂治疗无须太长（半年以内），也无须维持治疗。而免疫复合物型急进性肾炎多继发于其他免疫复合物肾炎，故疗程取决于基础疾病，如系统性红斑狼疮则可能须终身免疫抑制剂维持治疗。非免疫复合物型急进性肾炎的治疗基本上同 ANCA 相关血管炎，具体疗程需根据血管炎控制情况而定，检测 ANCA 抗体的滴度有助于决定治疗方案。由于血管炎不同于抗 GBM 病，前者容易复发，故通常免疫抑制剂的疗程需要较长。由于糖皮质激素使用的剂量较大，患者病情较重（如肾衰竭），故容易出现感染、高血压和高血糖等不良反应，应注意及时发现和防治。

（3）细胞毒药物：无论是哪一型的急进性肾炎一般都需要合用细胞毒药物。常用环磷酰胺，可以口服或静脉注射，口服剂量 1.5~2.0mg/（kg·d）。静脉注射有多种方法，例如可采用 $0.5g/m^2$ 的剂量，加入 100mL 生理盐水静脉注射，每月 1 次，根据病情可将剂量增加至 $1.0g/m^2$；也可以采用 15mg/kg 的剂量，加入 100mL 生理盐水静脉注射，每 2 周 1 次；还可以用 0.2g，加入 40mL 生理盐水静脉注射，隔日 1 次。采用隔日口服或静脉注射的方式，环磷酰胺的累计剂量增加较快，不良反应也可能比较大。应每 2 周检查 1 次血常规，如血白细胞计数 $<3.0×10^9/L$ 或中性粒细胞绝对计数 $<1.5×10^9/L$，则应暂时停药观察。有时使用每月 1 次的治疗方案不容易控制疾病的活动，则可改用每 2 周 1 次或隔日 1 次的方法。环磷酰胺的总疗程一般需 3~6 个月，需根据病情如 ANCA 的滴度来决定疗程长短。一般认为 1 年内环磷酰胺治疗总量以控制在 150mg/kg 为宜。如环磷酰胺已经用足量而病情尚未完全控制，可考虑用硫唑嘌呤口服维持，剂量为每天 2.0mg/kg。硫唑嘌呤用于诱导 ANCA 相关血管炎缓解疗效不如环磷酰胺，但用于维持治疗疗效与环磷酰胺相似，而不良反应可能比环磷酰胺轻，适合用于维持治疗。如白细胞计数偏低不能使用环磷酰胺或硫唑嘌呤，可采用霉酚酸酯（mycophenolate mofetil，MMF），剂量为 0.25~0.75g，每日 2 次。MMF 起效较慢，用于诱导缓解的疗效一般认为不如环磷酰胺快，故多用于维持治疗。MMF 的优点是骨髓抑制和性腺抑制的不良反应较小，缺点是价格昂贵。近年来，有学者发现 MMF 有时也可出现严重的粒细胞减少，其机制不明。MMF 在肾功能不全患者的毒性较大，主要为贫血和白细胞减少，这时需要减少剂量甚至停用。有学者注意到，先前使用了有骨髓抑制不良反应的药物又使用 MMF，可能易出现白细胞减少，故应注意监测血常规。环磷酰胺除有骨髓抑制和性腺抑制的不良反应外，还可见脱发、出血性膀胱炎、肝损害和感染等，还可能有致畸和致肿瘤作用。抗基底膜病一旦经过治疗，复发罕见，故细胞毒药物疗程一般无须太长，而且也无须维持性治疗。而免疫复合物型急进性肾炎的治疗则取决于基础疾病。对于原发性免疫复合物型急进性肾炎，细胞毒药物剂量常需偏大，而且疗效不如抗基底膜病或 ANCA 相关性血管炎；对于非免疫复合物型急进性肾炎，细胞毒药物的剂量取决于血管炎控制的效果，可以借助 ANCA 等指标来指导用药。血肌酐的高低不是决定是否使用免疫抑制剂治疗的唯一因素，肾脏病理改变具有重要参考价值。如果血肌酐高而肾脏病理改变主要为活动性病变（毛细血管袢坏死、细胞性新月体、肾小管炎和肾小血管），则免疫抑制剂仍可能逆转肾功能；如果血肌酐升高而肾脏病理改变以慢性病变（肾小球硬化、纤维性新月体、肾小管萎缩和肾间质纤维化）为主，免疫抑制剂可能弊大于利。如果 B 超检查双肾不是增大而是缩小，则已进入终末期肾衰竭，过度治疗已无意义。ANCA 阳性的抗基底膜肾炎对免疫抑制剂反应可能优于 ANCA 阴性者，即使血肌酐已经明显升高，使用环磷酰胺等免疫抑制剂可能仍有效。

4. 支持治疗　对于已有肾衰竭的患者应及时给予透析支持。急性肾衰竭达到透析指征者应尽早透析治疗，经血浆置换和/或免疫抑制剂治疗后患者可能脱离透析。慢性肾衰竭患者只能维持性透析治疗。经过治疗缓解或好转的患者，常遗留有不同程度的肾损害或肾功能不全。这时应注意保护残存的肾功能，如使用 ACEI 或 ARB，防止肾小球过度滤过和减少尿蛋白，保护肾功能；同时应注意控制血压和避免使用肾毒性的药物。终末期肾衰竭者可考虑肾移植，但移植一般应在病情控制半年到 1 年左右后进行。抗 GBM 肾炎需在抗 GBM 抗体阴转后方能移植，否则非常容易复发。如果在抗 GBM 抗体阴转后移植一般罕见复发。非免疫复合物型急进性肾炎肾移植后较容易复发。继发于全身性血管炎的新月体肾炎肾移植后复发率约为 20%，而局限于肾脏的原发性非免疫复合物型新月体肾炎复发率稍低一些。与抗 GBM 病不同，肾移植时血清 ANCA 阳性似乎不增加复发危险，但一般肾移植仍需在发病或最近一次复发 6 个月后才进行，而且在疾病的缓解期进行。免疫复合物型新月体肾炎肾移植后复发的情况取决于基础疾病，原发性免疫复合物型肾炎肾移植复发率的资料不详。

5. 维持治疗、防止复发　如下所述。

（1）药物治疗

1）硫唑嘌呤：1.0~1.5mg/（kg·d）口服，合用小剂量糖皮质激素（泼尼松：7.5~10mg/d）。

2）吗替麦考酚酯（MMF）：1.0~2.0g/d，分两次服用作为维持治疗，并合用小剂量糖皮质激素

（泼尼松：7.5～10mg/d）。

（2）监测随访

1）每月查血常规和肝功能一次，如血白细胞计数 $<3.0 \times 10^9/L$，中性粒细胞绝对计数 $<1.5 \times 10^9/L$ 或出现肝损害时需停药观察并给予对症处理。

2）停用免疫抑制剂后需定期随访（每3～6个月1次），检测抗 GBM 抗体或 ANCA 并结合其他临床或病理指标判断是否有复发，并及时防止复发。

6. 防治并发症　如下所述。

（1）肺部感染：由于急进性肾小球肾炎病情进展迅速，常需使用大剂量免疫抑制剂冲击治疗，患者常因免疫力低下发生肺部感染，加速病情进展。一旦发现，应积极治疗。主要为细菌感染，但也可表现为肺念珠菌病，包括念珠菌支气管肺炎和念珠菌肺炎。此外，还需要注意肺部病毒感染，最为严重者是巨细胞病毒（cytomegalovirus，CMV）肺炎，肺部症状多与其他非细菌性肺炎相似，但呼吸困难可能较明显，有发绀及三凹征等。听诊多无异常，与肺部 X 线改变不相平行。X 线胸片可见广泛的条索状纹理增粗和小叶性炎症浸润灶，呈网点状阴影。本病缺乏独特的临床表现，从临床标本中分离出 CMV 病毒或其特异性抗体（呈 4 倍以上增加或持续抗体滴度升高）有助于确诊。出现 CMV 感染，会对患者的生命造成严重威胁。因此，应积极预防 CMV 肺炎，避免过度使用免疫抑制剂。

（2）肺出血－肾炎综合征和继发于全身血管炎的患者可有肺出血的表现。肺出血可比较轻微，但多数病情严重，甚至是致命的，是决定患者生存的重要指标。临床上要予以足够的重视。对于老年人和有吸烟、吸入碳氢化合物史及有血管炎病史的急进性肾小球肾炎的患者若出现咳嗽、咯血丝痰应首先考虑是否并发有肺出血。此时应立即行胸部 X 线摄片，卧床患者行床边 X 线摄片。出现肺出血者 X 线片可表现为大片的肺实质阴影。肺出血早期，X 线片可以没有明显变化，肺出血者病情进展极为迅速，往往等 X 线片出现明显改变时，病情已不易控制。因此，本病强调早期发现，并积极给予强有力的治疗。一旦急进性肾小球肾炎患者出现肺出血表现，应立即给予血浆置换，并采用甲泼尼龙（MP）0.5～1.0g/d，静脉滴注，每天 1 次，连续 3 天进行冲击治疗。血浆置换通常每日或隔日 1 次，每次置换血浆 2～4L，一般需置换 10～14 次。如有可能，尽量用新鲜冰冻血浆进行置换。如果用 5% 人血清白蛋白作为置换液，则置换后补充新鲜冰冻血浆，以补充凝血因子，防止出血加重。因患者同时使用较强的免疫抑制剂，必要时可适当补充丙种球蛋白预防感染。肺出血者常因肺毛细血管受损，通透性增加伴渗出，导致肺泡弥散功能障碍，常发生急性呼吸窘迫综合征（ARDS）。临床表现除急进性肾炎和肺出血表现，还出现突发性进行性呼吸窘迫、气促、发绀、常伴有烦躁、焦虑、出汗等。早期体征可无异常，或仅闻少量湿啰音；后期多可闻及水泡音，可有管状呼吸音。动脉血气分析（ABG）显示 PaO_2 降低，$PaCO_2$ 降低。应立即给予氧疗，一般需用高浓度给氧，才能使 $PaO_2 > 60mmHg$ 或 $SaO_2 > 90\%$。轻症者可用面罩给氧，但多数患者需用机械通气支持。

（3）肝损害：细胞毒药物易导致肝损害，常发生在用药后的 1～4 周，临床表现和其他肝炎大致相同，轻者仅转氨酶轻度升高，严重者可有疲乏、食欲不振、恶心、呕吐、尿黄、肝区不适等表现。住院期间每 2 周查肝功能一次，注意其转氨酶和胆红素情况。一旦发现肝损害，应立即停用细胞毒药物，给予保肝解毒药物治疗，如还原谷胱甘肽等。对于有肝功能不全病史的患者，应尽量选用同类药物中肝毒性较小的免疫抑制剂。泼尼松需经肝脏转化为泼尼松龙才能发挥作用，在肝功能不全时，宜直接使用甲泼尼龙或泼尼松龙，后两者无需经肝脏转化可以直接发挥作用。

（三）治疗方案的选择

1. Ⅰ型抗肾小球基底膜型肾小球肾炎　首选血浆置换。通常每日或隔日 1 次，每次置换血浆 2～4L，直至血清抗 GBM 抗体转阴、病情好转。如无抗 GBM 抗体检测，一般需置换 14d。该疗法需配合糖皮质激素及细胞毒药物，以防止反跳，可采用甲泼尼龙加环磷酰胺冲击治疗。在决定细胞毒药物剂量时需结合患者病情、年龄和肾功能综合考虑，年龄 60 岁以上或肾脏慢性病变显著者，环磷酰胺考虑减少剂量 20%。

2. Ⅱ型免疫复合物型急进性肾炎　对于免疫复合物型急进性肾炎一般不用血浆置换，但对于继发于系统性红斑狼疮或冷球蛋白血症的新月体肾炎，血浆置换可以去除血中的自身抗体或冷球蛋白。一般多采用糖皮质激素联合细胞毒药物治疗。但免疫复合物型急进性肾炎多继发于其他免疫复合物肾炎，故糖皮质激素联合细胞毒药物治疗的疗程取决于基础疾病，如系统性红斑狼疮则可能需要终身免疫抑制剂维持治疗。

3. Ⅲ型非免疫复合物型急进性肾炎　对于非免疫复合物型急进性肾炎，无论是局限于肾脏还是继发于全身性血管炎的新月体肾炎，血浆置换主要用于需要透析支持者或有肺出血者。非免疫复合物型急进性肾炎的免疫抑制剂的治疗基本上同 ANCA 相关血管炎：糖皮质激素 1.0mg/（kg·d）口服，使用 8 周后每周减量 5mg 至维持剂量 [0.25mg/（kg·d）]；对于肾脏有显著活动病变（毛细血管袢坏死、新月体形成和大量炎症细胞浸润）并伴有短期肾功能恶化者，给予甲泼尼龙（MP）0.5 ~ 1.0g，静脉滴注，每天一次，连续 3d；环磷酰胺 0.5 ~ 1.0g/m²，静脉注射，每月注射一次至基本缓解（一般 3 ~ 6 个月）或环磷酰胺 1.5 ~ 2.0mg/（kg·d），口服至基本缓解（一般 3 个月）。需要指出，单用糖皮质激素并不能有效预防血管炎复发，通常需要加用细胞毒药物。

4. Ⅳ型即抗 GBM 肾炎中 ANCA 阳性　治疗方案同Ⅰ型抗肾小球基底膜型肾小球肾炎，但因此型可能较Ⅰ型容易复发，因而免疫抑制剂的疗程可能需要较长。

5. Ⅴ型即非免疫复合物型急进性肾炎中 ANCA 阴性　治疗方案同Ⅲ型非免疫复合物型急进性肾炎，但因 ANCA 阴性，在后期随访过程中病情的判断有一定影响，需根据临床指标及相关检查综合判断疗效。

四、病程观察及处理

（一）病情观察要点

（1）患者病情比较严重，查房时需注意有无心率过慢（高钾血症）、心率过快（血容量过多或心功能不全）、呕吐（肾衰竭）、抽搐（低钙血症）、双肺啰音增多和颈静脉怒张（血容量过多或心力衰竭）、呼吸深长（酸中毒）、水肿（水过多）等情况。

（2）每周检测尿常规和血生化等，以了解肾脏病变及血生化的变化，特别注意是否有高钾血症、酸中毒、低钙血症和高磷血症等电解质紊乱并给予相应处理。低钠血症常提示患者体内水过多，需行利尿或透析超滤脱水（需排除缺钠所致，前者常有血压升高、水肿等表现）。注意肝酶变化，有肝酶升高者可能需暂停环磷酰胺。

（3）定期检测血清抗体，如抗肾小球基底膜抗体（抗 GBM 抗体）、抗中性粒细胞胞浆抗体（ANCA）、抗核抗体（ANA）和抗双链 DNA（dsDNA）的滴度是否阴转或降低。

（4）注意监测血常规：住院期间每 2 周查血常规一次，如血白细胞计数 < 3.0×10⁹/L 或中性粒细胞绝对计数 < 1.5×10⁹/L 需停药观察并给予对症处理；了解患者是否有贫血并给予相应处理。贫血可能是血管炎本身和肾衰竭的表现，但突然的血红蛋白下降应注意有无肺出血。

（5）注意药物不良反应

1）糖皮质激素：由于糖皮质激素使用的剂量较大，而患者病情较重（如肾衰竭），容易出现感染、高血压和高血糖等不良反应，注意及时防治。

2）环磷酰胺：有骨髓抑制和肝损害的不良反应，故要定期监测血常规，还需留意有无脱发、出血性膀胱炎、性腺抑制和感染等不良反应。

3）MMF：骨髓抑制的不良反应较小，但有时也可出现严重的粒细胞减少。MMF 在肾功能不全患者的毒性增大，主要为贫血和白细胞减少，部分患者可有消化道症状，如腹痛、腹泻、腹胀等。

（二）疗效判断与处理

1. 疗效判断　如下所述。

（1）基本治愈：血尿、蛋白尿基本阴转，肾功能基本正常。实验室检查显示血清抗体（如抗 GBM 抗体、ANCA 等）转阴或滴度明显降低。

（2）缓解：血尿、蛋白尿减轻，肾功能好转。实验室检查显示血清抗体（如抗 GBM 抗体、ANCA 等）滴度降低。

（3）无效：经充分治疗后症状、血尿、蛋白尿、肾功能均无改善。实验室检查显示血清抗体滴度无降低。

2. 处理　如下所述。

（1）有效或缓解者：可以将免疫抑制剂剂量逐渐减少至维持剂量，维持的时间取决于缓解的指标及基础疾病。

（2）无变化：经积极治疗 2 周以上未见疗效者，需重新评估诊断是否正确，治疗方案是否合理及时。

（3）病情恶化：常提示免疫抑制剂治疗强度不足，或病情已进入终末期，也可能是合并了其他并发症如感染，需重新全面评估患者目前的情况并调整治疗方案。

五、随访

1. 定期随访　每月监测血、尿常规、肝肾功能及其他免疫学指标（如 ANCA 或抗 GBM 抗体）。

2. 保护肾功能　避免加重肾脏损害的因素，如感染、劳累及使用肾毒性药物（如氨基糖苷类抗生素等）。

六、预后

患者若能及时诊断和早期强化治疗，预后可得到显著改善。早期强化治疗可使部分患者得到缓解，避免或脱离透析，甚至少数患者肾功能得以恢复。若诊断或治疗不及时，多数患者于数周至半年内进展至不可逆肾衰竭。影响预后的主要因素有：①免疫病理类型：Ⅲ型较好，Ⅰ型最差，Ⅱ型居中；②强化治疗是否及时：临床无少尿、血肌酐 $<530\mu mol/L$ 或肌酐清除率 $>15mL/min$、病理尚未显示广泛不可逆病变（纤维性新月体、肾小球硬化或间质纤维化）时即开始治疗者预后较好，否则预后差，血肌酐升高的程度是决定肾存活率的主要指标，早期治疗预后较好。需要透析支持的患者经治疗也有脱离透析的可能；③老年患者预后相对较差；④血清抗 GBM 抗体的滴度和疾病严重程度成正比。如果抗 GBM 抗体仍然阳性时进行肾移植，将不可避免地出现抗 GBM 病复发。如果能在疾病早期及时给予血浆置换、细胞毒药物和糖皮质激素治疗，患者预后尚可；晚期治疗则疗效很差。

本病缓解后的长期转归，常逐渐转为慢性病变，发展为慢性肾衰竭，故应特别注意采取措施保护残存肾功能，延缓疾病进展和慢性肾衰竭的发生。部分患者可获得长期维持缓解。少数患者可复发，必要时可重复肾活检。复发时部分患者强化治疗仍可有效。

（刘继红）

第三节　慢性肾小球肾炎

一、概述

慢性肾小球肾炎简称慢性肾炎，是指由不同病因、不同病理所构成的一组原发性肾小球疾病。临床上以缓慢进展的肾炎综合征为特点。其基本表现是水肿、高血压、蛋白尿、血尿及不同程度的肾功能损害。病理上双侧肾小球呈弥漫性或局灶性改变，病理改变多样，可表现为系膜增生性肾炎、膜性肾病、系膜毛细血管性肾炎及 IgA 肾病等，所以严格来说慢性肾炎是一组原发性肾小球疾病的总称，而不是一个独立性的疾病，由于临床上未能广泛开展肾组织活检病理检查，临床工作中仍保留慢性肾炎的诊断，并对其进行临床分型以帮助制定治疗方案与预防病情进展和肾功能恶化。临床上部分患者在肾脏慢性损害的过程中病变急性加重和进展，治疗比较困难，并最终出现肾衰竭，预后相对较差。

二、诊断

（一）病史采集要点

1. 起病情况　患者一般无前驱症状，无急性肾炎或链球菌感染病史，难于确定病因。起病方式不一，部分患者起病无明显临床症状，仅于体格检查时发现血压高或血尿、蛋白尿。多数患者有乏力、头痛、水肿、贫血等临床表现；少数患者起病急、水肿明显，尿中出现大量蛋白；也有部分患者始终无症状直至出现尿毒症表现方就诊。因此需耐心分析，以便了解病情和疾病进展情况。

2. 主要临床表现　部分患者无明显临床症状。早期可有乏力、疲倦、腰部酸痛、食欲缺乏等一般表现；水肿可有可无，一般不严重；部分患者可有头痛、头晕、失眠等，与高血压、贫血、某些代谢及内分泌功能紊乱等有关；少数患者可出现少尿，肾小管功能损害较明显可出现尿量增多、夜尿频繁，此类患者水肿不明显甚至可出现脱水表现。此外，部分患者病情常因感染、劳累、使用肾毒性药物等因素呈急性发作或急骤恶化，经及时去除诱因和恰当治疗后病情可有一定程度缓解，但也可能由此而进入不可逆的肾功能衰竭进程。肾功能严重恶化者可出现各器官系统受累相应的临床表现如贫血、血压增高及消化道症状等。

3. 既往病史　对疾病的诊断和鉴别诊断具有重要意义，特别注意感染史、特殊用药及吸毒史，有无高血压、糖尿病及痛风病史，有无肝炎、寄生虫等传染病史，各种手术史、射线及化学物质及重金属接触史。

（二）体格检查要点

1. 一般情况　慢性病表现。可有精神萎靡，乏力；部分患者如存在感染等诱因可有发热；血压可升高，多为持续中等度的血压升高，尤其以舒张压升高为明显。

2. 皮肤黏膜　皮肤黏膜苍白提示存在贫血。水肿常较轻，眼睑及颜面水肿为主，晨起症状较明显；肢体水肿呈凹陷性。注意皮疹、黏膜溃疡及毛发改变。

3. 浅表淋巴结　如有上呼吸道急性或慢性感染诱因，部分患者可有头颈部浅表淋巴结肿大。部分自身免疫性疾病患者也可出现全身浅表淋巴结肿大。

4. 头颈部　如存在上呼吸道急性或慢性感染，咽部及扁桃体可有相应感染表现，如滤泡增生、黏膜充血、扁桃体肿大及分泌物附着等。注意眼部病变、听力改变、颅内高压及脑水肿眼底改变；高血压常伴有眼底视网膜动脉变细、迂曲和动、静脉交叉压迫现象，少数可见视盘水肿、眼底絮状渗出物和/或出血。

5. 胸腔、心脏及肺部　少数严重病例可有胸腔积液。如存在肺部感染诱因可出现相应肺部体征。长期严重高血压者可出现相应心脏表现。

6. 腹部　少数严重病例可有腹腔积液，若并发全心衰竭者可有肝、脾肿大。

7. 四肢及关节　注意关节有否红、肿、痛、畸形及活动受限等改变。

（三）门诊资料分析

1. 尿液检查　尿常规检查提示尿比重偏低，多在 1.020 以下，疾病晚期常固定低比重尿。部分患者肾小管间质损伤严重可出现糖尿、氨基酸尿及尿液酸化功能障碍。尿沉渣中常有红细胞及管型（颗粒管型、透明管型）。尿蛋白定性由微量至大量不等。急性发作期有明显血尿或肉眼血尿，蛋白尿也可明显加重。

2. 血常规　常有轻、中度正色素性贫血，红细胞及血红蛋白成比例下降。白细胞计数多正常。

3. 血液生化及肾功能检查　可有低蛋白血症，一般血清电解质及酸碱平衡无明显异常。早期血清尿素氮及肌酐可在正常范围，随着病情发展，肾功能下降者血尿素氮及肌酐可有不同程度的增高。

（四）继续检查项目

1. 尿蛋白定量　尿蛋白定量常在 1 ~ 3g/24h，部分患者尿蛋白定量可达到肾病综合征水平。

2. 其他血液学检查　患者血沉常增快。部分大量蛋白尿患者可有低清蛋白血症及高脂血症，部分患者可有免疫球蛋白水平异常，如为系膜毛细血管性肾炎可有补体水平降低。血清蛋白电泳或免疫固定电泳、肿瘤标志物血清学检查、风湿性或自身免疫性疾病血清免疫学检查有助于排除继发于全身性疾病及肿瘤的肾小球肾炎，如狼疮性肾炎、血管炎肾损害、多发性骨髓瘤肾损害等。

3. 肾功能检查　包括肾小球滤过功能和肾小管功能评估。部分患者可有肾小球滤过率、内生肌酐清除率降低，酚红排泄试验、尿浓缩稀释功能及酸化功能均减退。肾功能分期多属代偿期或失代偿期。

4. 影像学检查　超声影像学检查早期可见双肾正常或缩小，肾皮质变薄或肾内结构紊乱。

5. 肾活检病理　对于慢性肾炎患者应强调肾活检以进一步明确诊断，如无肾穿刺活检禁忌证，应对所有慢性肾炎患者行肾活检病理检查。一方面有助于与继发性肾小球肾炎相鉴别；另一方面可以明确肾小球病变的组织学类型，作出正确的临床病理诊断；此外，肾活检尚可明确病理损害的程度及病变活动性，从而指导临床采取正确积极的治疗措施，延缓慢性肾脏病的进展。慢性肾小球肾炎病理改变与病因、病程和类型有关，可表现为弥漫性或局灶节段性系膜增殖、膜增殖、膜性、轻微病变、局灶硬化或晚期肾小球纤维化等。除肾小球病变外，尚可伴有不同程度肾小管间质炎症及纤维化。晚期肾小球硬化及毛细血管袢萎缩，肾小球呈玻璃样变或纤维化，残存肾小球可代偿性增大，肾小管萎缩等。

（五）诊断要点

根据临床表现，尿检查异常，不同程度水肿，高血压及肾功能异常，病程持续达 1 年以上并除外继发性和遗传性肾炎，临床上可诊断慢性肾炎。肾穿刺活检组织病理检查可以确定肾小球疾病性质及病理类型。

（六）鉴别诊断要点

1. 继发于全身疾病的肾小球疾病　不少全身性疾病可引起继发性肾损害，其表现与慢性肾炎相似，如狼疮性肾炎、过敏性紫癜性肾炎、糖尿病肾病、痛风性肾病、多发性骨髓瘤肾损害、肾淀粉样变、感染性心内膜炎、乙型肝炎病毒相关性肾炎等。根据相应的临床表现及实验室检查，一般不难鉴别。肾活检病理检查更有助于进一步的鉴别诊断和确诊。

2. 原发性高血压肾损害　高血压亦可引起肾脏损害，出现尿异常改变和肾功能改变。鉴别原发性高血压肾损害（即良性肾小动脉性肾硬化症）与慢性肾炎所致高血压，病史很重要，前者高血压病史在先，而后者则先有尿液检查异常。高血压肾损害先有较长期高血压，其后再出现肾损害；临床上远端肾小管功能损伤（如浓缩功能减退、夜尿增多）较肾小球功能损伤早；尿沉渣改变轻微，尿蛋白定量较少，仅微量至轻度蛋白尿，可有镜下血尿及管型，罕有持续性血尿及红细胞管型；一般无贫血及低蛋白血症；常伴有高血压其他靶器官（如心、脑等）损伤的临床表现。肾穿刺活检病理检查常有助于进行鉴别诊断。

3. 遗传性肾小球疾病　Alport 综合征为性连锁显性遗传性疾病。临床表现与慢性肾炎相似，但常起病于青少年（多在 10 岁之前），患者有眼（球形晶状体）、耳（神经性耳聋）、肾（血尿、蛋白尿及进行性肾功能损害）异常，并多有阳性家族史。

4. 其他原发性肾小球病　症状轻微的慢性肾炎应与隐匿型肾炎相鉴别，后者主要表现为无症状性血尿和（或）蛋白尿，无水肿、高血压和肾功能减退的临床表现。有前驱感染并以急性发作起病的慢性肾炎需与感染后急性肾炎相鉴别，慢性肾炎急性发作多在短期内（数日）病情急剧恶化，血清补体水平无动态变化有助于与感染后急性肾炎相鉴别；此外，慢性肾炎病程迁延，无自愈倾向，呈慢性进展性，也可与感染后急性肾炎相鉴别。

三、治疗

（一）治疗原则

慢性肾炎的治疗应以防止或延缓肾功能进行性恶化、改善或缓解临床症状及防治严重并发症为主要目标，而不以消除尿中蛋白、红细胞为主要目标，因此临床上着重强调综合性防治措施。

（二）治疗计划

1. 一般治疗　如下所述。

（1）休息：慢性肾炎患者应注意休息，避免过度劳累而加重病情。如患者无明显水肿、高血压，血尿和蛋白尿不严重，无肾功能不全表现，可以从事一般日常生活、工作和劳动。如有明显高血压、水肿或短期内肾功能明显减退，则应卧床休息。

（2）饮食：肾功能不全患者应根据肾功能减退程度控制蛋白质及磷的摄入量，低蛋白饮食已成为非透析疗法的重要组成部分，其疗效已为大量的动物实验和临床研究所证实。对轻度肾功能减退者，蛋白摄入量一般限制在 0.6g/（kg·d）；如患者肾功能减退而又并发大量蛋白尿，则可适当放宽蛋白摄入量，但不宜超过 1.0g/（kg·d），以免加重肾小球高滤过及肾小球硬化；摄入蛋白质以优质蛋白为主（牛奶、蛋、瘦肉等）。对于慢性肾炎、肾功能损害的患者长期限制蛋白质摄入可能导致机体负氮平衡、必需氨基酸缺乏乃至蛋白质营养不良，因此应辅以α–酮酸（异亮氨酸、亮氨酸、苯丙氨酸、结氨酸及甲硫氨酸的酮酸）和必需氨基酸（赖氨酸、苏氨酸、色氨酸）口服治疗，以补充体内必需氨基酸的不足。在低蛋白饮食时，应适当增加糖类摄入量，以保证机体基本能量需要，防止负氮平衡。有高血压和水肿的慢性肾炎患者应适当限制食盐的摄入，建议 <3.0g/d，特别应注意食物中含盐的调味品，少食盐腌食品及各类咸菜。对并发高脂血症患者应适当限制脂肪摄入，尤其应限制含有大量饱和脂肪酸的肉类的摄入。

2. 药物治疗　如下所述。

（1）控制高血压：氮质血症和高血压常提示慢性肾炎患者预后不良。持续高血压是加速肾小球硬化、促进肾功能恶化的重要危险因素，因此积极控制高血压十分重要。治疗过程中应力争把血压控制在理想水平：蛋白尿≥1g/d 者，血压应控制在 125/75mmHg 以下；尿蛋白 <1g/d 者，血压控制在 130/80mmHg 以下。应选择能延缓肾功能恶化、具有肾脏保护作用的降压药，如血管紧张素转换酶抑制剂（ACEI）、血管紧张素Ⅱ受体拮抗剂（ARB）等。治疗过程应使血压平稳下降，避免血压的大幅度波动。

现已公认血管紧张素转换酶抑制剂（ACEI）和血管紧张素Ⅱ受体拮抗剂（ARB）具有降低血压、减少尿蛋白和延缓肾功能恶化的肾脏保护作用。其肾脏保护作用主要通过对肾小球血流动力学的特殊调节起作用，一方面，此类药物扩张入球小动脉和出球小动脉，但对出球小动脉扩张作用强于入球小动脉，从而降低肾小球内高压力、高灌注和高滤过；另一方面，药物通过其非血流动力学作用，如抑制细胞因子、减少尿蛋白和细胞外基质的蓄积等达到减缓肾小球硬化的发展和肾脏保护作用。常用的 ACEI 的口服制剂有：卡托普利 12.5~25mg，每日 2~3 次；依那普利 10mg，每日 1~2 次；贝那普利 10mg，每日 1~2 次；培朵普利 4mg，每日 1~2 次；西拉普利 2.5mg，每日 1~2 次等。应用该类药物应注意防止高钾血症。肾功能不全患者应用该类药物时应严密监测血清肌酐和尿素氮水平；少数患者服药后有持续性干咳的不良反应。

存在水钠潴留的高血压患者可联合应用利尿剂，肾功能正常者可选用噻嗪类如氢氯噻嗪 12.5~50mg/d，单次或分次口服；肾功能较差者应选用袢利尿剂如呋塞米 20mg，每日 2~3 次；利尿药物与 ACEI 及 ARB 具有协同效应，但长期应用可导致血液电解质紊乱、高凝状态和加重高脂血症。

此外，也可选用钙通道阻滞剂控制血压，有报道认为部分长效二氢吡啶类钙通道阻滞剂和非二氢吡啶类钙通道阻滞剂具有一定的肾脏保护作用，可延缓肾功能的恶化。钙通道阻滞剂能减少氧消耗，抗血小板聚集，通过细胞膜效应减少钙离子在间质沉积和细胞膜过度氧化，以达到减轻肾脏损伤及稳定肾功能的作用。常用的口服制剂有：氨氯地平 5~10mg，每日 1~2 次；硝苯地平控释片 30~60mg，每日 1~2 次；贝尼地平 4~8mg，每日 1 次；非洛地平 5~10mg，每日 1~2 次。

其他可选用的降压药物包括β受体阻滞剂，如阿替洛尔 12.5~25mg，每日 2 次；美托洛尔 25~50mg，每日 2 次；比索洛尔 2.5mg，每日 1~2 次，但应注意部分β受体阻滞剂如阿替洛尔脂溶性低，经肾脏排泄，在肾功能不全时应调整剂量和延长用药时间。也可选用α受体阻滞剂，如特拉唑嗪 2~4mg，每日 2~3 次，该类药物对小动脉和小静脉均有扩张作用，主要药物不良反应为直立性低血压，故应小剂量开始逐步增至治疗剂量。高血压控制不理想患者可选用不同类型降压药物的联合应用。

（2）减少尿蛋白：大量研究表明，蛋白尿是慢性肾损害进程中至关重要的独立危险因素，大量尿蛋白可导致肾小管阻塞、肾组织损伤及纤维化，控制蛋白尿可以延缓肾脏疾病的进展。目前研究证实ACEI和ARB的应用可减少尿蛋白且治疗作用并不单纯依赖于降压作用，因此，有蛋白尿的慢性肾炎患者可使用ACEI和/或ARB治疗以减少蛋白尿，但应注意这类药物治疗蛋白尿和保护肾脏作用在一定范围内与药物剂量相关，往往需要较大剂量才会有较好的降低蛋白尿和肾脏保护作用。

（3）抗凝和抗血小板药物：对某些类型的肾炎（如IgA肾病），抗凝药和抗血小板药有一定的稳定肾功能和减轻肾脏病理损伤的作用，但目前尚无对这类药物使用的统一方案。对有明确高凝状态和容易发生高凝状态的病理类型，如膜性肾病、系膜毛细血管性肾小球肾炎，或肾活检显示为局灶、节段性肾小球硬化而糖皮质激素治疗效果不佳患者可较长时间应用。

常用的抗凝药有口服的华法林，应用时注意个体化并应定期检测凝血功能以防止出血，使用剂量1~10mg/d，根据凝血功能调整药物剂量。此外，也可使用低分子量肝素皮下注射进行抗凝治疗，临床应用时出血不良反应较少，常用制剂有达肝素5 000U/d皮下注射；依诺肝素4 000U/d皮下注射。常用的抗血小板药物包括：双嘧达莫200~300mg/d，分3~4次口服；肠溶阿司匹林50~100mg/d；氯吡格雷75mg/d或盐酸噻氯匹定250~500mg/d，以上药物除具有血小板解聚作用外，部分还有扩张血管及抗凝作用，有出血倾向者慎用或禁用。

（4）降血脂：脂质代谢障碍引起的肾损害机制还不完全清楚，而氧化脂蛋白和氧化低密度脂蛋白可以导致组织损伤。他汀类调脂药物不仅可以降血脂，更重要的是可以抑制与肾脏纤维化有关的分子活性，减轻肾组织的损伤和纤维化。因此，并发高脂血症的患者应积极控制血脂，如选用普伐他汀10~20mg/d，辛伐他丁5~10mg/d等。调脂药物使用过程中，应注意横纹肌溶解及肝功能损害等不良反应。

（5）糖皮质激素和细胞毒药物的应用：对慢性肾炎患者使用糖皮质激素和（或）细胞毒药物，目前尚无一致的看法。慢性肾炎为一临床综合征，其临床表现、病理类型有所不同，因此应进行综合分析考虑。肾活检病理检查对于诊断和治疗具有重要意义，若无肾穿刺活检禁忌证，应尽可能行活检术以明确病理类型，为糖皮质激素和细胞毒药物的应用提供依据。根据肾穿刺活检病理结果，若为活动性病变为主且伴大量蛋白尿者则应积极治疗，如无用药禁忌证，可选择糖皮质激素如泼尼松1mg/（kg·d）和/或细胞毒药物如环磷酰胺2mg/（kg·d）治疗，并需密切观察临床疗效和肾功能情况，必要时可根据病理分型及临床情况选用其他类型免疫抑制剂如霉酚酸酯、他克莫司等；若肾穿刺病理结果已提示为慢性病变为主则不考虑使用糖皮质激素等免疫抑制剂治疗；若病理结果表现为活动性病变与慢性病变并存，而临床肾功能损害较轻但伴有大量蛋白尿，在密切监测肾功能改变基础上，也可考虑使用免疫抑制药物治疗。若患者由于各种原因未能行肾活检病理检查，应结合临床情况决定是否使用免疫抑制药物治疗，如患者临床有大量尿蛋白而肾功能正常或轻度损害者，可考虑给予用药，但治疗过程中需密切观察肾功能改变，如肾功损害加重应酌情减量或停药；若肾功能显著减退，则不宜使用免疫抑制药物治疗。

（6）致肾损害加重因素的防治：感染是慢性肾炎患者病情急性加重的最常见因素，应尽可能避免；对已有的感染则应积极治疗，治疗时应避免使用肾毒性药物及易于诱发肾功能损害的药物，如氨基糖苷类、磺胺类抗生素，非甾体类抗炎药等。慢性肾炎患者肾功能减退常伴有高尿酸血症，部分药物如利尿剂、β受体阻滞剂也可影响血尿酸水平，血尿酸升高可对肾脏造成进一步损害，因此应严格限制富含嘌呤类食物的摄入，必要时给予抑制尿酸合成的药物，如别嘌醇0.1~0.3g/d口服，在肾功能受损患者需调整给予药剂量；此外，注意在肾功能受损时应慎重使用促尿酸排泄药物控制高尿酸血症。

四、病程观察及处理

（一）病情观察要点

（1）临床症状的观察和记录需特别注意水肿、血压、尿量以及感染的变化。

（2）治疗期间特别注意尿液常规、尿蛋白定量及尿沉渣细胞学检查、血液电解质、酸碱平衡、肾功能变化以及血尿酸、血脂水平改变；肾功能不全患者采用饮食治疗应定期评估营养学指标如白蛋白、前白蛋白等，同时还应定期（4~8周）复查有关肾性贫血如红细胞计数、血红蛋白水平、铁蛋白及转铁蛋白水平和钙磷代谢指标如血清钙、磷及甲状旁腺激素水平等。

（3）注意药物剂量根据肾功能进行相应调整，同时注意药物的不良反应，如降压药物、抗生素等。

（二）疗效评定标准

1. 完全缓解　尿蛋白阴转，水肿消退，血压正常，肾功能正常。

2. 好转　尿蛋白减少50%或以上，水肿消退，血压正常，血清肌酐水平下降>50%或以上。

3. 无效　与入院比较临床表现和实验室指标无明显改变。

4. 未治　未经治疗，症状和/或实验室指标无明显改善。

五、预后

慢性肾炎病情迁延，病变均为缓慢进展，最终将发展至慢性肾衰竭。病变进展速度差异很大，肾脏病理改变是影响疾病进展的重要因素，但也与是否重视肾脏保护，以及并发症和病情加重因素是否得到及时恰当治疗有着密切关系。对短期内进行性加重的肾功能损害应仔细寻找病因并及时去除，在去除诱发因素后，不少病例在相当长时期内尚可保持良好的肾功能。若医疗及监护措施不恰当，慢性肾炎反复急性发作，病情发展将大大加速并迅速发展成终末期肾功能衰竭。

六、随访

1. 出院带药及医嘱　痊愈患者无须带药。未愈患者仍须间歇性口服利尿剂治疗和/或使用抗高血压药物治疗，此部分患者需要注意休息和避免剧烈运动，适当低盐饮食，并防止感染等各种加重病情的因素；肾功能未完全恢复患者应注意优质低蛋白饮食或联合α酮酸/必需氨基酸口服治疗。

2. 检查项目与周期　对于未痊愈患者，应定期每2~4周复查血压、水肿消退情况、尿量情况，根据实际每2~4周进行血液常规、尿液常规及细胞学、血液电解质、酸碱平衡及肝肾功能检查，必要时可复查营养学指标、24小时尿蛋白定量、肾性贫血及钙磷代谢紊乱相关指标。

（刘继红）

第四节　隐匿性肾小球肾炎

一、概述

隐匿性肾小球肾炎又称无症状性血尿和（或）蛋白尿，一般指在体检或偶然情况下尿常规检查发现异常，不伴水肿、高血压和肾功能损害的一组肾小球疾病。临床表现为无症状性血尿或无症状性蛋白尿，或二者均有，但以一种表现更为突出。它是一组病因、发病机制及病理类型不尽相同、临床表现类似、预后各异的原发性肾小球疾病。

二、诊断

（一）病史采集要点

1. 起病情况　本病多见于青少年，男女均较为常见。疾病起病隐匿，无明显起病前驱症状及表现，也无水肿及高血压等肾小球肾炎常见临床症状，多数患者仅从常规体格检查或偶然尿液常规检查中（如升学、婚检、入伍及招工体检）发现此病。

2. 主要临床表现　无明显临床表现。尿常规化验或存在轻度蛋白尿（尿蛋白定量<1.0g/d，以白蛋白为主），或见镜下血尿（肾小球源性血尿），或二者兼有。尿异常或持续或间断，在感冒、劳累后尿中红细胞常增多，甚至出现肉眼血尿。病情迁延，时轻时重，但大多数患者随访期间无明显临床症状和体征，无水肿、高血压及肾功能减退等表现。

3. 既往病史　对疾病的诊断和鉴别诊断具有重要意义，特别注意感染史、特殊用药及吸毒史、有无肝炎等传染病史、高血压、糖尿病及痛风病史、各种手术史、放射线和化学物质及重金属接触史。

（二）体格检查要点

1. 一般情况　一般状况良好。无疾病表现，无高血压。

2. 皮肤黏膜　无异常表现。应注意皮肤黏膜有无苍白、水肿。注意皮疹、结节、黏膜溃疡及毛发改变。

3. 浅表淋巴结　一般无明显异常。

4. 头颈部　一般无异常发现。应注意咽部及扁桃体有无慢性感染表现，如滤泡增生、黏膜充血、扁桃体肿大及分泌物附着等。注意眼部病变、听力改变、颅内高压及脑水肿眼底改变。注意有否甲状腺病变表现。

5. 胸腔、心脏及肺部　一般无异常发现。应注意心脏、胸腔及肺部病变表现。

6. 腹部　一般无异常发现。应注意有无肝、脾肿大及腹部包块。

7. 四肢及关节　注意关节有否红、肿、畸形及活动障碍等关节改变。

（三）门诊资料分析

1. 尿液检查　尿常规化验或存在轻度蛋白尿，或镜下血尿，或二者兼有。相差显微镜尿红细胞形态学检查及尿红细胞容积分布曲线检查提示为肾小球源性血尿。

2. 血常规　一般无异常发现。

3. 血液生物化学及肾功能检查　一般无异常发现。血清尿素氮、肌酐水平在正常范围。

（四）继续检查项目

1. 尿蛋白定量　无症状蛋白尿患者 24 小时尿蛋白定量一般 $< 1.0 g/24h$，部分患者可达 $1.0 \sim 2.0 g/24h$，以白蛋白为主。

2. 其他血液学检查　主要目的为进行鉴别诊断，特别是早期无明显临床表现疾病的鉴别诊断。患者血小板、出凝血功能正常，血沉、清蛋白、血脂、免疫球蛋白、补体水平正常。如为 IgA 肾病患者，部分患者血清 IgA 水平可增高，其他免疫球蛋白正常。血清蛋白电泳或免疫固定电泳、肿瘤标志物血清学检查、风湿性或自身免疫性疾病血清免疫学检查有助于排除继发于全身性疾病及肿瘤的肾小球肾炎，如狼疮性肾炎、血管炎肾损害、多发性骨髓瘤肾损害等。

3. 肾功能检查　包括肾小球滤过功能和肾小管功能评估在正常范围。肾小球滤过率、内生肌酐清除率正常，酚红排泄试验、尿浓缩稀释功能及酸化功能均在正常范围。

4. 影像学检查　超声影像学检查早期可见双肾正常，肾皮质或肾内结构正常。同位素显像、膀胱镜检查及静脉肾盂造影均可无异常发现。

5. 肾活检病理　对于隐匿性肾小球肾炎患者，肾活检可帮助进一步明确诊断。对于肾穿刺活检的指征，目前意见不一致。部分学者认为蛋白尿明显，特别是尿蛋白定量 $> 1.0 g/24h$ 应考虑进行肾穿刺活检，明确病理类型；随访过程中如发现尿蛋白增加，和（或）出现血尿、蛋白尿，和（或）出现水肿、高血压、肾功能损害等肾脏病表现，也应及时行肾活检以帮助明确病理类型及病变程度，并制定相应治疗措施。病理活检可呈多种病理类型表现，但病变程度多较轻，如肾小球轻微病变（肾小球节段性系膜细胞及基质增生）、轻度系膜增生性肾小球肾炎及局性节段性肾小球肾炎（病变肾小球节段性内皮细胞及系膜细胞增生）。根据免疫病理表现，又可将系膜增生性肾小球肾炎分为 IgA 肾病和非 IgA 系膜增性肾小球肾炎。

（五）诊断要点

本病诊断要点：患者呈轻度蛋白尿（一般 $< 1.0 g/24h$，清蛋白为主）和（或）肾小球源性血尿；无高血压、水肿及肾功能损害等临床表现；并已排除生理性蛋白尿、功能性血尿、继发性及遗传性肾小球疾病。

（六）临床类型

1. 无症状性血尿　此型以持续性镜下血尿和/或反复发作性肉眼血尿为共同临床表现，大部分患者为青年人，无临床症状和体征，多于体检时发现肾小球源性血尿，呈持续性或反复发作性，部分患者于剧烈运动、感染、发热等情况时出现一过性肉眼血尿。此型患者无水肿、高血压、蛋白尿及肾功能损害。

2. 无症状性蛋白尿　多发生于青年人，蛋白尿呈持续性，偶有波动。尿蛋白定量通常在 1.0g/24h 以下，以白蛋白为主。尿沉渣检查正常，无水肿、高血压及肾功能损害。无症状性蛋白尿患者预后不一，部分预后良好。病理组织学检查可为不同类型的肾小球疾病，如膜性肾病、系膜增生性肾炎、微小病变肾病、局灶节肾段肾小球硬化或某些早期 IgA 肾病。

3. 无症状性血尿和蛋白尿　临床上同时存在血尿和蛋白尿，尿蛋白定量通常在 1.0~2.0g/24h，无高血压、水肿和肾功能损害表现。由于无明显临床症状及体征，容易被患者和医生忽略致漏诊。因部分患者其实为进展性肾小球疾病，预后通常较单纯血尿者差。

（七）鉴别诊断要点

1. 无症状性血尿型隐匿性肾炎　以血尿为主要表现的隐匿性肾炎应与以下常见疾病相鉴别：

（1）IgA 肾病：IgA 肾病患者几乎皆有血尿，表现为单纯性血尿者约占 50%，肉眼血尿约占 60%。镜下血尿患者中约 60% 由 IgA 肾病所引起。鉴别诊断主要依赖肾活检病理检查，病理改变主要为肾小球系膜细胞和系膜基质增生；免疫病理检查提示 IgA 为主的免疫球蛋白和补体 C3 在系膜区沉积，系膜区可有免疫复合物。部分患者可有血清 IgA 水平升高。

（2）非 IgA 系膜增生性肾小球肾炎：非 IgA 系膜增生性肾小球肾炎在我国发病率也较高。表现为单纯性血尿者约占 40%，30% 患者有肉眼血尿。镜下血尿患者中约 30% 由此病引起。鉴别诊断主要依赖肾活检病理检查，其病理改变主要为肾小球系膜细胞和系膜基质增生；系膜区可有免疫复合物沉积，免疫病理检查有 IgG 和（或）IgM 为主的免疫球蛋白和补体 C3 沉积。

（3）局灶性肾小球肾炎：局灶性肾小球肾炎为病理学诊断，是一组不同致病因素和不同发病机制引起的组织病理改变近似的局灶、节段性肾小球炎。临床特征为反复发作性血尿（常为肉眼血尿）。它可以是原发性肾小球疾病的一种病理类型，也常继发于过敏性紫癜性肾炎、狼疮性肾炎、感染性心内膜炎等多种系统性疾病，鉴别诊断主要依赖肾活检病理检查并结合临床表现和实验室检查。

（4）薄基底膜肾病：薄基底膜肾病的主要表现为持续镜下血尿，偶发肉眼血尿，部分患者伴轻度蛋白尿，无水肿及高血压，肾功能持续正常，预后良好，既往又称良性家族性血尿。薄基底膜肾病的诊断需行肾穿刺活检病理电镜检查，电镜下肾小球基底膜弥漫性变薄，但光镜下肾小球正常或基本正常。

2. 无症状性蛋白尿型隐匿性肾炎　多次检测尿蛋白对诊断尤为重要，以确定持续性蛋白尿的存在。首先，临床上需确定尿蛋白性质，需行尿蛋白电泳以排除肾小管性蛋白尿、组织性蛋白尿或溢出性蛋白尿；肾小管性蛋白尿主要见于肾小管损伤性疾病如重金属中毒、药物或毒物中毒等；组织性蛋白尿主要见于肾脏和尿路的肿瘤及炎症性疾病；溢出性蛋白尿可见于多发性骨髓瘤、巨球蛋白血症、淀粉样变、轻链病、淋巴瘤及白血病等。其次，临床上需排除生理性蛋白尿，包括功能性蛋白尿（见于剧烈运动、发热或寒冷）及体位性蛋白尿（直立腰椎前凸时出现，卧床后消失，多见于青少年，部分人是由"胡桃夹现象"引起，系站立时腹主动脉及肠系膜上动脉夹角压迫左肾静脉瘀血致蛋白尿），后者需行影像学检查，如超声、计算机断层扫描、磁共振成像及血管造影检查以明确诊断，临床鉴别诊断困难时常需行肾穿刺活检病理检查。最后，需排除部分疾病早期的肾脏损害，如糖尿病肾病早期可以很长时间表现为微量白蛋白尿，肾淀粉样变的早期，亦可表现为单纯性蛋白尿，鉴别诊断需结合临床表现及实验室检查，必要时需行肾活检病理检查以明确诊断。

3. 无症状性血尿和蛋白尿型隐匿性肾炎　如下所述。

（1）大量血尿造成的假性蛋白尿：泌尿系统局部出血使血浆成分进入尿液可导致尿蛋白假阳性，如泌尿系统肿瘤、结石、血管畸形等，应注意进行鉴别。必要时需进行相关影像学检查。

（2）泌尿系统炎症所致血尿伴蛋白尿：泌尿系统存在炎症如细菌感染、真菌感染或泌尿系结核时，炎症渗出可导致尿液中出现血尿及蛋白尿，但一般伴有白细胞尿，并有相应的尿路刺激症状，尿病原学检查阳性有助于确诊。

（3）继发性及遗传性肾小球疾病：部分继发性肾小球疾病患者，早期可呈无症状性血尿和蛋白尿，如过敏性紫癜性肾炎、狼疮性肾炎、乙肝病毒相关性肾炎等，但患者通常伴有血清免疫学检查异常，必要时需行肾穿刺活检病理检查加以鉴别，少数诊断困难患者需长期密切随访观察才能明确诊断。其他遗传性肾炎如 Alport 综合征早期亦可呈血尿伴蛋白尿表现，但阳性家族史、青少年起病、并发眼（球形晶状体）及耳（神经性耳聋）异常等可加以鉴别，诊断困难者肾穿刺活检有助于明确诊断，病理组织电镜检查可见肾小球基底膜广泛变厚、分层且与变薄的基底膜相间。

三、治疗

（一）治疗原则

隐匿性肾小球肾炎无特殊治疗方法。临床上以长期随访观察、预防和治疗诱发疾病加重因素、减少尿蛋白和勿用肾毒性药物为治疗原则。

（二）治疗计划

（1）注意保养，防止感冒和过度劳累，如有反复发作的慢性扁桃体炎，待急性期过后可行扁桃体摘除术。

（2）定期门诊密切随访，监测血压、尿常规、尿蛋白定量及肾功能变化；女性患者在妊娠及分娩过程中需加强监测及进行产后随访。

（3）保护肾功能，避免各种肾损伤的因素，特别避免使用肾毒性药物。

（4）尿蛋白阳性者可尝试使用 ACEI 和/或 ARB 治疗。

四、病程观察及处理

（一）病情观察要点

监测血压、尿常规、尿蛋白定量及肾功能变化；及时发现和治疗诱发疾病加重的因素；使用 ACEI 和/或 ARB 治疗者须注意药物剂量调整和药物不良反应。

（二）疗效评定标准

因病情漫长，且无临床症状，实际疗效难于估计。

五、预后

隐匿性肾小球肾炎病情可长期迁延，大多数患者的肾功能可长期维持正常，尿液检查也可时轻时重（劳累或感冒常使尿蛋白及血尿一过性增加）。少数患者尿蛋白渐多、出现高血压和肾功能减退而呈慢性肾炎表现。其预后与随访及治疗措施是否合理密切相关。

六、随访

1. 出院带药及医嘱　患者需要注意休息、避免剧烈运动和过度劳累，并防止感染等各种加重病情的因素；使用 ACEI 和/或 ARB 治疗者须注意血压以及药物不良反应。

2. 检查项目与周期　患者应定期随访检查（至少每 3~6 个月 1 次），复查尿常规、尿蛋白定量、肾功能和血压变化，女性患者在妊娠及其过程中需加强监测，产后长期随访。

（刘继红）

第五节　系膜增生性肾小球肾炎

系膜增生性肾小球肾炎（MSPGN）是一组以光镜下肾小球呈弥漫性系膜细胞增生和（或）系膜基质增多为主要病理特征的肾小球肾炎。依据免疫病理系膜区免疫球蛋白沉积，可分为 IgA 肾病（以 IgA 沉积为主）和非 IgA 肾病［IgM 肾病、非 IgA、寡免疫复合物肾病（即免疫复合物阴性的 MSPGN）］，本节重点介绍非 IgA 肾病中的 IgM 肾病。

一、病因

按病因 MSPGN 可分为原发性和继发性两大类，原发性 MSPGN 原因未明，继发性 MSPGN 可见于狼疮肾炎、紫癜性肾炎、遗传性肾炎、类风湿关节炎、青霉胺肾损害、中毒性肾病、多种感染性疾病（如传染性单核细胞增多症、病毒性肝炎、结核及疟疾）以及风湿热等。由于 IgA 肾病相对较多，约占 PGN 39.55%，通常把 IgA 肾病单独分出来，而把后三者统称为 non‑IRMSPGN，即在肾小球系膜区看不到 IgA 沉积的 MSPGN。系膜增生性肾小球肾炎在欧美比较少见，约占原发性肾小球疾病（PGN）的 2%～10%，我国本病是常见病理类型，约占成人 PGN 活检病例的 20.3%～24.7%。

二、发病机制

（1）系膜增生性肾小球肾炎发病存在明显地区差异，提示本病的发病可能与遗传因素有关，发病率在某些国家（我国与澳大利亚）较高，欧美少见，可能与环境因素，尤其是与感染有关，我国 40%～50% 的本病患者起病前有感染史，以上呼吸道感染居多，病原菌不明确，支持其发病与感染有关。

（2）免疫发病机制：大部分系膜增生性肾小球肾炎是免疫复合物性肾炎，肾小球系膜区可见免疫球蛋白 IgG、IgM 及补体 C3 沉积，提示免疫复合物有致病的可能。一般认为多价抗原与其高亲和力的抗体在接近等量情况下结合成较大难溶的免疫复合物沉积于系膜区，致系膜细胞增殖。若系膜功能低下或受抑制，免疫复合物难以被清除则更易致病。动物实验表明，由抗胸腺细胞抗体诱发大鼠系膜损伤可造成系膜增生性肾炎模型，肾小球中有免疫复合物沉积，提示原位免疫复合物引起致病的可能，此外，慢性血清病肾炎家兔模型所致的 MSPGN 改变，为循环免疫复合物沉积于系膜区，引起系膜细胞增殖，支持该型肾炎由免疫复合物致病。而免疫病理检查阴性的系膜增生性肾小球肾炎的发病机制尚不明确。

（3）非免疫发病机制：本病属免疫炎症反应，虽然免疫反应是系膜增生性肾小球肾炎的始动因素，但肾小球系膜细胞在免疫介导性炎症致病过程中不仅是被动受害者，还是主动参与者，炎症介质刺激系膜细胞增生后产生并释放炎症介质，如白介素‑1、白介素‑6 等，这些因子又作用于系膜细胞分泌更多的细胞因子，形成恶性循环。此外，肾小球的高滤过、高压、高灌注及纤溶系统异常等，也对本病的发生发展起促进作用。

三、临床表现

本病可发生于任何年龄，以青少年最多见，男性多于女性，起病隐匿。40%～50% 的患者有前驱感染史，以上呼吸道感染多见，可呈急性发病。部分患者隐袭起病，无诱发因素和感染证据。本病临床表现多样，以无症状蛋白尿和（或）血尿最为常见，25%～27% 以肾病综合征表现起病，急性肾炎综合征起病者占 20%～25%，血尿的发生率较高 70%～90%，其中约 30% 患者表现为反复发作的肉眼血尿。20%～40% 的患者就诊时已有高血压，10%～25% 出现肾功能减退。

四、实验室检查

血清 IgA 一般正常，表现为肾病综合征者血清 IgG 降低，血清补体成分正常，IgM 肾病患者血清 IgM 可升高。不同程度的肾小球性血尿、蛋白尿，重症患者可伴有血肌酐升高、浓缩功能减退和正细胞正色素性贫血。

五、病理

（一）免疫荧光

IgM 肾病患者，IgM 在系膜区弥散沉积，有时伴血管壁沉积。

（二）光镜

系膜细胞和系膜基质轻度、中度及中度增生。肾小球病变重者，可出现不同程度肾小管萎缩，间质纤维化和间质淋巴、单核细胞浸润。可有小动脉内膜增厚和内膜下嗜复红蛋白沉积。

（三）电镜表现

电镜下，可见系膜细胞、系膜基质单独或系膜细胞伴有系膜基质不同程度增生，部分病例系膜区伴有低密度的电子致密物，免疫电镜证实主要是 IgM。部分病例则无电子致密物沉积，毛细血管基膜基本正常，若出现大量蛋白尿，则上皮细胞足突可广泛融合。

六、诊断和鉴别诊断

（一）诊断

青少年患者，隐匿起病或前驱上呼吸道感染后急性发病，有蛋白尿、血尿、NS、不同程度高血压或肾功能减退，血清 IgA、C3 补体正常，IgM 可升高，肾活检示系膜增生性肾小球炎，免疫病理除外 IgA 肾病。同时还需除外以弥漫性系膜增生为主的继发性肾小球肾炎如狼疮肾炎、紫癜性肾炎等，才可确诊为系膜增生性肾小球肾炎。

（二）鉴别诊断

1. IgA 肾病　常于上呼吸道感染后数小时至 3d 内出现咽炎同步血尿，肾病综合征发生率较低，肉眼血尿发生率较高，部分患者血清 IgA 升高，血清 IgA 免疫复合物含有异常糖基化的 IgA1，肾活检免疫病理以系膜区 IgA 沉积为主。

2. 急性肾炎消散期　患者有典型急性肾炎病史（感染后 1～3 周起病，呈典型急性肾炎综合征表现，病初 8 周血清 C3 降低），肾活检肾免疫病理常见 IgG 及 C3 沉积为主。症状不典型者，应予追踪随访。

3. 局灶性节段性肾小球硬化　FSGS 与重度系膜增生性肾小球肾比较，两者均可表现为重度蛋白尿，镜下或肉眼血尿，高血压或肾功能减退，对治疗反应差，光镜下本病表现为弥漫系膜细胞、系膜基质增生；FSGS 主要表现为局灶、节段性病变，经典 FSGS 免疫病理于病变受累节段可见 IgM 及 C3 呈团块状沉积。

4. 狼疮肾炎（LN）　Ⅱ型 LN 为系膜增生性，与本病肾组织病变相似，但 LN 在临床上伴有多系统损害，如发热、关节炎、皮疹、口腔溃疡、面部红斑、浆膜炎及神经系统症状等，实验室检查有 ANA（+），AdsDNA（+）等多种自身抗体阳性，活动期血清 IgG 升高，补体 C3 降低等特征可资鉴别；病理方面 LN 病理有多样性特点，可见新月体、白细胞浸润、多部位嗜复红蛋白沉积、白金耳样改变及苏木精小体等，免疫病理呈现多种免疫复合物多部位沉积的特征。

5. 紫癜性肾炎　病理表现常为弥漫系膜增生，但临床上有过敏性紫癜病史，如四肢远端、臀部和下腹部对称性出血点，有时伴非游走性、多关节肿痛和或腹痛、黑便等胃肠道症状，血清 IgA 升高，免疫病理以 IgA 沉积为主，不难鉴别。

6. 糖尿病肾病　糖尿病史一般在 10 年以上，血尿少见，肉眼血尿更是罕见，眼底检查可见特征性糖尿病眼底改变微血管瘤；神经源性膀胱，末梢神经炎等。光镜病理显示系膜基质增多，晚期呈结节状或弥漫毛细血管壁增厚，几乎不伴系膜细胞增生。免疫病理阴性或非特异性 IgG 沿肾小球毛细血管壁、肾小管基膜及肾小囊线状沉积。

七、治疗

（1）去除诱因、积极寻找感染灶。对有上呼吸道感染等前驱症状者，可用青霉素治疗 10～14d；对反复发作伴慢性扁桃体炎者，宜行扁桃体摘除术。

（2）对无症状性蛋白尿、孤立性血尿及非肾病范围蛋白尿和（或）并发血尿患者，应去除诱因，如上呼吸道感染，控制高血压，应用血管紧张素转化酶抑制药（ACEI）和（或）血管紧张素转化酶受体拮抗药、抗凝剂如双嘧达莫等。以减少蛋白尿，控制高血压，保护肾功能。

（3）对肾病综合征或尿蛋白高于3.5g/d的患者，如肾病理示轻度系膜增生性肾小球肾炎、肾功能正常，可按微小病变型肾病治疗方案进行治疗。对激素无效、依赖或反复发作的患者，宜加用细胞毒药物，如环磷酰胺口服2mg/（kg·d）、静脉推注（200mg/d，隔天1次）或CTX静脉冲击（0.6~1.2g，每个月1次），总量低于150mg/kg，以期增加缓解和减少复发。亦可加用骁悉（吗替麦考酚酯）初始剂量为1.0~1.5g/d，分2次口服，治疗3~6个月后减量，疗程至少1年。如肾病理提示中至重度系膜增生性肾小球肾炎、肾功能基本正常的肾病综合征患者，可考虑用激素合并细胞毒药物，但激素应采用中等剂量，这类患者试用激素8周后，无效应逐渐减量。肾脏病理类型重且伴肾功能不全者，可用ACEI、血管紧张受体拮抗药、抗凝剂等药物治疗。

雷公藤能通过抑制T细胞的增殖、白介素-2产生、诱导T细胞凋亡而产生免疫抑制作用，既往认为雷公藤多甙只适于辅助治疗或用激素有禁忌的患者，近年有学者认为雷公藤多苷可以作为首选药物，86例轻至中度原发性系膜增生性肾炎患者，发现8周内临床总有效率达87.22%，13例激素治疗无效或在激素减量过程中复发的病例，用雷公藤多苷治疗仍有52.33%的患者完全缓解。

八、预后

系膜增生性肾小球肾炎患者预后与病理轻重、药物敏感性及肾功能状态等密切相关。

（1）患者肾病理提示病变轻微、系膜细胞及系膜基质轻度增生，对糖皮质激素敏感者，预后良好，但伴有肾小球节段性硬化病变者，10年存活率明显下降。肾病理提示中度至重度弥漫性系膜增生或伴球囊粘连、肾小球硬化、肾小管萎缩和间质纤维化者，常对糖皮质激素反应差，易出现持续性蛋白尿并逐渐出现肾功能减退，最终进展为终末期肾衰竭。近年认为间质病变比肾小球病变更能决定其转归，并发现肾间质细胞浸润和纤维化可较为准确地预测5年或更长时间以后肾功能恶化的情况。

（2）以孤立性血尿或轻度蛋白尿（<1g/d）伴血尿为主要临床表现者，能长期维持正常肾功能状态，预后良好，以肾病综合征或肾病范围蛋白尿（>3.5g/d）为主要临床表现者，如对激素及细胞毒药物敏感者预后较好，即使病程中多次复发，但再治疗仍有效者，预后也好，如对激素及细胞毒药抵抗者，预后差。

（3）持续大量蛋白尿、高血压、肾小球滤过率降低，系膜细胞及系膜基质明显增多并伴球囊粘连、肾小球硬化、肾小管萎缩和间质纤维化者预后更差。

（刘继红）

第六节 膜增生性肾小球肾炎

膜增生性肾小球肾炎（MPGN），亦称系膜毛细血管性肾炎，是一病理形态学诊断名称，为小儿肾病综合征常见的病理类型之一，也是发生在年长儿童及青年人最常见的原发性慢性进行性肾炎。男女发病相等。MPGN不是一个独立的疾病，而是一组临床病理证候群。其病变的共同特点为肾小球基膜增厚，系膜细胞增生及系膜基质扩张，临床常伴有持续性低补体血症，最终多发展为慢性肾衰竭而死亡。

一、病因及发病机制

MPGN可见于原发性肾小球疾病，亦可见于继发性肾小球损害（表4-1）。

表4-1 膜增生性肾小球肾炎的病因分类

原发性	
Ⅰ型	内皮下和系膜区电子致密物沉积及C3和免疫球蛋白的颗粒状分布
Ⅱ型	基膜内和系膜区电子致密物沉积及C3的线性分布
Ⅲ型	上皮下电子致密物沉积的形态学特征及C3和免疫球蛋白沿肾小球毛细血管壁和系膜区呈颗粒状分布

继发性	
系统性免疫复合物性疾病	系统性红斑狼疮、混合型冷球蛋白血症、干燥综合征
感染性疾病	亚急性感染性心内膜炎、获得性免疫缺陷综合征（AIDS）
肿瘤	白血病、淋巴瘤
慢性肝病	慢性活动性肝炎（HBV、HCV）、肝硬化
其他	脂肪营养不良（Ⅱ型），药物（海洛因、喷他佐辛）、结节病、镰状细胞病等

MPGN 的发病机制尚不完全清楚，原发性及继发性的 MPGN 均认为是由免疫复合物介导致病，其主要依据有以下几方面。

（1）肾小球内有免疫反应物的沉积（各种补体成分及较少程度的免疫球蛋白）。

（2）原发性与继发性 MPGN 的多数患者循环免疫复合物水平增高。

（3）MPGN 患者长期存在与感染相关的抗原血症。

（4）补体系统的激活（旁路途径及经典途径）导致血中补体水平的降低，是原发性 MPGN Ⅰ 型、Ⅱ 型病变的特征。

此外，补体水平的降低也发生在继发性 MPGN 病例中，如系统性红斑狼疮（SLE）、混合型冷球蛋白血症、遗传性补体成分缺陷。

二、病理

原发性 MPGN 具有一些明显的病理形态学和免疫病理学特征（表 4 - 2）。

表 4 - 2　MPGN 临床表现与补体水平

类型	临床表现	补体
Ⅰ 型	肾病综合征或尿检异常	C3 降低；C1q、C4 轻度降低
Ⅱ 型	发病年龄较小，急性肾炎综合征或发作性肉眼血尿	C3 降低；C1q、C4 正常；C3NeF 阳性
Ⅲ 型	肾病综合征	50% 患者 C3 水平降低

本病基本病变部位在肾小球基膜及系膜。根据电子致密物的沉积部位及基膜病变的特点可分为 3 种亚型。

（一）Ⅰ 型

（1）光镜下肾小球呈弥漫性肿大，由于系膜细胞和基质的增多，系膜区增宽而常使整个毛细血管球呈明确的分叶状结构。因增生的系膜组织沿内皮下间隙插入外周部毛细血管襻而使管壁增厚、管腔狭窄，PASM 染色可见基膜呈双轨结构。有时可伴有毛细血管襻坏死、粘连或新月体形成。晚期常有小管萎缩、间质炎症和纤维化。

（2）电镜下可见内皮下电子致密物的沉积，外周毛细血管系膜插入，不同程度的系膜增生和/或硬化，以及内皮细胞下新形成的基膜。内皮细胞常肿大，上皮细胞肥大，足突消失。基膜内、系膜区、上皮细胞下也可见沉积物。

（3）免疫荧光检查可见 IgG、IgM、C3 呈颗粒状弥漫性分布于肾外周毛细血管。系膜区亦有沉积。

（二）Ⅱ 型

又称致密物沉积病（DDD），以基膜内大量、大块电子致密物呈条带状沉着为特点。

（1）光镜下系膜细胞及基质增多较 Ⅰ 型轻。由于致密物在基膜中沉积，使基膜增厚，呈折光性，PAS 阳性，嗜银染。毛细血管和肾小囊粘连，偶见肾小球硬化，部分病例有新月体形成。小管间质病变无特异性。

（2）电镜下可见基膜致密层中均质、浓密的电子致密物，形如缎带状。系膜区、肾小管及肾小球囊基膜也有类似的沉积，并有上皮细胞肿胀，足突融合等变化。

（3）免疫荧光检查以 C3 沉积为主，呈不连续线性或稀疏的结节状弥漫分布于毛细血管襻和系膜中。系膜内沉积在致密物周边呈环状改变，称系膜环。免疫球蛋白沉积较少见。

（三）Ⅲ型

本型是在Ⅰ型病变的基础上，伴有与膜性肾病一样的上皮下免疫复合物沉积，基膜钉状突起，称为膜性肾病与增生性肾炎的混合型。

（1）光镜下兼有Ⅰ型 MPGN 和膜性肾病的特征。但本型系膜增殖的程度较其他两型轻，并常见呈节段性增殖。小管间质改变类似Ⅰ型，但程度较轻。

（2）电镜下可见系膜细胞数增多，内皮下系膜基质插入，上皮下可见较多电子致密物沉积。基膜破裂及不规则增厚。沉积物可插入基膜内，有的基膜出现分层和网状结构。

（3）免疫荧光检查可见已呈颗粒状弥漫分布于毛细血管壁和系膜中，伴或不伴 IgG 及 IgM 的沉积。

三、诊断

凡临床呈持续性非选择性蛋白尿（或肾病综合征）伴肾性血尿，并有持续性低补体血症者应怀疑本病。确诊依靠肾活检病理检查。

（一）临床表现

本病呈急性或隐匿起病，部分病例起病前有上呼吸道感染史。各型病理类型的临床表现无明显差别，均以蛋白尿及持续性镜下血尿或肉眼血尿同时存在为特点。蛋白尿为非选择性。Ⅰ型 MPGN 多以肾病综合征起病，少数以无症状蛋白尿伴有肉眼血尿的急性肾炎起病。Ⅱ型 MPGN 多表现为急性肾炎综合征或发作性肉眼血尿。Ⅲ型 MPGN 的临床过程类似Ⅰ型。多数患者有水肿、高血压，或起病时伴一过性高血压和/或肾功能减退。个别患者可无任何临床症状，只在尿检时发现异常。

继发性 MPGN 尚有原发病的临床表现。晚期患者高血压和肾功能不全平行出现，迅速发展为终末期肾功能衰竭。

（二）实验室检查

1. 血常规　患者可有明显的正细胞、正色素性贫血。贫血的程度与肾功能减退程度不成比例，可能与红细胞表面补体激活有关。

2. 尿常规　蛋白尿呈非选择性，尿盘状电泳呈混合性蛋白尿。相差显微镜检查可见形态多样、严重变形的红细胞。

3. 血液生化检查　血尿素氮和肌酐可增加，C3 肾炎因子（C3NeF）常呈阳性。循环免疫复合物及冷球蛋白可为阳性。补体水平的变化在Ⅰ型与Ⅱ型之间有所不同。

四、鉴别诊断

（一）急性链球菌感染后肾炎

起病前 1～3 周有前驱感染史，临床表现有水肿、血尿、高血压。血清补体 C3、CH50 明显降低，但于 6～8 周后恢复正常。肾活检病理检查有助鉴别。

（二）乙型肝炎病毒相关性肾炎

乙型肝炎病毒相关性肾炎病理类型多见膜性肾炎，其次为膜增生性肾炎。但乙型肝炎病毒相关性肾炎患者血清 HBV 抗原阳性，肾组织切片中找到 HBV 抗原有助于与 MPGN 鉴别。

五、治疗

目前对原发性 MPGN 的治疗尚无成熟的方案。综合文献对 MPGN 的治疗步骤（图 4-1）及治疗效果的评价，其推荐方案有几种。

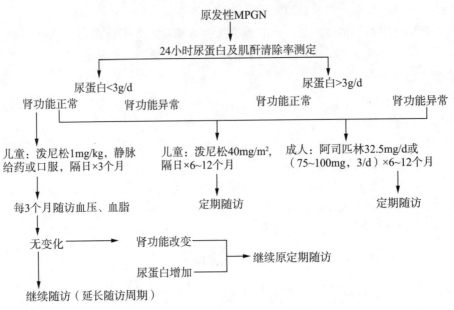

图 4 - 1　MPGN 治疗与随访步骤

(一) 激素和环磷酰胺

对于儿童原发性 MPGN,激素治疗确有一定疗效。建议对肾病综合征和/或肾功能损害者采用激素大剂量隔日疗法 (40mg/m²),维持 6 ~ 12 个月,无效则停用。

taka 报道 41 例患儿,采用 3 种激素治疗方案:小剂量、大剂量隔日服后改小剂量、仅大剂量隔日服,疗程 8 年。结果以大剂量隔日服者效果好。

Emre 报道 15 例患儿,甲泼尼龙 30mg/kg,隔日静脉冲击 9 ~ 15 天;然后改泼尼松 1mg/kg 口服 1 个月,逐渐减量 1 个月,疗程 6 ~ 84 个月 (平均 27 个月)。结果 9/15 例患儿尿蛋白明显减少。

Arslap 报道 96 例患儿,泼尼松或环磷酰胺联合甲泼尼龙静脉冲击,随访 10 年。结果,泼尼松治疗无效时,用环磷酰胺联合甲泼尼龙静脉冲击,使 50% 病例缓解,10 年存活率达 61% ~ 81%。

Tarshish 随机对照研究了 80 例患儿,采用泼尼松 40mg/m² 隔日疗法,平均治疗 130 个月,结果 61% 的患儿 (Ⅰ型) 保持肾功能稳定。

(二) 抗凝治疗及血小板抑制剂

双嘧达莫可能对保护肾功能、延长肾存活时间有一定效果。

(三) 对症治疗

对于激素治疗无效,或表现为无症状蛋白尿的患者,均应密切随访,监测肾功能、蛋白尿、高血压及代谢紊乱的变化,并予相应的处理。

六、预后

本病为原发性肾小球疾病中引起少年和青年肾衰竭的主要原因。据统计,MPGN 肾脏 10 年存活率为 50% ~ 65%。影响预后的因素有:①以肾病综合征或重度蛋白尿起病者预后差。②Ⅱ型者预后不如Ⅰ型和Ⅲ型,儿童自发病至终末期肾功能衰竭平均时间分别为 8.7 年 (Ⅱ型)、15.3 年 (Ⅰ型)、15.9 年 (Ⅲ型)。③伴有肾小管及间质损害是预后不良的重要病理指征。④高血压及肾功能损害均为预后不良的指标。⑤C3NeF 无预后价值。

(刘继红)

第七节　微小病变型肾小球病

微小病变（MCD）型肾小球病是一组病理以肾小球上皮细胞足突融合为特点，临床以单纯肾病综合征为表现的肾小球疾病。

一、病理改变

（一）光学显微镜检查

肾小球基本正常，偶见上皮细胞肿胀，空泡样变性及轻度的节段性系膜细胞和基质增生。老年患者偶可见肾小球硬化，但不超过肾小球总数的 5%～10%。肾小管上皮细胞尤其是近端小管上皮细胞可呈现脂肪变性或空泡变性，细胞内可见含有双折光的脂滴。肾小管可伴有小灶状萎缩，间质无明显病变，在成年特别是老年患者中可见到小血管壁内膜增厚。

（二）免疫荧光检查

一般为阴性，有时可见到少量 IgM 在系膜区沉积。

（三）电子显微镜检查

上皮细胞足突广泛融合以及假绒毛样变性，也可有空泡变性及脂肪变性。肾小球基膜正常，沿基膜两侧无电子致密物沉积。

二、临床表现

微小病变型肾小球病占儿童原发性肾病综合征的 80%～90%，占成人原发性肾病综合征的 20%～25%。男女比例约为 2 : 1，好发于儿童，成人发病率较低，但老年人发病率又呈上升趋势。大部分患者突然起病，无任何诱因，水肿为首发症状，呈颜面及体位性水肿，严重者出现浆膜腔积液；大量蛋白尿，肉眼血尿极罕见，1/3 患者有镜下血尿；高血压在成年患者相对较多；本型较其他类型更易并发特发性急性肾衰竭，尤其是年龄在 50 岁以上的老年患者。

三、治疗

（一）一般治疗

一般治疗包括适度休息和运动、控制饮食、利尿、降压、调脂及抗凝治疗等。

（二）免疫抑制剂治疗

微小病变型肾小球病大多数对糖皮质激素敏感，往往单用糖皮质激素治疗即可取得较为满意的效果，故为治疗本病的首选药物。

儿童常规诱导缓解期常用泼尼松或泼尼松龙 60mg/（m^2·d）或 2mg/（kg·d），每日最大量不宜超过 80mg，连续应用 4～6 周，随后改维持量，即隔日剂量为 40mg（m^2·d），维持 4～6 周，总疗程 8～12 周，以后泼尼松剂量每月隔日递减 5～10mg 至停用。糖皮质激素的用法、用量和疗程很不一致，但成功的关键在于起始剂虽足，逐渐减量要缓，维持时间要长。减量过程中出现复发，应立即加量到能维持缓解水平的剂量。

对于成年患者，常规诱导缓解期剂量为泼尼松或泼尼松龙 1mg/（kg·d），最大量一般不超过 60mg/d。因成人糖皮质激素治疗肾病综合征的缓解率明显低于儿童患者，故诱导缓解期较儿童长，常需 6～8 周，也有主张 8～12 周。以后逐渐减量，每 2～3 周减少原用量的 5%～10%，维持治疗 6 个月，减至每日 10～15mg，改为隔日顿服，继续减量至最小有效量，维持 6～12 个月。微小病变型肾小球病在初治取得缓解后易复发。对于偶尔复发者，可重复初治方案进行治疗。对于复发频繁或在初治 6 个月内即复发者需将其他免疫抑制剂与糖皮质激素联合应用，以达到减少复发、增强疗效的目的。

四、预后

微小病变型肾小球病长期预后甚佳，50%可在数月内自发缓解，90%对激素治疗有效，10年存活率超过95%，死亡者大多为老年人，多是由于不妥善地使用激素和细胞毒药物，发生感染而死亡。若反复发作或长期大量蛋白尿得不到控制，可转变为系膜增生性肾小球肾炎，进而为FSGS，最终发展为尿毒症者约为3%。

（刘继红）

第五章

继发性肾小球疾病

第一节 糖尿病肾病

一、概述

糖尿病是一组以慢性血葡萄糖水平增高为特征的代谢性疾病。久病可引起多系统损害，导致眼、肾、神经、心脏、血管等组织的慢性进行性病变，引起功能缺陷及衰竭。据世界卫生组织（WHO）估计，全球有超过1.5亿糖尿病患者，到2025年这个数字将增加一倍。估计我国现有糖尿病患者约3 000万，到2025年将接近4 000万。

糖尿病肾病（diabetic nephropathy，DN）是由于糖尿病所导致的肾脏损害，是糖尿病（DM）常见和严重的并发症之一，在1型糖尿病和2型糖尿病发病中分别为30%~40%和15%~20%。随着生活习惯改变，如营养过剩、高脂饮食、运动减少和生活节奏加快等因素，糖尿病发病率迅速上升。不积极治疗的DN最终进展为终末期肾病（ESRD）。在西方国家，DN属ESRD继发疾病之首，占25%~42%，中国台湾DN占ESRD的26%。在中国大陆，DN占ESRD的6%~10%。可以预见：我国DN发病率也将迅速上升。所以及早发现并有效治疗糖尿病肾病，对于提高糖尿病患者的生活质量以及保证他们的健康和生命来说极为重要。

DN发病机制不完全清楚。参与DN发病主要机制包括遗传因素、血流动力学异常、高血糖相关生化代谢异常、生长激素/胰岛素样生长因子轴异常和细胞因子表达异常等，其中以糖尿病和高血压所致的肾小球高灌注与过度滤过以及高血糖所致的蛋白非酶糖化和糖化终末产物（AGES）生成尤其受到重视。这些方面的研究为DN现代治疗提出了新方向。

本章将着重介绍糖尿病肾病的诊治方案。

二、诊断

（一）病史采集要点

1. 起病情况　DN起病隐袭，进展缓慢，早期多无肾脏病有关症状。肾病初期肾脏增大，肾小球滤过功能亢进和微量白蛋白尿可持续多年，也容易被忽视。多数DN患者在有明显蛋白尿或显著水肿时方被觉察。从发病到终末期肾衰竭，可能经历25~30年。

2. 主要临床表现　糖尿病是涉及多个系统的全身性病变，当出现DN时，其他器官也同样受到严重的损害，如动脉硬化、心力衰竭、视网膜病变和神经病变等，或有高分解代谢的征象和营养不良。患者血糖控制不佳时可出现代谢紊乱症状，口干、多饮、多尿。可伴有皮肤瘙痒，尤其外阴瘙痒。高血糖可使眼房水、晶体渗透压改变而引起屈光改变致视力模糊。

糖尿病肾病在不同阶段临床表现不尽相同。Mogenson建议将DN的自然史分为以下5期：

Ⅰ期：肾小球滤过率（GFR）增高和肾脏体积增大，肾血浆流量（RPF）增加，内生肌酐清除率增加约40%。RPF 和肾小球毛细血管灌注及内压增高。此期无蛋白尿，肾脏无明显组织病理学损害。

Ⅱ期：约发生在 DM 起病后 2~3 年，病理学表现为肾小球系膜细胞增生，肾小球硬化和基底膜增厚，但无明显临床表现。此期超滤过状态依然存在，运动后可出现微量白蛋白尿是本期唯一的临床证据。

Ⅲ期：约发生在 DM 起病后 5~7 年，尿中白蛋白排泄增多，即尿白蛋白排泄率（UAER）持续高于正常人水平（≥20μg/min 或 30mg/24h），但又低于常规尿蛋白检测法所能检出水平（≤200μg/min 或 300mg/24h）。此期患者血压可轻度升高，GFR 大致正常，约 130mL/min，基底膜增厚和系膜基质增加更加明显。可出现肾小球结节性（K-W 结节）或弥漫性病变以及小动脉玻璃样变，开始出现肾小球荒废。若在此阶段前进行有利的干预治疗，可望能逆转白蛋白尿和阻止或延缓 DN 的进展。

Ⅳ期：为显性 DN，患病高峰在病程 15~20 年，有 20%~40%1 型 DM 进入此期，以蛋白尿为特征 UAER>200μpg/min 或持续尿蛋白>0.5g/24h，为非选择性蛋白尿。GFR 开始进行性下降，GBM 明显增厚，系膜基质明显增多，荒废小球约占 1/3，但大多数患者肌酐尚正常，可伴高血压、水肿，甚至肾病综合征样表现。DN 水肿多较严重，对利尿剂反应差，其原因除低血浆白蛋白，血浆胶体渗透压下降外，其水钠潴留较其他原因的肾病综合征严重。这是由于 DN 肾小管功能障碍出现较早，且其程度与血糖水平直接相关，表现为近端小管对水钠以及糖重吸收增加。此外，2 型 DM 常存在胰岛素抵抗，机体本身的高胰岛素血症可直接增加远端小管对钠的重吸收，加重水肿，部分患者当 GFR 在 20~40mL/min 水平就会发生明显的高钾血症，高钾高氯性酸中毒（即Ⅳ型肾小管性酸中毒），大多伴低肾素和低醛固酮血症。该期患者常并发其他微血管并发症如视网膜病变和外周神经病变，如膀胱自主神经病变、尿潴留引起梗阻性肾病等。晚期 DN 常并发冠心病、脑血管病、外周血管病变及高脂血症等。这些肾外并发症的存在不仅导致此期患者死亡率高，而且也给 ESRD 患者替代治疗带来困难。

Ⅴ期：ESRD 期（尿毒症期）。1 型 DM 患者于患病后 20~30 年，30%~40% 发展至 ESRD。当 DN 患者出现氮质血症，如不能很好控制血压及血糖水平，则肾功能呈快速进行性下降至终末期。虽 GFR 持续下降，但蛋白尿往往持续存在，不断加重。部分患者亦可能因肾小球荒废而蛋白尿反而减少，GFR 进行性下降，出现高血压、低清蛋白血症和水肿。

上述 DN 分期中Ⅲ期以前，患者在临床上尚无明显肾脏损害的表现，肾脏病理改变尚可逆转，如若及时进行有效的治疗，可以延缓或阻止 DN 的进展。所以Ⅰ~Ⅲ期称 DN 早期或非临床期。而一经进入Ⅳ期以后，患者不仅出现肾脏损害的临床表现，肾脏病理改变已难以逆转，病情将进行性发展，终将进入 ESRD。肾病综合征是Ⅳ期以后 DN 患者常见的临床表现之一，患者平均每天丢失 4~8g 的尿蛋白，最高可达 20~30g，从而导致严重的蛋白质营养不良和免疫功能障碍（由于免疫球蛋白的丢失）。糖尿病肾病患者液体的潴留可多达 10~30kg，引起全身水肿（顽固而严重的下肢水肿，甚至出现腹腔和胸腔积液）。当患者血容量过多，可出现高血压或左心功能不全的表现。ESRD 患者可有恶心、呕吐、精神症状等尿毒症的表现。

2 型 DM 发生 DN 的自然史不如 1 型 DM 那样清楚，因起病隐匿，还有夹杂其他因素如高血压和动脉硬化等。肾小球高滤过期常不能确定，诊断为糖尿病的患者 1 或 2 型中 20%~37% 已有尿微量白蛋白排泄率增加，若不予以干预，20%~40% 患者将进展至临床显性 DN。但出现显性 DN 20 年后只有 20% 进展为 ESRD。年老的患者较年轻人进展迅速。由于 2 型 DM 伴微量白蛋白尿的早期 DN 患者，心血管疾病发病及死亡的危险性显著增加，患者往往尚未进展至 ESRD 则已因心血管疾病而死亡。随着心血管疾病诊治水平的提高，将有更多的早期 DN 患者进展至 ESRD。

3. 既往病史　报告显示，在糖尿病患者中，单纯只有微量蛋白尿而无其他改变者，经肾活检证明由非 DM 引起的占 41%，以肾病综合征表现活检证实非 DN 占 49%（注意：由于 DN 通常怀疑有并发其他肾脏病才进行肾活检，可能导致真实比例高估），因此详细询问患者既往有无其他肾病史（如原发性肾病综合征）以及一些可引起肾脏损害的系统疾病（如高血压、系统性红斑狼疮），对诊断有重要意义。另外，还需注意近期有无感染、中毒（有机金、汞）以及是否使用过有潜在肾毒性的药物，如非甾体类抗炎药、抗生素、止痛剂甚至 ACE 抑制剂。

4. **危险因素** 了解和治疗 DN 危险因素对减少肾损害、保护肾功能十分重要。主要危险因素包括：遗传因素、肾小球过度滤过、高血糖、高血压、吸烟、老年、高血脂、微血管病变（微量蛋白尿和视网膜病变）和大血管病变（冠心病）等。高血压是 DN 进展最重要因素，也是心血管疾病危险因素。

（二）体格检查要点

1. **一般情况** 糖尿病肾病患者早期可一般情况良好，当病情逐渐进展，蛋白尿加重时可出现精神萎靡，乏力。伴随感染时可出现发热。注意记录患者体重和血压，观察体型。

2. **皮肤、黏膜** 可呈不同程度的贫血貌。注意观察皮肤色泽、有无水肿、色素沉着、瘙痒、出血点、发绀。

3. **头颈部** 有无颜面水肿、眼睑水肿，视力、听力情况，呼出气味。

4. **腹部** 注意有无腹腔积液、血管性杂音的部位、性质和传导性。

5. **其他** 有无尿酸结节、关节畸形、肿胀、压痛、积液，有无指甲畸形，骨骼压痛等。注意有无下肢溃疡等糖尿病足的表现。

（三）门诊资料分析

1. **血葡萄糖（血糖）测定** 血糖升高是目前诊断糖尿病的主要依据。用于具体患者作诊断主张用静脉血浆测定，正常范围为 3.9～6.0mmol/L（70～108mg/dl）。血糖测定又是判断糖尿病病情和控制情况的主要指标，用于监测病情血糖多用便携式血糖计采毛细血管全血测定。

2. **葡萄糖耐量试验** 血糖高于正常而又未达到诊断糖尿病标准者，须进行口服葡萄糖耐量试验（OGTT）。OGTT 应在清晨进行。WHO 推荐成人口服 75g 无水葡萄糖或 82.5g 含一分子水的葡萄糖，溶于 250～300mL 水中，5min 内饮完，2h 后测静脉血浆糖量。

3. **微量尿白蛋白测定** 尿蛋白增加是 DN 的临床特征之一，也是 DN 的主要诊断依据。根据 Moganson 分类，DN 分为 5 期，其中第 1、第 2 期为临床前期，不属于临床诊断。传统概念认为，出现微量蛋白尿（MA）是诊断 DN 的标志。根据蛋白排出量可将 DN 分为早期肾病期和临床肾病期，早期肾病期又称微量白蛋白尿期，UAER 20～200μg/min（相当于30～300mg/24h）。如果 6 个月内连续查 3 次尿，其中 2 次 UAER 20～200μg/min（30～300mg/24h），并排除其他可能引起 UAER 增加的原因，如严重高血糖、酮症酸中毒、泌尿系感染、血尿、运动、严重高血压、心力衰竭及其他肾脏病等，即可诊断为早期 DN。UAER 在使用抗高血压药物特别是血管紧张素转换酶抑制剂（ACEI）或血管紧张素 II 受体拮抗剂（ARB）时也可变化，因此必须多次测定。如常规方法测定尿蛋白持续阳性，尿蛋白定量 >0.5g/24h，UAER >200μg/min（>300mg/24h），排除其他可能的肾脏疾病，可确定为临床显性 DN。

临床常用测 UAER 方法有三种：①收集 24h 尿，测定白蛋白总量。②测定过夜或早上 4h 尿白蛋白，计算 UAER。③随机任意时间尿，测定尿白蛋白和肌酐比值。检测方法以放免法较为敏感，标本 4℃条件下保存为好。24h 尿液检查较准确，但应注意准确收集尿液。

4. **其他用于早期诊断 DN 的生化指标** 如下所述。

（1）转铁蛋白（transferrin, Tr）：Tr 比白蛋白少一个阴离子，等电点较白蛋白高，肾小球滤过膜表面负电荷对其排斥降低，因而理论上讲，当肾小球损害时，Tr 要比白蛋白更早从尿中排出。用 L－精氨酸抑制肾小管重吸收 Tr，发现尿白蛋白排泄量不变而 Tr 排泄量增加，提示肾小管重吸收障碍是尿 Tr 升高的原因，Tr 既反映肾小球滤过功能，亦反映肾小管吸收功能的损害，可能是较尿白蛋白排泄更早地反映肾损害的指标。

（2）免疫球蛋白：IgG 为基本不带电荷的大分子蛋白，若尿中排泄增多，提示肾小球滤过屏障已受损。IgG 有 IgG_1、IgG_2、IgG_3、IgG_4 四个亚型，IgG_4 带负电荷，在肾小球电荷屏障损伤时，可见 IgG_4 与白蛋白排泄率呈正相关的排泄增多，特别是 IgG_4/IgG 比值意义更大。到临床蛋白尿期，滤过屏障受损，IgG 排泄增多，IgG_4/IgG 比值下降。因而 IgG_4、IgG_4/IgG 比值增加，可反映 DN 早期电荷屏障损伤阶段。Yashima 比较分析了 197 例 1 型 DM 患者尿 IgG 排泄与临床分期和肾活检的关系，发现已出现肾小球弥漫性损害的 DN 患者，尿白蛋白仍正常，但尿中 IgG 已增多，IgG 排泄与肾小球病变程度呈正相关，提示尿 IgG 测定可能比尿白蛋白测定更具早期诊断意义。

（3）尿其他小分子量蛋白测定：有学者报道，尿中一些小分子蛋白，如 β - 微球蛋白、视黄醇结石蛋白、L_1 微球蛋白、尿蛋白 - 1、内皮素 N - 乙酰 - D 氨基葡萄糖苷酶（NAG）、Tamm - Horsfall 蛋白等，有助于 DN 的早期诊断或预测预后，但这些均有待更大系列研究证实。

由于对尿白蛋白排泄的基础与临床研究进行最早、最多，从目前众多的 DN 早期诊断指标中，仍以尿白蛋白排泄预测 DN 最可信。其他的指标中以尿转铁蛋白、视黄醇结合蛋白、NAG 的测定较为敏感可靠。多种指标的联合测定可能更准确、更敏感地早期诊断 DN。

5. 其他常规检查　血、尿常规和其他常规化验，特别是肾功能检查。

6. 眼科检查　眼底镜检查，眼底荧光血管造影，视网膜电生理检查等。

7. 足部检查　足部感觉，溃疡和坏疽情况，皮肤温度，压力测定，触诊足背动脉的搏动。

8. 其他器官功能的评估　如心电图、超声心动图、肢体血管彩色多普勒超声显像、神经电生理检查等。

（四）继续检查项目

1. 肾功能和形态检查　DN 早期肾脏体积增大和功能亢进，早期可做 GFR、RPF、肾小球滤过分数（FF）测定。根据静脉肾盂造影、泌尿系 X 线平片、B 超等检查，按肾脏轮廓计算其面积，推算肾重量和肾脏指数。肾脏的长为肾脏上极至下极的最大距离，宽为肾脏正中由内侧至外侧正切的最大距离，用 Moell's 公式计算肾脏重量。

肾脏重量（g）$= 1.206x - 0.18$

$x = \text{Log}$ 肾脏总面积（cm^2）

$$肾脏指数 = \frac{长（cm）\times 宽（cm）}{体表面积（cm^2）}$$

DN 早期肾脏大小，重量和。肾脏指数均增加。但应注意，DN 患者做造影检查易致急性肾衰竭。Harkonen 等发现 29 例 DN 患者血肌酐 >177μmol/L 做造影检查，有 22 例发生急性肾衰竭。因此，除非疑为尿路畸形或梗阻，临床上通常仅行肾脏 B 超检查已经足够。

2. 肾活检　有报告显示，单纯只有 MA 而无其他改变者，经肾活检证明由非 DM 引起的占 41%，以肾病综合征表现活检证实非 DN 占 49%，临床上常有怀疑并发其他肾脏病的患者才进行肾活检，因而可能高估了非 DN 所占的比例。如遇下列情况常提示可能有并发其他非 DN 病变，可能要进行肾活检以确诊：①肾炎性尿沉渣（畸形红细胞、多型性红细胞管型）。②既往曾有非 DM 的肾脏病史。③短期内蛋白尿明显增加。④24h 蛋白尿 >5g。⑤有明显蛋白尿但无视网膜病变。肾脏病理中对糖尿病肾病有诊断意义的改变是：①结节性肾小球硬化（K - W 结节）。②出球和入球小动脉透明样变性，尤其出球小动脉。③肾小球囊滴状改变。有 50% 左右 DN 患者可发现上述改变。多数表现为肾小球系膜区增宽伴基膜样物质明显增加常见，但缺乏特异性。肾小球基膜尚可见白蛋白及 IgG 沉积。肾活检乃创伤性检查，难以广泛开展，出现以上典型病理改变时固然可确诊 DN，但此时临床表现常足以诊断 DN。

（五）诊断要点

（1）有确切的糖尿病病史，病程常在 6~10 年以上。糖尿病诊断是基于空腹血糖（FG）、任意时间或 OGTT 中 2h 血糖值（2hPG）。空腹指 8~10h 内无任何热量摄入。任意时间指一日内任何时间，无论上一次进餐时间及食物摄入量。OGTT 采用 75g 无水葡萄糖负荷。糖尿病症状指多尿、烦渴多饮和难于解释的体重减轻。

临床医生在作出糖尿病诊断时，应充分确定其依据的准确性和可重复性。

（2）早期糖尿病肾病的诊断主要依据微量尿白蛋白测定。早期肾病期又称微量白蛋白尿期，尿白蛋白排泄率（urinary albumin excretion rate，UAER）为 20~200μg/min（30~300mg/24h）。如果 6 个月内连续查 3 次尿，其中 2 次 UAER 为 20~200μg/min（30~300mg/24h），并排除其他可能引起 UAER 增加的原因，如严重高血糖、酮症酸中毒、泌尿系感染、血尿、运动、严重高血压、心力衰竭及其他肾脏病等，即可诊断为早期糖尿病肾病。若没有条件测定尿白蛋白排泄率，可用晨尿测定蛋白/肌酐比值代替，若 > 30μg/mg 肌酐，可考虑诊断为早期糖尿病肾病。

（3）常规方法测定尿蛋白持续阳性，尿 UAER 超过 200μg/min（超过 300mg/24h），排除其他可能的肾脏疾病，可确定为临床显性糖尿病肾病。

（4）伴发视网膜病变，此为一有力佐证。

（5）肾活检证实，一般只有当诊断确有疑问时进行。

（六）鉴别诊断要点

糖尿病肾病的鉴别诊断，主要是蛋白尿的鉴别诊断。首先应考虑排除引起尿蛋白排出增加的原因，如功能性蛋白尿（发热、运动），气候变化引起的寒冷和高温蛋白尿，心功能不全等。这些功能性蛋白尿多为一过性，且多为轻度蛋白尿，原因去除后，蛋白尿可以自行消失。

由其他非糖尿病性肾病引起的病理性蛋白尿逐渐受到重视。糖尿病并发其他肾病往往有如下特点：①病史比较短，蛋白量却比较多。②蛋白量比较多，血压却正常或仅轻度升高。③血尿比较明显。④肾脏病变与肾外病变不相平行（DN 时常有明显的肾外病变，如视网膜病变）。⑤肾病综合征使用激素治疗部分有效。以下列举了几种病理上相似而需鉴别的非糖尿病性肾脏疾病。

1. 肾淀粉样变性　无细胞性结节，大小不一，类似 DN 的 K－W 结节，但肾淀粉样变性的结节 PAS 染色后呈淡粉红色，偏振光显微镜下刚果红染色呈红绿色，电镜下见短的、随机排列、无分支的、直径 8～10nm 的淀粉丝，从系膜区向基底膜延伸。

2. 膜增生性肾炎　晚期病变可见大小相似的结节，分布于肾小球中，与 K－W 结节相反，结节首先出现在肾小球丛的周边部，常见较明显系膜细胞增生；由于系膜基质插入，肾小球周边襻呈双轨样改变，内皮下及系膜区可见免疫复合物沉着。

3. 轻链沉积病　呈结节性肾小球硬化及肾小管基膜增厚较常见，但临床上无糖尿病的体征，血清中存在异常单克隆免疫球蛋白，有时可见免疫球蛋白轻链在肾小球中沉积。

4. 肥胖相关性肾病　肾小球肥大，肾小管肥大，部分表现为局灶节段性肾小球硬化（FSGS）样病变，间质血管透明变性，但无 DN 结节性病变，基底膜增厚不显著。

（七）临床类型

1. 1 型糖尿病患者并发糖尿病肾病　1 型糖尿病患者（DM）通常在诊断时尿白蛋白排泄率即有升高。经胰岛素治疗代谢控制良好时，大多数 DM 患者 UAER 可在 3～6 个月减少。在常规治疗下，UAER 每年约增加 20%，约 80% 的持续微量清蛋白尿患者在随后的 10 年内将发展至明显肾病。大量白蛋白尿或持续白蛋白尿通常在诊断 DM 后的 15～25 年出现。

1 型 DM 在尿白蛋白排出正常时，高血压的发生率常高于普通人群；伴微量白蛋白尿者，血压通常开始升高但早期仍保持在正常血压范围；大量白蛋白尿时，高血压发生率达 60%～70%；而在肾功能衰竭时，所有患者均有高血压。

在 1 型 DM，三酰甘油（TG）和极低密度脂蛋白（VLDL）是升高的，HDL－C 降低，总胆固醇（TC）和 LDL－C 水平也有可能上升。在良好的代谢控制下，血脂和脂蛋白水平可接近同年龄的非糖尿病患者群。

2. 2 型糖尿病患者并发糖尿病肾病　2 型 DM 患者的 UAER 与 1 型 DM 基本相同，但也有一些不同的特点。在 DM 诊断时 30% 的患者已出现微量白蛋白尿，而 2%～8% 已出现大量白蛋白尿。这可能是长期未发现的高血糖对肾脏的长期损害引起的。大量白蛋白尿大约在诊断 DM 后的 16 年左右出现，与 1 型相比时间较短，这可能与 2 型 DM 患者诊断日期不能很准确界定有关。

2 型 DM 患者在诊断 DM 时有较高的高血压发生比例。在微量或大量白蛋白尿时，高血压发生率明显升高；在肾功能衰竭阶段几乎所有患者均有高血压。

2 型 DM 的血脂异常更为常见。血脂异常表现为 TG 升高，HDL－C 降低，TC 和 LDL－C 通常与非糖尿病患者群无明显不同，VLDL 残体即中间密度脂蛋白（IDL）常是增加的。血脂异常除浓度变化外，脂蛋白颗粒中的成分也可发生变化，表现为 IDL 和 VLDL 中的胆固醇与 TG 比例增加，小而密的 LDL 增加，这些成分变化对动脉粥样硬化的形成更为重要。

三、治疗

（一）治疗原则

（1）早期、长期、综合治疗，治疗措施个体化。

（2）积极控制血糖，若有可能将血糖控制至正常范围（空腹血糖 < 5.6mmol/L，餐后 2h 血糖 < 7.8mmol/L，糖化血红蛋白 A1c6.0%），同时注意避免低血糖的发生，若经常发生低血糖，适当放松血糖控制目标。

（3）积极有效地控制血压。

（4）纠正脂代谢紊乱。

（5）预防和防止感染的发生。

（6）延缓肾损害的进展，如对氮质血症的 DN 患者给予优质低蛋白饮食，避免肾毒性药物等。

（7）糖尿病肾病肾衰竭。应尽早进行透析治疗。

（二）治疗计划

1. 实施糖尿病肾病教育计划　在慢性病的治疗中，患者自身起着重要作用，只有患者积极主动地和医师配合，才能改善疾病的预后和患者的生活质量。对于糖尿病肾病患者，应尽可能对患者进行与治疗相关的生活教育，比如血糖和血压的自我监测，结合个人的生活方式制订节食计划和特殊的营养治疗方案（能量、蛋白、水电解质的摄取），肾脏替代治疗的操作方法及注意事项。

2. 严格控制血糖　DN 的发生乃多种因素所致，其中高血糖是极其重要的因素。DCCT 及 UKPDS 的研究已证实，良好的血糖控制可显著降低 DN 发生发展的危险。应采取糖尿病教育、饮食疗法、适当运动、药物治疗和血糖监测等多种手段，尽可能地使血糖控制接近正常。争取使糖化血红蛋白 A1c（GHbA1c） < 6.5%，空腹血糖 < 6.0mmol/L，餐后 2h 血糖 < 7.8mmol/L。同时注意尽量避免低血糖的发生。这是治疗 DN 的基础。

（1）口服降糖药的应用

1）磺脲类或非磺脲类胰岛素促泌剂：DN 可给予磺脲类（SUS）降糖药，但宜选用半衰期短的格列喹酮（gliquidone）、格列吡嗪（glipizide）等，长效 SUS 如格列本脲（glibenclamide）及格列齐特（gliclazide），虽其代谢产物部分经肾排泄，但因仍具较强降糖活性，肾功能不全时排出延迟，可引起严重持久的低血糖，DN 患者伴肾功能不全时禁用。当 GFR 低于 30mL/min 时，所有 SUS 中首选格列喹酮，其口服吸收快，主要在肝脏代谢形成羟基化和甲基化代谢产物，95% 通过胆汁由粪便排出，5% 由肾脏排泄。次选格列吡嗪（glipizide），虽其代谢产物部分由肾脏排泄，但活性弱，不易引起低血糖。第三代 SUS 格列美脲（glimepiride）60% 经肝、40% 经肾排泄，轻中度肾功能不全时可小心应用。非 SUS 类胰岛素促泌剂如瑞格列奈（repaglinide）或那格列奈（nateglinide）主要经肝代谢成无降糖作用的代谢产物由胆汁排泄，仅有 <6% 经肾排泄，因而轻中度肾功能不全 DN 患者亦可小心应用，但宜从小剂量开始。

2）双胍类：目前唯一在市场上批准应用的只有二甲双胍一种双胍类药物。DN 患者若仅有蛋白尿而肾功能正常，并非应用二甲双胍的禁忌，但一旦出现轻度肾功能不全，即应严格禁止使用，因其原形由尿排出，可引起乳酸性酸中毒。

3）α - 葡萄糖苷酶抑制剂：主要作用于小肠刷状缘膜的 α - 葡萄糖苷酶，延缓糖类的吸收，降低餐后高血糖。常用有阿卡波糖（acarbose）及伏格列波（voglibose），其胃肠吸收约 2%，主要由胃肠道降解和排出，在 DN 肾功能正常和轻中度肾功能不全时可应用。明显肾功能不全时常伴有胃肠道症状，可加重腹胀、胃肠胀气、腹鸣、腹痛、腹泻等不良反应。

4）噻唑烷二酮类衍生物（胰岛素增敏剂）：主要有罗格列酮（rosiglitazone）及吡格列酮（pioglitazone）两种，通过与核过氧化物增殖活化受体（PPARr）直接结合并激活其活性，增加多种基因编码蛋白的表达，增加胰岛素在外周组织的作用，从而控制糖和脂肪代谢。两药主要经肝脏代谢及排泄，肝功能损害患者慎用，但对肾功能受损的 DN 患者无须调整剂量（罗格列酮 4～8mg/d，吡格列酮 15～45mg/d）。此类药物可单独或联合其他口服降糖药物治疗 2 型 DM 患者，尤其胰岛素抵抗明显者。

（2）胰岛素的应用：1 型 DM 患者均应使用胰岛素治疗。2 型 DM，对单纯饮食和口服降糖药血糖控制不好并有肾功能不全的 DN 患者，应尽早使用胰岛素。由于肾功能受损，胰岛素的降解和排泄均减少，易产生蓄积作用，加上肾功能不全时患者进食往往减少，易发生低血糖，因此胰岛素应从小剂量开始，最好选用半衰期短的制剂。

按起效作用快慢和维持作用时间，胰岛素制剂可分为速（短）效、中效和长（慢）效三类。随着科技的发展，又研制出一些胰岛素类似物。速效胰岛素类似物有门冬胰岛素（aspart）和赖脯胰岛素（lispro）。

1 型糖尿病患者并发糖尿病肾病的治疗采用胰岛素强化疗法。该法模拟替代正常人生理性胰岛素分泌，通过多次皮下注射不同剂型的胰岛素（如三餐前注射短效胰岛素，睡前注射中效胰岛素）；或使用胰岛素泵。需定期监测患者血糖，随时调整胰岛素用量，使血糖控制在正常范围。胰岛素强化治疗的不良反应有低血糖、高胰岛素血症、体重增加。近来临床上已有应用胰岛素泵，可使胰岛素治疗更符合人体自身胰岛素分泌规律，既能使血糖控制理想，又能减少上述不良反应的发生，且大大延缓了糖尿病并发症的发生发展。胰岛素泵有闭环式和开环式两种，前者可准确模拟正常人的胰岛素分泌规律，但价格昂贵，携带不便，不易推广普及。常用的开环式泵，有皮下连续输入型和腹腔内植入型两种。

2 型糖尿病与 1 型糖尿病病理生理不尽相同，且胰岛素强化治疗后又常常带来高胰岛素血症、胰岛素抵抗及低血糖反应、体重增加，由此可引起较多的心脑血管并发症。因此，有人主张 2 型糖尿病患者在饮食控制及运动治疗的基础上，联合口服降糖药物加胰岛素补充治疗。

对于腹膜透析的患者，可通过将胰岛素加入腹膜透析液袋中，然后用加入胰岛素的透析液进行换液。腹腔内胰岛素的给药方式对于血糖控制的效果至少不比皮下注射的方式差；另外，低血糖的发生率也较低。在腹透液中直接加入胰岛素可使胰岛素呈基础水平的持续性释放。随腹透液进入腹腔的胰岛素由脏腹膜吸收后进入门脉循环，随后进入体循环，更有利于血糖控制，提示胰岛素腹腔内给药更加接近胰岛素的生理性释放（胰腺分泌的胰岛素首先进入门脉循环）。腹腔内胰岛素的给药方式对腹膜透析效率没有影响；也并非腹膜炎的危险因素；还可能防止高胰岛素血症和抗胰岛素抗体的形成；并且有利于防止血糖的大幅度波动。原先肥胖的 2 型糖尿病患者在肾衰竭时常常伴随着明显的体重下降，此时空腹甚至餐后血糖可以正常。对于这些不需要胰岛素治疗的糖尿病患者，胰岛素的腹腔内给药可抑制肝脏葡萄糖输出过多，并且减轻高胰岛素血症，减少动脉粥样硬化的危险性。患者腹腔内胰岛素给药剂量的简便计算方法如下：

1）既往每日皮下注射普通胰岛素的总剂量×3，作为总的腹腔内普通胰岛素的给药起始剂量。

2）每日总剂量分为 4～5 次给药，隔夜留腹时胰岛素的剂量占每次日间换液时所用胰岛素剂量的 1/2～2/3。

例如，每日总剂量为 120U 的普通胰岛素：

8：00，第一次换液时加入胰岛素 40U；

13：00，第二次换液时加入胰岛素 35U；

18：00，第三次换液时加入胰岛素 30U；

23：00，第四次换液时加入胰岛素 15U。

3）换液在餐前半小时进行，并根据食物摄入量和活动水平调整胰岛素剂量。

4）确定起始剂量后，还应根据血糖情况调整胰岛素剂量。

例如血糖上升 0.2mmol/L，增加胰岛素 2U；

血糖上升 0.4mmol/L，增加胰岛素 4U；

血糖上升 0.6mmol/L，增加胰岛素 6U；

血糖下降 0.1mmol/L，减少胰岛素 2U。

5）如以 2.5% 的腹透液换液，增加胰岛素 2U；如以 4.25% 的腹透液换液，增加胰岛素 4U。

6）如需禁食（如外科手术或诊断性试验等），则在禁食操作的前一次换液时，将所加胰岛素剂量减至平时剂量的一半，并在操作结束后立即检测血糖，以决定下一次换液时所需胰岛素的剂量。

3. 降压治疗　DM 伴高血压患者，其心血管疾病的危险性是非 DM 高血压患者 2 倍，高血压可加重 DN 及视网膜病变的发生与发展。UKPDS 的流行病学研究显示，平均动脉压每下降 10mmHg，糖尿病相关的任何并发症危险下降 12%，糖尿病相关死亡下降 15%，心肌梗死下降 11%，微血管并发病下降 13%。而 UKPDS 及 HOT 研究显示，把 DM 患者血压控制在 130/80mmHg 以下，可以显著地降低高血压所带来的所有不良后果，特别是能延缓 DN 的发生与发展。若蛋白尿 > 1g/24h，在患者能耐受的前提下，血压应更低（125/75mmHg）。

血管紧张素转换酶抑制剂（ACEI）治疗 DN 高血压有其特殊地位。大量研究表明，ACEI 不仅可控制血压，还可延缓 DN 的进展。ACEI 用于 DN 有以下特殊优势：①阻止肾内血管紧张素 II（AngII）生成，使出球小动脉扩张。降低肾小球跨毛细血管压，从而纠正高滤过状态，减少蛋白尿；ACEI 尚可直接改善肾小球毛细血管的选择性滤过作用。②降低系膜细胞对大分子物质的吞噬作用，减少因蛋白尿所致的系膜细胞增生及肾小管间质的纤维化。③通过抑制 AngII 的生成，从而抑制肾组织局部多种细胞因子如 TGF – β、PDGF 等的生成，这些细胞因子均能刺激肾脏细胞增殖肥大和细胞外基质的产生。④促进基质金属蛋白酶降解，使已形成的细胞基质部分得以降解。ACEI 的上述作用大多认为不依赖其降压作用，因此即使血压正常的 DN 患者也宜应用。常用的药物为卡托普利（captopril）、雷米普利（ramipril）、赖诺普利（lisinopril）、依那普利（enalapril）、贝那普利（benalapril）、福辛普利（fosinopril）或培哚普利（perindopril）等。对老年患者疑有单侧肾动脉狭窄，或存在低肾素、低醛固酮血症的患者，用药后 1~2 周内应复查肾功能，如出现肌酐明显升高和高钾血症，应减量或及时停药。另外，ACEI 勿和大剂量利尿剂合用。如患者出现脱水、血容量不足、肾血流降低时，如呕吐、腹泻、大汗、虚脱等，ACEI 应减量或暂停应用。

血管紧张素 II 受体拮抗剂（ARB）对 DN 也有很好的疗效，目前常用的血管紧张素 II（1 型）受体（AT$_1$）阻断剂，因不影响激肽的降解，所以很少有咳嗽的不良反应。同时，AT$_1$ 受体阻断后，较高的 AngII 可以刺激 AngII$_2$ 型受体（AT$_2$），其结果是受 AT$_2$ 调节的组织出现继发性血管扩张和抗增生作用，因而理论上 ARB 较 ACEI 为好，但也有一些研究证明，ACEI 的肾脏保护作用是通过缓激肽作用而致，因此尚不应下定论。RENNAL 及 PRIME 二项大型多中心临床研究显示，氯沙坦（losartan）及依贝沙坦（irbesartan）能延缓 2 型糖尿病肾病的进展，而且安全性及耐受性很好。尚有研究显示，ACEI 与 ARB 联用，在减少蛋白尿方面的疗效优于两者单用。

β – 阻断剂能降低心肌梗死后患者的死亡率。最近 UKPDS 研究，对 ACEI（卡托普利）与 β – 阻断剂（阿替洛尔，atenolol）在治疗糖尿病高血压方面的疗效进行了比较，结果显示两类药物降压作用相似，在降低微量清蛋白尿或蛋白尿方面疗效也相当。然而应当指出的是，由于该研究人群人 DN 患病率较低，因而该研究是否有足够样本量来说明两类药肾保护作用的差异，尚难以定论。

钙通道拮抗剂可降低平均动脉压，缓解心绞痛，降低细胞内钙，有利于改善胰岛素抵抗，是另一类可用于治疗糖尿病高血压的药物。但近有研究显示，双氢吡啶类钙通道拮抗剂（DCCBs）与 ACEI 比较，会增加心血管事件的危险，目前仍在进行的比较各类降压药及降脂治疗对心脏病发作疗效的大型临床研究（ALLHAT 研究）可望最终能对此作出评价。然而在 HOT 及 Sys – Eur 研究中，DCCBs 与 ACEI、β – 阻断剂及利尿剂联用，并无证据提示心血管事件危险性增加。因此认为，在 DM 伴高血压患者，DCCBs 是继 ACEI、ARB、β – 阻断剂及利尿剂之后另一种可选择应用的降压药。非 DCCBs［如维拉帕米（verapamil）和硫氮草酮（diltiazem）］可降低冠心病事件，短期临床研究还提示非 DCCBs 可降低尿白蛋白的排泄，但是否能延缓 GFR 的下降，临床尚无可靠的证据。

因此，对于 DN 患者降压药的选用，美国糖尿病协会（ADA）提出如下建议：①1 型 DM 伴微量白蛋白尿或临床显性蛋白尿者，无论是否伴高血压，均应首选 ACEI。②2 型 DM 伴微量白蛋白尿或临床显性蛋白尿者，应首选 ARB。③ACEI 与 ARB 联用，可增强其单用时减少蛋白尿的疗效。④若患者不能耐受 ACEI 或 ARB，则可选用非 DCCBs。

4. 限制蛋白质的摄入　动物实验显示，限制饮食中蛋白质的摄入，可降低肾小球的高滤过及肾小球内压，延缓肾脏疾病的进展。在人 DN 几项小规模研究也提示，每天蛋白质摄入量在 0.6g/kg，可在一定程度上延缓 GFR 的下降。然而，这在大型的 MRDS（Modiedfied Diet in Renal Disease Study）研究中却未能得到证实。应当指出，MRDS 研究中只有 3% 的 2 型 DM 患者，且无 1 型 DM 患者。因此，目前建议，DN 患者每日蛋白质摄入量限制在 0.8g/kg，一旦出现 GFR 开始下降，则应进一步限制至 0.6g/（kg·d）。但应注意避免其他营养素的缺乏，限制蛋白的饮食方案最好能由注册糖尿病营养师制订。

5. 慢性肾功能不全的治疗　DN 发展为肾功能不全，最后导致终末期肾衰竭（ESRD）。尿毒症时，由于存在相对的高胰岛素血症和高胰高血糖素血症，或存有胰岛素对抗物质和胰岛素受体或受体后缺陷等，糖代谢紊乱往往会加重；而另一方面，ESRD 时肾脏清除胰岛素的能力减弱，使循环中胰岛素半衰期明显延长，作用增强，加上尿毒症时进食减少，患者注射胰岛素治疗时易出现低血糖。如透析治疗病情缓解后，组织对胰岛素敏感性逐渐恢复，糖代谢又会改善。因此，对 ESRD 患者，血糖控制必须个体化。糖尿病肾病 ESRD 提倡早期透析，当内生肌酐清除率 <15mL/min 或肾脏 KT/V 值 <2.0 时是替代治疗的适应证。若患者因血容量过多血压难以控制，或胃食欲缺乏致恶病质或因尿毒症及胃瘫而出现严重呕吐时，替代治疗的时机应提早。早期透析有利于改善患者的营养状况、减少并发症和减少死亡率。ESRD 替代治疗主要有血液透析（包括血液透析、血液滤过及血液滤过透析），腹膜透析［包括不卧床持续腹膜透析（CAPD），夜间间歇性腹膜透析（NIPD）及循环式持续腹膜透析（CCPD）］以及肾移植（包括同时进行胰腺或胰岛移植）。

（1）腹膜透析：以不卧床持续腹膜透析（CAPD）为主，其优越性在于减慢残存肾功能衰退速度，且不增加心脏负荷，血流动力学稳定，低血压和心律失常发生率低，能有效地清除中分子量毒素，有效地控制尿毒症症状，对贫血、神经病变、高血压和骨病改善优于血液透析；胰岛素的腹腔内注射控制血糖既符合生理要求，又避免皮下注射的痛苦；腹膜透析通道易建立，操作方便，不像血液透析那样需要复杂的机器，且相对较血液透析价格便宜，无透后乏力感，无须全身肝素化，无须太多顾虑会引起视网膜出血而影响视力。腹膜透析的主要缺点是腹膜炎，加上糖尿病患者免疫力低下易发生创口感染或隧道口感染；长期腹膜透析大量葡萄糖吸收容易导致高脂血症和肥胖；如腹膜透析液丢失蛋白质和氨基酸过多，又可导致营养不良和加重低蛋白血症；有糖尿病视网膜病变或白内障视力受影响时患者因操作不当容易发生腹膜炎或无法自行腹膜透析操作。

夜间间歇性腹膜透析（NIPD）或循环式持续腹膜透析（CCPD）主要推荐于白天需工作而不能进行透析的患者。近年腹膜透析技术有了较大的改进，使用 "O" 形管道或双联系统，腹膜炎的发生率大大降低。目前正试用以氨基酸或多糖类代替葡萄糖加入透析液作为渗透溶质，以避免加重高血糖或高脂血症，及改善水分的清除。

（2）血液透析：血液透析（HD）较腹膜透析效能高，充分性好；患者接受医疗监测的机会多；蛋白质丢失少；无须自己操作，适合有眼病变失明的患者。有报道 DM 患者由于严重供血不足，导致肢体坏疽而需要截肢者，HD 较 CAPD 少。血液透析有以下缺点：①由于全身血管病变，建立内瘘常有困难，动静脉瘘寿命短，并发症多。②DM 常并发冠心病以及心肌代谢紊乱病变，加上自主神经病变，患者心血管系统稳定性差，心律失常发生率高，血液透析中易发生低血压。③DN 致 ESRD 患者由于摄入少，肾衰竭时胰岛素半衰期长而作用增强，而透析液常不含葡萄糖，故血液透析后可发生低血糖。④DN 无尿或少尿者行血液透析高钾血症发生率较其他肾病患者为高，尤其是在正在使用 ACEI 的患者。有报道对于 DN 所致 ESRD，血液透析和腹膜透析的存活率存在不同，但是不同地区的报道结果很不一致，可能反映了人为的选择和并发症的干扰，因此，DN 所致的 ESRD 需采用哪一种透析方式尚无定论。多数医生倾向于采用腹膜透析，对保护残存肾功能可能有好处，但是临床医生必需根据患者疾病情况、生活方式和当地医疗条件等的具体情况进行分析，选择适合患者的透析方式。

（3）肾移植：肾移植用于治疗 DN 致 ESRD 日渐增多。肾移植后可使视网膜病变稳定，神经传导速度增加，自主神经病变减轻和胃肠功能紊乱改善，生活质量显著优于 HD 及 CAPD。肾移植可能是 DN ESRD 患者治疗的未来趋势。虽然 DM 肾移植技术已成熟，经验也不少，但肾移植并发症和死亡率仍高于非 DM 患者，如血管病变导致吻合困难、伤口愈合困难、糖皮质激素耐受性差、易感染、易发生心肌梗死、下肢溃疡、坏疽和血管钙化、手术后急性肾小管坏死发生率较高、容易形成膀胱瘘等。为减少上述并发症，提高移植肾成活率，选择肾移植时机十分重要。移植时间宜早，血肌酐低于 $442\mu mol/L$（$5mg/dl$）和内生肌酐清除率高于 $20mL/min$ 时疗效好。如患者一般情况很差，已并发心肌梗死、下肢坏死和神经源性膀胱等，或年龄超过 65 岁则疗效不佳。单纯肾移植并不能防止 DN 再发生，也不能使已发生的 DM 并发症改善，抗排斥治疗如糖皮质激素、环孢素或他克莫司（tacrolimus）等可诱发或加重 DM。肾、胰腺联合移植较单纯肾移植效果好，可防止 DN 的再发生和改善其他 DM 并发症，但技术要求更高。文献报道，1 型 DM 并 ESRD 患者行肾、胰联合移植，患者 1 年存活率高达 94%，肾存活率为 71%，胰腺存活率为 67%，而 3 年的患者存活率、肾及胰腺存活率则分别为 89%、69% 和 64%。

胰岛移植应用于临床已有成功的报道，目前主要用于肾移植术后的 1 型 DM 患者。据 Gie Ben 国际胰岛移植登记中心资料显示，于 1997 年共有 372 例患者接受了门静脉注入同种胰岛的胰岛移植术。只有少部分患者能较长时间不依赖胰岛素治疗（自 1990—1996 年，29/203 例暂时不需用胰岛素，13/170 例不依赖胰岛素达 1 年以上）。但相信在不久的将来，胰岛移植可能有所突破，给 DN 致 ESRD 患者带来福音。

综上所述，DN 的治疗应是综合性的，但最根本的措施应是尽可能控制 DM，以防止 DN 的发生和发展。

（三）治疗方案的选择

对于糖尿病肾病患者，虽然积极控制血糖、血压、血脂等原则已达成共识，糖尿病和 DN 的治疗取得进展，但很多糖尿病患者最终将进展至 ESRD，这也给糖尿病引起的 ESRD 的替代治疗带来了新挑战。如何治疗伴有 ESRD 的糖尿病患者，进行肾脏替代治疗选择已不仅是肾脏病领域所关注的问题，也是流行病学所关注的公众健康危机。

糖尿病肾病 ESRD 患者的肾脏替代治疗的选择包括：①移植（肾移植、胰肾联合移植和肾移植之后的胰腺移植）。②不卧床持续性腹膜透析（CAPD）。③血液透析（HD）。目前已有共识，就医学康复和存活率而言，移植效果最佳，尤其是胰肾联合移植，后者可以同时治疗糖尿病和 DN。CAPD 和 HD 的效果要次于移植，CAPD 与 HD 之间各有长短。对于糖尿病尿毒症患者的治疗方式选择，常受多因素影响，如医生的偏好、伴发的肾外疾病、可用的治疗手段以及患者的选择等。在许多国家，包括澳大利亚、新西兰、英国、加拿大，CAPD 是 DN 肾衰竭患者透析治疗的首选方式，而在日本、美国等国家则以 HD 为主。帮助由糖尿病而引起的 ESRD 患者决定肾脏替代治疗方式，必须考虑到对患者生活方式的影响和现有的医疗条件。肾移植在现有的治疗方式中具有最佳的生活质量和生存率，但要求有严谨而良好的术前准备；与手术有关的麻醉、手术本身以及术后免疫抑制剂使用所带来的风险也必须考虑在内。进行 PD 治疗应该考虑的因素包括：患者的喜好和生活方式、腹膜溶质转运特性和残余肾功能。以 PD 为初始肾脏替代治疗方式的益处较多，伴有 ESRD 的糖尿病患者，CAPD 是理想的首选治疗模式，因这些患者往往已出现前臂血管的硬化，难以实施造瘘手术，即便造瘘成功，动静脉瘘也容易堵塞。虽然可以选择以中心静脉内导管来替代动静脉瘘或人造血管进行血液透析，但容易出现血流量不足和感染，不能长期维持，而且通过导管进行长期血液透析被认为是血透患者存活率不佳的主要预测指标。CAPD 是一个连续性过程，可避免 HD 过程中所发生的水和电解质的明显波动，透析过程中发生血容量相关的低血压较少；由于持续而缓慢的超滤作用，CAPD 治疗有利于控制与容量有关的高血压和预防心力衰竭。所以，伴发心力衰竭和严重高血压的 ESRD 患者通常首选 CAPD 进行治疗。血液透析（HD）较腹膜透析效能高，患者接受医疗监测的机会多；蛋白质丢失少；无须自己操作，适合有眼病变失明的患者。而肾移植时间宜早，血肌酐低于 $442\mu mol/L$（$5mg/dl$）和内生肌酐清除率高于 $20mL/min$ 时疗效好。如患者一般情况很差，已并发心肌梗死、下肢坏死和神经源性膀胱等，或年龄超过 65 岁则疗效不佳。

四、病程观察及处理

（一）病情观察要点

糖尿病肾病患者从出现显性蛋白尿到 ESRD 平均（5.9±3.9）年（1 型）和（6.5±5.1）年（2 型），GFR 平均下降速度为 10～15mL／（min·年），与尿蛋白量、吸烟、血压、血糖、视网膜病变和初始肾功能等有关，因此病情的观察对调整治疗方案及延缓病变发展有积极意义。

1. 实验室指标的观察　如下所述。

（1）尿蛋白：从观察蛋白尿的情况可了解疾病的病程，如果在微量蛋白尿期给予有效的治疗和护理，可阻止病变发展。蛋白尿的减少常意味着病情好转，ACEI 或 ARB 治疗已证明能减少 DN 的蛋白尿，因而需定期监测尿蛋白排泄量，以便调整治疗方案。

（2）血糖和糖化血红蛋白：糖尿病肾病患者的糖代谢不稳定，易发生高血糖或低血糖，因此血糖的监测尤其重要。要教会患者自己利用便携式血糖计规律地进行血糖监测并进行详细的记录，以便医生能及时并准确地调整治疗方案。教育患者要提高低血糖识别能力，防止低血糖发生。糖化血红蛋白可反映近 2～3 个月血糖控制的水平，因而，每 3 个月需检测一次糖化血红蛋白。

（3）血生化指标：糖尿病肾病晚期可出现明显蛋白尿及氮质血症，血尿素氮、肌酐等水平明显升高。应定期监测血尿素氮和血肌酐，以了解肾功能情况。DN 伴肾功能不全者易出现高钾血症，特别是服用 ACEI 或 ARB 治疗者，应特别注意监测血钾。部分患者还可以出现酸中毒、低钙血症和高磷血症，需定期监测并给予相应的治疗。

（4）血脂：脂代谢紊乱在 DN 患者中发生率更高。尤其在 2 型糖尿病患者中，特点是三酰甘油（TG）和低密度脂蛋白（LDL）升高。高 TG 水平也是肾功能下降的独立危险因素。因而需定期监测血脂并调整降脂药的用量。

2. 症状观察　糖尿病肾病进展缓慢，早期症状难以察觉，但是对于糖尿病病程在 15 年以上患者，尤其老年患者，要密切观察神志、胃肠道反应等，如果出现肾功能不全，可有持续性恶心、呕吐、上腹部不适、皮肤瘙痒、精神萎靡等症状。同时还应注意有无低血糖发生。DN 患者接受胰岛素治疗需根据血糖和肾功能情况调整胰岛素剂量，反复的低血糖发作提示胰岛素剂量过大或肾功能下降。

3. 体征观察　重点观察血压、水肿情况、尿量。密切观察血压变化，防止高血压脑病发生。鼓励患者利用电子血压计对血压进行监测并行记录，以便医生根据血压变化及时调整降压治疗方案，使血压尽可能达标。

对于水肿比较明显的患者，注意观察水肿程度、分布部位及消肿情况，记录每日出入量情况，尿量以昼夜分别计量、计次。同时观察体重增减情况。除针对 DN，还应针对 DM 进行必要的体检，如神经系统体征、视力的检查。

（二）疗效判断与处理

DN 的疗效主要包括两个方面：DM 和 DN 的控制情况。DM 的控制主要包括血糖（空腹血糖、餐后2h 血糖和糖化血红蛋白）、血压和血脂控制是否达标；而 DN 的疗效指标主要有尿蛋白排泄量、水肿的情况和肾功能的变化。尿蛋白减少、水肿减轻和肾功能改善（血尿素氮或肌酐下降）为治疗有效的指标。

无论是 1 型还是 2 型糖尿病患者并发的糖尿病肾病均预后不良，其高死亡率和高致残率主要由冠状动脉、脑血管及外周血管病变引起。良好的血糖和血压控制能延缓病情的发展。各种肾脏替代疗法均能改善晚期肾病患者的预后。糖尿病所致 ESRD 的 5 年生存率仅为 20%，10 年不足 5%。有蛋白尿的糖尿病患者的心血管死亡率是无蛋白尿者的 4 倍，是普通人群的 37 倍。

五、随访

（1）注意检查患者对治疗的依从性、患者对治疗的反应及存在的问题（如发生了什么不良反应），是否对血糖和血压进行了自我监测，是否采取积极的生活方式（如适量运动）。

（2）定期检查空腹血糖、餐后 2h 血糖和糖化血红蛋白、血脂、血生化（血尿素氮、肌酐、血钾、血钙和血磷）；定期检测尿蛋白排泄情况。

（3）如果患者肾小球滤过率 GFR 接近 15mL/min，应为肾替代治疗做相应的准备工作，如进行腹膜透析置管或行前臂动静脉造瘘术。

（李士明）

第二节　狼疮肾炎

系统性红斑狼疮（systemic lupus erythematosus，SLE）是自身免疫介导的，以免疫性炎症为突出表现的弥漫性结缔组织病。血清中出现以抗核抗体为代表的多种自身抗体和通过免疫复合物等途径造成多系统受累是 SLE 的两个主要临床特征。该病的发病率和比率世界各国报道结果不一，在美国多地区的流行病学调查报告，SLE 的患病率为（14.6～122）/10 万人，美国黑种人特别是女性患病率高于白种人 3～4 倍。美国夏威夷的调查发现亚洲血统发生该病的患病率远较白种人为高。我国大样本的一次调查（>3 万人）显示 SLE 的患病率为 70/10 万人，在妇女中则高达 113/10 万人。本病好发于育龄女性，多见于 15～45 岁年龄段，北京统计的男性女性之比，在 14～39 岁组为 1：13，在 40～59 岁组为 1：4。

狼疮肾炎（lupus nephritis，LN）是 SLE 最为常见和严重的并发症，约 50% 以上的 SLE 患者临床上有肾脏受累。狼疮肾炎可以是 SLE 诸多的临床表现之一，在 3%～6% 的患者中肾脏是起病时唯一有受累表现的脏器。在一些患者中偶可见到狼疮肾炎出现在抗核抗体阳性之前，甚至有些患者在临床上尚达不到美国风湿病学院（American College of Rheumatology，ACR）关于 SLE 的诊断标准。大多数 SLE 患者，肾脏受累多出现于病程早期，Cameron J. S. 等分析了 230 例狼疮肾炎患者，其中仅有 5 人肾脏受累出现在起病 10 年以后。狼疮肾炎的年龄和性别分布与 SLE 基本一致，肾受累在儿童尤为多见。男性 SLE 患者狼疮肾炎的发生率高，病情重。

一、病因

SLE 的发生与遗传、环境、性激素及自身免疫等多种因素有关。一般认为具有遗传素质的个体在环境、性激素及感染等因素的作用下引起免疫功能异常、自身抗体产生、免疫复合物形成及其组织的沉积，导致 SLE 的发生和发展。

1. 遗传因素　已经证明同卵双生者同患 SLE 的发生率在 24%～58%，而在异卵双生者为 6%；5%～13% 的 SLE 患者可在一、二级亲属中找到另一 SLE 患者；SLE 患者的子女中，SLE 的患病率约为 5%；提示 SLE 存在遗传易感性。近年来对人类 SLE 和狼疮鼠动物模型的全基因组扫描和易感基因定位工作提示，SLE 的发病是多基因相互作用的结果。易感基因存在于凋亡细胞及免疫复合物清除、抗原提呈、炎症因子调控、淋巴细胞激活等整个免疫应答过程中。其免疫表型可能为 3 个不同层次的病理途径的综合效应：①对核抗原免疫耐受的丧失，参与基因（位点）如 sle1（鼠）、Sap、Clq、IRF5；②免疫调节紊乱，包括调控淋巴细胞免疫应答的多种基因（位点），如 sle2、sle3（鼠）、Fas、Lyn、SHP－1、PTPN22、STAT4 等；③免疫效应阶段的终末器官损伤，主要涉及免疫复合物的形成和在特定组织的沉积，相关基因（位点）如 sle6（鼠）、FCGR2A、ITGAM 等。

2. 环境因素　紫外线、某些药品（如肼屈嗪、普鲁卡因胺等）及食物（如苜蓿类、鱼油）等均可诱导本病的发生。

3. 感染因素　人类免疫缺陷病毒（HIV）－1、致癌 RNA 病毒及某些脂多糖可能与本病的发生相关。

4. 性激素　生育年龄女性的 SLE 发病率绝对高于同年龄段的男性，也高于青春期以前的儿童和老年女性。已有研究显示，SLE 患者体内雌性激素水平增高，雄激素降低。泌乳素水平增高亦可对 SLE

的病情有影响，妊娠后期和产后哺乳期常出现病情加重可能与体内雌激素和泌乳素水平变化有关。

二、发病机制

目前 SLE 具体的发病机制尚未明确，各种致病机制研究较多，未能达成统一认识。近年来关于细胞凋亡、狼疮肾炎的肾脏损伤机制研究的进展较多。

（一）细胞凋亡

目前大量研究认为凋亡细胞可能是 SLE 患者体内自身抗原的来源。作为程序性死亡的一种方式，体内每天有大量的细胞发生凋亡以完成新旧更替并维持机体内环境的稳定。在细胞凋亡过程中，位于细胞内的核物质如 DNA、组蛋白等移至细胞表面，如果凋亡细胞未被及时清除，这些核抗原将暴露于机体的免疫系统中，诱发自身免疫反应进而产生以抗核抗体为主的一系列自身抗体。

（二）免疫复合物沉积

免疫复合物在肾脏沉积是多数狼疮肾炎患者的特征性表现及肾脏损伤的启动因素。

目前认为狼疮肾炎患者肾脏沉积的免疫复合物主要有以下两个来源：①循环免疫复合物：SLE 患者因凋亡细胞代谢及自身免疫耐受异常生成大量以抗核抗体为主的自身抗体，SLE 患者尤其是狼疮肾炎患者血清免疫复合物水平亦明显升高。正常情况下循环中一旦有免疫复合物形成，C1q 即与免疫复合物中 Fc 段结合并激活补体经典途径，生成 C3b 共价结合于免疫复合物上。经过 C3b 调理的免疫复合物与红细胞表面补体受体 1 结合并随红细胞运送到肝脾单核–巨噬系统，是循环免疫复合物清除的主要手段。免疫复合物与红细胞表面受体亲和力的大小主要与免疫复合物表面结合的 C3b 的数量有关。免疫复合物分子越大，结合的 C3b 越多，越容易黏附在红细胞上被清除。而抗原抗体的性质及两者之间的比例是决定免疫复合物分子大小的重要因素。在 SLE 患者中，免疫复合物的大小主要与 dsDNA 片段有关，因此小片段 ds–DNA 形成的免疫复合物可能不易被红细胞携带清除而沉积于组织致病。Mjelle J. E. 等发现核小体中的染色质成分与肾小球基底膜或系膜基质中的层粘连蛋白及Ⅳ型胶原有很高的亲和力，SLE 患者循环中富含染色质的免疫复合物如果未被及时清除即很可能沉积在肾脏引发狼疮肾炎。②原位免疫复合物：既往研究报道狼疮肾炎患者体内的自身抗体可直接识别肾小球内的固有抗原形成原位免疫复合物。Chan T. M. 等发现狼疮肾炎患者抗 dsDNA 抗体可直接结合肾小球系膜细胞，另外一些研究者亦发现狼疮肾炎患者非抗 dsDNA 的 IgG 也可以与肾小球系膜细胞膜蛋白直接结合；亦有研究表明抗 ds-DNA 抗体可交叉识别肾小球其他固有抗原（如 α–肌动蛋白或层粘连蛋白），且抗 dsDNA 抗体是否具有致肾病作用与其是否交叉识别这些抗原有关。

另外，肾脏本身对免疫复合物的清除能力很可能也是决定免疫复合物是否能在肾脏沉积的重要因素。凋亡细胞来源的染色质成分与肾小球基底膜或系膜基质中的层粘连蛋白及Ⅳ型胶原结合是免疫复合物沉积于肾脏的重要机制，肾脏本身则可以合成核酸酶降解这些染色质成分抑制其在肾脏沉积，其中 Dnasel 是肾脏主要的核酸酶成分，占总体核酸酶活性的 80%。动物实验及 SLE 患者中均证实肾脏 Dnasel 先天性或获得性缺乏均与狼疮肾炎的发生相关。另外肾脏沉积的免疫复合物可通过结合 Fcγ 受体或补体受体被肾脏固有细胞及浸润的单核–巨噬细胞吞噬清除。而部分 SLE 患者存在补体受体或 Fcγ 受体原发性或继发性功能缺陷而可能致肾脏局部清除免疫复合物的能力亦有所下降，使沉积的免疫复合物不易被快速有效清除。以上研究提示部分 SLE 患者可能存在肾脏对免疫复合物清除能力的缺陷导致免疫复合物易在肾脏沉积而诱发狼疮肾炎。

（三）补体激活与肾脏损伤

狼疮肾炎患者肾脏存在大量补体成分的沉积，如 C1q、C3 等，故一直以来广大学者们认为免疫复合物介导的补体过度激活生成的大量膜攻击复合物以及 C3a、C5a 等趋化因子在肾组织损伤及炎症反应中起重要作用。但补体经典途径早期成分 C1q、C2、C4 的缺乏却可致 SLE 及狼疮肾炎的发生，提示对于 SLE 患者，补体早期成分的激活以安全清除凋亡细胞和免疫复合物的重要性可能远远超过其激活带来的损伤作用，或者说补体经典途径的激活造成的组织损伤并不是狼疮肾炎不可或缺的损伤机制。近年来，补体旁路途经的过度活化或调控异常在狼疮肾炎组织损伤中的地位受到越来越多的重视。在狼疮鼠模型中，抑制补体旁路途径的激活可以明显减轻肾脏损伤程度，敲除旁路途径主要的抑制因子 – H 因子可以显著加重狼疮肾脏损伤的程度等。补体旁路途径的过度激活除了生成大量膜攻击复合体造成周围组织损伤外，还可以生成 C3a、C5a 等趋化因子介导炎症。狼疮鼠模型中敲除 C3a 及 C5a 受体均能明显减轻肾脏损伤的程度，进一步提示其在肾脏炎症反应中的重要性。

（四）系膜细胞及系膜基质

系膜基质及系膜细胞是狼疮肾炎免疫复合物沉积的主要部位。Yung S. 等研究发现抗 dsDNA 抗体结合于肾小球系膜细胞上的 Annexin V 等膜蛋白后诱导其合成 IL – 6 等促炎因子；Pawar R. D. 等发现抗 DNA 抗体可以诱导系膜细胞合成中性粒细胞明胶酶相关载脂蛋白（neutrophil gelatinase – associated lipocalin，NGAL），而 NGAL 可以激活 caspase – 3 诱导肾内细胞凋亡及上调炎症基因的表达，NGAL 基因敲除的小鼠蛋白尿水平、肾脏病理损伤程度均减轻，提示系膜细胞分泌的 NGAL 可能是狼疮肾炎中诱发肾脏炎症的重要介质。抗 DNA 抗体还能促肾小球系膜细胞分泌细胞基质透明质烷，可能是狼疮肾炎系膜增生的重要机制之一。另外，肾小球系膜细胞表达 Fcγ 受体，可通过识别沉积于肾脏的自身抗体的 Fc 段而吞噬系膜区沉积的免疫复合物，并诱导炎症反应的发生。因此推测免疫复合物沉积导致系膜细胞合成细胞因子、趋化因子等炎性介质及系膜基质可能是狼疮肾炎肾脏受累的早期事件。

（五）T 细胞

已有许多研究提示，无论是狼疮鼠动物模型还是狼疮肾炎患者的 T 细胞都是介导肾脏损伤的重要介质。如：去除免疫球蛋白的 MRL/lpr 狼疮鼠仍可出现肾炎表现；在 NZB/W F1 狼疮鼠中，用细胞毒 T 淋巴细胞相关抗原 4 Ig 阻断 T 细胞活化并给予小剂量的环磷酰胺后，肾小球免疫复合物的沉积无明显减少，但肾脏炎症减轻，小鼠的生存时间明显延长；给予 NZB/W F1 狼疮鼠抗 T 细胞抗体治疗可以减轻肾小球炎症，减少尿蛋白量及降低早期死亡率；SLE 患者 T 细胞表面肾脏归巢分子表达增加；狼疮肾炎患者肾脏可见活化的 CD_4^+、CD_8^+、分泌 IL – 17 的 CD_4^-/CD_8^- T 细胞的浸润，这些 T 细胞可分泌大量的炎性因子进而活化抗体特异性 B 细胞，募集巨噬细胞和树突状细胞参与肾脏损伤过程。

（六）趋化因子及细胞因子

狼疮肾炎的发生是肾脏多种细胞相互作用的结果，涉及错综复杂的细胞因子网络。MRL/lpr 狼疮鼠模型中肾脏趋化因子表达早于肾脏炎症细胞的浸润和蛋白尿的出现，在蛋白尿及明显的肾脏损伤出现之前，单核细胞趋化因子（MCP – 1/CCL2）、巨噬细胞炎症蛋白1 – B（CCL4）、RANTES（CCL5）、巨噬细胞集落刺激因子（M – CSF）及 IFN – γ 诱导蛋白 – 10（CXCL10）等即在肾脏表达增高，继而出现单核细胞浸润及其细胞膜表面相应受体上调（CCR1、CCR2、CCR5）等。其中单核细胞趋化因子又与肾脏损伤密切相关，MRL/lpr 狼疮鼠敲除 MCP – 1 后可见肾脏巨噬细胞、T 细胞浸润减少，蛋白尿水平下降、肾脏损伤减轻、生存率升高等表现。另外，在肾脏损伤发生后，阻断 MCP – 1 可改善肾脏损伤情况，延长动物的生存时间；CXCL10/CXCL12 及其对应的受体 CXCR3/CXCR4 在募集浆细胞样树突细胞至肾组织中发挥重要作用。

狼疮肾炎患者肾脏以 Th1 相关细胞因子表达为主，包括 IL – 12、IL – 18 及 IFN – γ 等。SLE 尤其是狼疮肾炎患者血清中这三种细胞因子的水平明显升高，且尿中 IL – 12 的水平与狼疮肾炎的发生及严重程度密切相关。MRL/lpr 狼疮鼠模型中过表达 IL – 18 可致尚未出现肾脏受累的小鼠肾脏白细胞聚集、蛋白尿增多，同样过表达 IL – 12 的 MRL/lpr 狼疮鼠肾脏 T 细胞尤其是分泌 IFN – γ 的 T 细胞浸润增多，肾脏损伤进程加快；而敲除 IL – 12 的 MRL/lpr 狼疮鼠血清中 IFN – γ 的水平下降，狼疮肾炎的发生延迟。

三、病理表现及其分型

（一）基本病理改变

狼疮肾炎的病理改变复杂多样，基本病变包括：

1. 肾小球病变　为狼疮肾炎最为常见而重要的病变。

（1）免疫复合物沉积：可广泛沉积于系膜区、内皮下、基底膜内和上皮下。以 IgG 沉积为主，常伴 IgM、IgA、C3、C4 和 C1q 沉积，以上均阳性称"满堂亮"现象。大量免疫复合物如沉积在内皮下使毛细血管壁增厚称"白金耳"现象；如沉积在毛细血管腔，则形成透明血栓。

（2）细胞增殖：主要为系膜细胞、内皮细胞增殖，可有新月体形成。

（3）毛细血管襻纤维素样坏死：可见苏木素小体，为坏死的细胞核。

（4）炎性细胞浸润：主要为单核－巨噬细胞和 T 淋巴细胞。

2. 肾小管－间质病变　可见于 50% 以上的 LN，尤其是 Ⅵ 型 LN。可为免疫复合物于肾小管基底膜下沉积引起的直接损伤所致，也可为肾小球病变引起的继发性肾小管－间质损伤。主要表现为：

（1）免疫复合物在肾小管基底膜下呈颗粒样沉积。

（2）肾小管上皮细胞呈现轻重不等的变性乃至坏死，灶状、多灶状、大片状乃至弥漫性萎缩。

（3）肾间质水肿、炎细胞浸润和纤维化。浸润的细胞以 CD_4 和 CD_8 淋巴细胞为主。

3. 肾血管病变　狼疮肾炎的小叶间动脉和入球小动脉可出现纤维素样坏死、血栓形成，慢性期可见血管壁增厚和硬化。

（二）活动性病变及慢性病变

狼疮活动时常规的免疫抑制治疗有助于抑制免疫介导的炎症过程，但不能逆转已存在的纤维化、肾小管萎缩或肾小球硬化，因此明确狼疮肾炎的活动度和慢性化程度对评估狼疮肾炎的严重程度、病变的可逆性及对治疗的反应十分重要。狼疮肾炎的活动性病变主要有：毛细血管内皮细胞增生（伴或不伴白细胞浸润）伴管腔严重狭窄、核碎裂、纤维素样坏死、肾小球基底膜破裂、细胞或细胞纤维性新月体形成、内皮下嗜复红蛋白沉积（白金耳）、腔内透明血栓、间质炎症细胞浸润；慢性病变主要有：肾小球硬化（节段、全球）、球囊粘连、纤维性新月体、肾小管萎缩，间质纤维化。

有人因此提出了活动度和慢性化评分方法（表 5-1），尽管评分人在判断结果和标本取材时存在的偏差可能影响评分的准确性，但目前该评分系统仍然是临床医疗和科学研究的基本工具。

表 5-1　狼疮性肾炎肾活检标本活动性和慢性化评分

活动指标	慢性指标
细胞增生	肾小球硬化
核碎裂和坏死	肾小管萎缩
细胞（细胞纤维）性新月体	纤维性新月体
白金耳/透明血栓	间质纤维化
白细胞浸润	
间质炎症细胞浸润	

注：每项的评分从 0～3。"核碎裂和坏死"和"细胞性新月体"每项乘以 2。活动度的最高分是 24，慢性化的最高分是 12。

（三）病理分型

1982 年 WHO 根据狼疮肾炎的光镜、免疫荧光和电镜表现，对狼疮性肾炎进行了病理学分型（表 5-2），这是一个比较成熟和公认的方案，对狼疮肾炎的肾活检影响很大，持续了约 20 年。但这一分类方法是根据肾小球病变的严重程度进行分型的，有研究显示与肾小球病变相比，肾小管间质的损伤与肾脏长期预后相关性更强，提示狼疮肾炎中肾小管间质和肾小球的病变对免疫抑制治疗的反应可能不同；另外狼疮肾炎中肾血管的病变也很常见，可表现为急性病变如血栓形成和血管炎，或表现为慢性病变如小动脉硬化，目前认为肾小球毛细血管内血栓形成与预后不良相关，以纤维素样坏死和小血管的炎症细胞浸润为特点的坏死性血管炎的出现也提示预后不良。2002 年国际肾脏病学会（ISN）和肾脏病理学会（RPS）结合多年的临床和病理经验重新修订了狼疮肾炎的病理组织分类，发表了新的标准（表 5-3）。

表5-2 狼疮肾炎（肾小球肾炎）的病理分型（WHO，1982）

分型	病理学改变
Ⅰ型	正常肾小球 A. 免疫病理、光镜、电镜检查均正常 B. 光镜下正常，但免疫病理和电镜检查可见免疫复合物和电子致密物沉积
Ⅱ型	系膜增生型（轻度和中度系膜增生）
Ⅲ型	局灶型（伴有轻度和中度系膜增生） A. 活动性坏死病变 B. 活动性坏死病变和增生、硬化性病变 C. 硬化性病变
Ⅳ型	弥漫性增生型（重度系膜增生型、毛细血管内增生型、膜增生型、新月体型、肾小球内皮下大量电子致密物沉积） A. 无特殊性节段性病变 B. 伴有坏死性和活动性病变 C. 伴有坏死性、活动病变和增生、硬化性病变 D. 伴有硬化性病变
Ⅴ型	膜型 A. 单一的膜性肾病 B. 伴有Ⅱ型病变 C. 伴有Ⅲ型（A-C）病变 D. 伴有Ⅳ型（A-D）病变
Ⅵ型	进行性硬化型

表5-3 狼疮肾炎（LN）的病理学分型（ISN/RPS，2003）

分型	病理学改变
Ⅰ型	轻微系膜性 LN 光镜下肾小球正常，但荧光和（或）电镜显示免疫复合物存在
Ⅱ型	系膜增生性 LN 光镜下可见单纯系膜细胞不同程度的增生或伴有系膜基质增宽及系膜区免疫复合物沉积，无上皮侧及内皮下免疫复合物 荧光和电镜下可有少量孤立性上皮下或内皮下免疫复合物伴同沉积
Ⅲ型	局灶性 LN 活动性或非活动性病变，受累肾小球少于50%。病变呈局灶、节段或球性分布，毛细血管内或毛细血管外增生性病变均可出现，伴节段内皮下沉积物，伴或不伴系膜增生性病变 Ⅲ（A）活动性病变；局灶增生性 LN Ⅲ（A/C）活动性病变和慢性病变：局灶增生和硬化性 LN Ⅲ（C）慢性非活动性病变：局灶硬化性 LN ·应注明活动性和硬化性病变的肾小球比例 ·应注明肾小管萎缩、肾间质细胞浸润和纤维化、肾血管硬化和其他血管病变的严重程度（轻度、中度和重度）及比例
Ⅳ型	弥漫性 LN 活动性病变或非活动性病变，呈弥漫性（受累肾小球≥50%）。病变呈节段性或球性分布。毛细血管内或毛细血管外增生性病变均可出现，伴弥漫性内皮下免疫复合物沉积，伴或不伴系膜增生性病变。出现弥漫性白金耳样病变时，即使轻度或无细胞增生，也归入Ⅳ型 LN。分两种亚型： Ⅳ-S：受累肾小球≥50%，并呈节段性病变 Ⅳ-G：受累肾小球≥50%，并呈球性病变 Ⅳ-S（A）：活动性病变：弥漫性节段性增生性 LN Ⅳ-G（A）：活动性病变：弥漫性球性增生性 LN

分型	病理学改变
Ⅳ型	Ⅳ-S（A/C）：活动性和慢性病变：弥漫性节段性增生和硬化性 LN Ⅳ-G（A/C）：活动性和慢性病变：弥漫性球性增生和硬化性 LN Ⅳ-S（C）：慢性非活动性病变伴有硬化：弥漫性节段性硬化性 LN Ⅳ-G（C）：慢性非活动性病变伴有硬化：弥漫性球性硬化性 LN ·应注明活动性和硬化性病变的肾小球比例 ·应注明肾小管萎缩、肾间质细胞浸润和纤维化、肾血管硬化和其他血管病变的严重程度（轻度、中度和重度）及比例
Ⅴ型	膜性 LN 肾小球基底膜弥漫增厚，可见球性或节段性上皮下免疫复合物沉积，伴或无系膜病变 Ⅴ型 LN 并发Ⅲ型或Ⅳ型病变，则应做出复合性诊断，如Ⅲ+Ⅴ，Ⅳ+Ⅴ等
Ⅵ型	严重硬化型 LN 超过90%的肾小球呈现球性硬化，不再有活动性病变

新分类方法主要变更如下：①Ⅰ型删除了光镜、免疫荧光和电镜检查均为正常的病例。②Ⅱ型仅限于轻度系膜病变，当内皮下多处或大量免疫复合物沉积，或出现球性及节段性中重度病变时，应列入Ⅲ型或Ⅳ型。③Ⅲ型和Ⅳ型都是以肾小球毛细血管襻内、外增生、免疫复合物沉积为特点，特别强调了活动性病变（A）、非活动性和硬化性病变（C）及混合型病变（A/C）；在Ⅳ型狼疮肾炎中，除了弥漫球性病变，尚有弥漫节段性病变（S）；特别指出，在Ⅳ型狼疮肾炎中，有一种特殊病变即大量弥漫性白金耳形成，而增生性病变并不严重。④Ⅲ型和Ⅳ型狼疮肾炎均出现肾小管和肾间质病变，要明确指出损伤比例。⑤Ⅴ型狼疮肾炎中，可明确列出混合的类型，如Ⅱ+Ⅴ，Ⅲ+Ⅴ，Ⅳ+Ⅴ等。⑥Ⅵ型狼疮肾炎中，球性硬化的肾小球比例必须超过全部的90%，显示炎症导致的组织破坏已不能逆转。

狼疮肾炎不但不同的病理类型可以互相重叠，狼疮肾炎的组织病理类型也可随着疾病活动性和治疗效果的变化互相转变。例如，病变相对较轻的类型（Ⅱ型），如果不治疗，可转化为严重的Ⅳ型；而严重增生型病变，经过治疗或随着病程的延长可转化为系膜型病变或膜型病变。病理类型的转化伴随相应的血清学和临床表现的变化。

四、临床表现

（一）肾脏表现

狼疮肾炎临床表现多种多样，可为无症状的单纯血尿和（或）蛋白尿，也可为急进性肾炎或明显的肾病综合征。

狼疮肾炎患者多表现为肾炎综合征，最常见的表现是蛋白尿，多伴一定程度的水肿及镜下血尿，其中45%~65%的患者表现为肾病综合征。肾病变活动期还可有白细胞尿。

Cameron 等报道超过50%的患者在诊断狼疮肾炎时存在肾小球滤过率下降或血肌酐升高，多数研究认为起病时肾功能损伤是预后差的危险因素。少数患者表现为急性肾衰竭，主要原因有：①肾小球广泛新月体形成；②肾小球广泛毛细血管内血栓形成；③与肾小球病变不平行的急性间质性肾炎；④肾静脉血栓。

有20%~50%的系统性红斑狼疮（SLE）患者起病时存在高血压，肾脏受累的患者中高血压的发生率并无明显增高，但在严重的狼疮肾炎患者中高血压的发生率较高，有人报道在Ⅳ型 LN 中的发生率为55%。狼疮肾炎患者恶性高血压并不常见。

多数狼疮肾炎患者可有肾小管功能受损，偶尔出现在肾小球损害之前或比肾小球病变的表现更为明显，如肾小管酸中毒、多尿、低钾血症或高钾血症等。

（二）肾外表现

1. 全身表现　SLE 患者常常出现发热，可能是 SLE 活动的表现，但应除外感染因素，尤其是在免疫抑制药治疗中出现的发热，更需警惕。疲乏是 SLE 常见但容易被忽视的症状，常是狼疮活动的先兆。

2. 皮肤与黏膜　在鼻梁和双颧颊部呈蝶形分布的红斑是 SLE 特征性的改变。SLE 的皮肤损害包括光敏感、脱发、手足掌面和甲周红斑、盘状红斑、结节性红斑、脂膜炎、网状青斑和雷诺现象等。SLE 皮疹无明显瘙痒，明显瘙痒则提示过敏，免疫抑制治疗后的瘙痒性皮疹应注意真菌感染。接受激素和免疫抑制药治疗的 SLE 患者，若出现不明原因局部皮肤灼痛，可能是带状疱疹的前兆。SLE 口腔溃疡或黏膜糜烂常见。在免疫抑制和（或）抗生素治疗后的口腔糜烂，应注意口腔真菌感染。

3. 关节和肌肉　常出现对称性多关节疼痛、肿胀，通常不引起骨质破坏。激素治疗中的 SLE 患者出现髋关节区域隐痛不适，需注意无菌性股骨头坏死。SLE 可出现肌痛和肌无力，少数可有肌酶谱的增高。对于长期服用激素的患者，要除外激素所致的肌病。

4. 神经系统损害　又称神经精神狼疮。轻者仅有偏头痛、性格改变、记忆力减退或轻度认知障碍；重者可表现为脑血管意外、昏迷、癫痫持续状态等。中枢神经系统表现包括无菌性脑膜炎，脑血管病，脱髓鞘综合征，头痛，运动障碍，脊髓病，癫痫发作，急性精神错乱，焦虑，认知障碍，情绪失调，精神障碍；周围神经系统表现包括吉兰 - 巴雷综合征，自主神经系统功能紊乱，单神经病变，重症肌无力，脑神经病变，神经丛病变，多发性神经病变，共计 19 种。存在一种或一种以上上述表现，并除外感染、药物等继发因素的情况下，结合影像学、脑脊液、脑电图等检查可诊断神经精神狼疮。以弥漫性的高级皮层功能障碍为表现的神经精神狼疮，多与抗神经元抗体、抗核糖体 P 蛋白抗体相关；有局灶性神经定位体征的精神神经狼疮，又可进一步分为两种情况，一种伴有抗磷脂抗体阳性，另一种常有全身血管炎表现和明显病情活动，在治疗上应有所侧重。横贯性脊髓炎在 SLE 不多见，一旦发生横贯性脊髓炎，应尽早积极治疗。否则造成不可逆的损伤。表现为下肢瘫痪或无力伴有病理征阳性。脊髓的磁共振检查可明确诊断。

5. 血液系统表现　SLE 常出现贫血和（或）白细胞减少和（或）血小板减少。贫血可能为慢性病贫血或肾性贫血。短期内出现重度贫血常是自身免疫性溶血所致，多有网织红细胞升高，Coomb's 试验阳性。SLE 本身可出现白细胞减少，治疗 SLE 的细胞毒药物也常引起白细胞减少，需要鉴别。SLE 的白细胞减少，一般发生在治疗前或疾病复发时，多数对激素治疗敏感；细胞毒药物所致的白细胞减少，其发生与用药相关，恢复也有一定规律。血小板减少与血小板抗体、抗磷脂抗体以及骨髓巨核细胞成熟障碍有关。部分患者在起病初期或疾病活动期伴有淋巴结肿大和（或）脾大。

6. 肺部表现　SLE 常出现胸膜炎，如并发胸腔积液，其性质为渗出液。年轻患者（尤其是女性）的渗出性浆膜腔积液，除结核外应注意 SLE 的可能性。SLE 肺实质浸润的放射学特征是阴影分布较广、易变，与同等程度 X 线表现的感染性肺炎相比，SLE 肺损害的咳嗽症状相对较轻，痰量较少，一般不咳黄色黏稠痰，如果 SLE 患者出现明显的咳嗽、黏稠痰或黄痰，提示呼吸道细菌性感染。结核感染在 SLE 表现常呈不典型性。在持续性发热的患者，应警惕血行播散性粟粒性肺结核的可能，应每周摄胸片，必要时应行肺高分辨率 CT 检查，结合痰、支气管 - 肺泡灌洗液的涂片和培养，以明确诊断，及时治疗。SLE 所引起的肺间质病变主要是处于急性和亚急性期的肺间质磨玻璃样改变和慢性肺间质纤维化，表现为活动后气促、干咳、低氧血症，肺功能检查常显示弥散功能下降。少数病情危重者、伴有肺动脉高压者或血管炎累及支气管黏膜者可出现咯血。SLE 并发弥漫性出血性肺泡炎死亡率极高。SLE 还可出现肺动脉高压、肺梗死、肺萎缩综合征。后者表现为肺容积的缩小，横膈上抬，盘状肺不张，呼吸肌功能障碍，而无肺实质、肺血管的受累，也无全身性肌无力、肌炎、血管炎的表现。

7. 心脏表现　SLE 患者常出现心包炎，表现为心包积液，但心脏压塞少见。SLE 可有心肌炎、心律失常，多数情况下 SLE 的心肌损害不太严重，但是在重症的 SLE，可伴有心功能不全，为预后不良指征。SLE 可出现疣状心内膜炎（Libman - Sack 心内膜炎），病理表现为瓣膜赘生物，其与感染性心内膜炎的区别为：疣状心内膜炎瓣膜赘生物最常见于二尖瓣后叶的心室侧，且并不引起心脏杂音性质的改变。通常疣状心内膜炎不引起临床症状，但赘生物可以脱落引起栓塞，或并发感染性心内膜炎。SLE 可以有冠状动脉受累，表现为心绞痛和心电图 ST - T 改变，甚至出现急性心肌梗死。除冠状动脉炎参加了发病外，长期使用糖皮质激素加速动脉粥样硬化和抗磷脂抗体导致动脉血栓形成，可能是冠状动脉病变的另两个主要原因。

8. 消化系统表现 SLE 可出现恶心、呕吐、腹痛、腹泻或便秘，其中以腹泻较常见，可伴有蛋白丢失性肠炎，并引起低蛋白血症。活动期 SLE 可出现肠系膜血管炎，其表现类似急腹症，甚至被误诊为胃穿孔、肠梗阻而手术探查。当 SLE 有明显的全身病情活动，有胃肠道症状和腹部阳性体征（反跳痛、压痛），除外感染、电解质紊乱、药物、并发其他急腹症等因素，应考虑本病。SLE 肠系膜血管炎尚缺乏有力的辅助检查手段，腹部 CT 可表现为小肠壁增厚伴水肿，肠襻扩张伴肠系膜血管强化等间接征象。SLE 还可并发急性胰腺炎。SLE 常见肝酶增高，仅少数出现严重肝损害和黄疸。

9. 其他 SLE 的眼部受累包括结膜炎、葡萄膜炎、眼底改变、视神经病变等。眼底改变包括出血、视盘水肿、视网膜渗出等，视神经病变可以导致突然失明。SLE 常伴有继发性干燥综合征，有外分泌腺受累，表现为口干、眼干，常有血清抗 SSB、抗 SSA 抗体阳性。

五、狼疮肾炎的肾活检

狼疮肾炎患者病理表现为严重活动性病变者，其临床表现也趋于严重，但根据不同的临床表现往往很难准确预测肾的病理类型（表 5 - 4）。抗 dsDNA 抗体的滴度等血清学指标在各种不同病理类型之间亦无显著性差异。因此肾活检可为治疗提供有用的信息。只要患者有狼疮肾炎活动的证据，就应该是肾活检的适应证，如尿红细胞增多或出现红细胞管型、蛋白尿增加或肾功能下降等。

表 5 - 4 狼疮性肾炎患者不同临床表现时的病理类型

临床表现	WHO 病理类型			
	II	III	IV	V
蛋白尿	24%	33%	25%	18%
肾病综合征	18%	30%	46%	6%
肾功能正常	28%	42%	17%	13%
肾衰竭	18%	34%	32%	16%

六、实验室检查和辅助检查

（一）自身抗体

1. 抗核抗体（ANA） 免疫荧光抗核抗体是 SLE 的筛选检查，对 SLE 的诊断敏感性为 95%，特异性相对较低为 65%。除 SLE 外，其他结缔组织病的血清中也常存在 ANA，一些慢性感染或老年人中也可出现低滴度的 ANA。

2. 抗双链 DNA（dsDNA）抗体 SLE 的敏感性为 70%，特异性为 95%，有研究报道与 SLEDAI 评分、狼疮肾炎的发生、肾脏疾病活动度及预后有关。

3. 抗 Sm 抗体 在 SLE 中的特异性高达 99%，但敏感性仅 25%，该抗体的存在与疾病活动性无明显关系。有研究报道抗 Sm 抗体与狼疮肾炎的发生相关。

4. 抗核小体抗体 为 SLE 的特异性抗体，阳性率达 82% ~ 86%。

5. 抗 U_1RNP 抗体 对 SLE 的诊断有一定意义，阳性率 45% ~ 60%，也可见于其他系统性结缔组织病。

6. 抗 SSA 抗体和抗 SSB 抗体 可见于系统性红斑狼疮，阳性率分别为 35% 和 20% 左右，亦见于其他结缔组织病。

7. 抗 C1q 抗体 在狼疮肾炎中的阳性率在 50% 左右，有研究报道抗 C1q 抗体与增生性肾炎有关，与 AI 评分有较明显的相关性，其相关性甚至优于抗 dsDNA 抗体。另外抗 C1q 抗体可以作为预测狼疮肾炎复发的较好指标。

8. 其他自身抗体 抗磷脂抗体（包括抗心磷脂抗体、抗 β_2GPI 抗体和狼疮抗凝物）与血栓形成、习惯性流产和血小板减少有关；抗红细胞抗体与溶血性贫血有关；抗神经元抗体与神经精神性狼疮有关。

（二）常规检查

活动期 SLE 的血细胞三系中可有一系或多系减少（需除外药物所致的骨髓抑制）；尿蛋白，红细胞、白细胞、管型尿等为提示临床肾损害的指标；血沉在活动期常增高；C 反应蛋白通常不高，有研究认为可能系 SLE 血清中存在干扰素抑制肝脏合成 C 反应蛋白所致，并发感染或关节炎较突出者可增高；血清补体 C3、C4 水平与活动度呈负相关，常可作为病情活动性和治疗反应的监测指标之一。SLE 还常出现高 γ 球蛋白血症。

（三）肾脏超声

肾脏超声检查有助于排除部分患者伴发的解剖结构上的改变，同时可测量肾脏大小和实质厚度以判断可否进行肾活检。肾静脉血栓可能出现于本病患者，并可使蛋白尿加重，特别是膜型狼疮或存在狼疮抗凝物时易发生肾静脉血栓。肾静脉血栓的典型临床表现包括腰痛、血尿和肾功能损伤。但即使缺乏典型的临床表现，也不能除外肾静脉血栓。多普勒超声是诊断肾静脉血栓方便敏感的方法。可疑病例应用磁共振血管造影或肾静脉造影可确诊。

七、诊断与鉴别诊断

（一）诊断标准

SLE 属于临床诊断，目前普遍采用美国风湿病学会 1997 年修订的 SLE 分类标准（表5 – 5）。作为诊断标准 SLE 分类标准的 11 项中，符合 4 项或 4 项以上者，在除外感染、肿瘤和其他结缔组织病后，可诊断 SLE。其敏感性和特异性均 >90%。

表5 – 5　美国风湿病学会 1997 年修订的 SLE 分类标准

标准	定义
1. 颊部红斑	固定红斑，扁平或隆起，在两颧突出部位
2. 盘状红斑	片状隆起于皮肤的红斑，黏附有角质脱屑和毛囊栓；陈旧病变可发生萎缩性瘢痕
3. 光过敏	对日光有明显的反应，引起皮疹，从病史中得知或医生观察到
4. 口腔溃疡	经医生观察到的口腔或鼻咽部溃疡，一般为无痛性
5. 关节炎	非侵蚀性关节炎，累及 2 个或更多的外周关节，有压痛，肿胀或积液
6. 浆膜炎	胸膜炎或心包炎
7. 肾脏病变	尿蛋白 >0.5g/24h 或 + + +，或管型（红细胞、血红蛋白、颗粒或混合管型）
8. 神经病变	癫痫发作或精神病，除外药物或已知的代谢紊乱
9. 血液学疾病	溶血性贫血，或白细胞减少，或淋巴细胞减少，或血小板减少
10. 免疫学异常	抗 ds – DNA 抗体阳性，或抗 Sm 抗体阳性，或抗磷脂抗体阳性（后者包括抗心磷脂抗体或狼疮抗凝物阳性或至少持续 6 个月的梅毒血清试验假阳性三者之一）
11. 抗核抗体	在任何时候和未用药物诱发"药物性狼疮"的情况下，抗核抗体滴度异常

需强调指出的是患者病情的初始或许不具备分类标准中的 4 条，随着病情的进展而有 4 条以上或更多的项目。11 条分类标准中，免疫学异常和高滴度抗核抗体更具有诊断意义。一旦患者免疫学异常，即便临床诊断不够条件，也应密切随访，以便尽早做出诊断和及早治疗。

表型典型、确诊的 SLE 患者伴有肾脏病变时，狼疮肾炎的诊断不困难。但须排除同时并发其他病因引起的尿检异常或肾损害，包括药物、肾盂肾炎等。对于表现不典型、未能确诊的 SLE 患者出现肾炎或肾病综合征表现时，应与其他结缔组织病引起的肾脏病及原发性肾小球疾病进行鉴别，肾穿刺病理检查发现狼疮肾炎特征性改变如"白金耳"和"满堂亮"现象等可以协助诊断。

（二）病情活动性评估

确诊狼疮肾炎后，应根据临床肾脏及肾外表现、免疫学指标和肾脏病理表现评估病情活动性。

1. 肾脏活动表现 如下所述。

（1）临床表现：明显血尿和红细胞管型、尿蛋白显著增多甚至为大量蛋白尿（尚需排除病理转型，如转型为 V 型狼疮肾炎）、肾功能急剧恶化（除外肾前性因素、药物因素等）。

（2）病理活动性表现：毛细血管内皮细胞增生（伴或不伴白细胞浸润）伴管腔严重狭窄、核碎裂、纤维素样坏死、肾小球基底膜破裂、细胞或细胞纤维性新月体形成、内皮下嗜复红蛋白沉积（白金耳）、腔内透明血栓、间质炎症细胞浸润。

（3）免疫学指标：补体下降、抗 dsDNA 抗体升高等。

2. 肾外活动表现 发热、皮疹、关节痛、狼疮脑病等各种 SLE 的临床症状，尤其是新近出现的症状，均可提示疾病的活动。

3. 全身疾病活动度评价 国际上通用的几个 SLE 活动性判断标准包括：英国狼疮评估小组（BI - LAG）、SLE 疾病活动指数（SLEDAI）、系统性红斑狼疮活动程度检测（SLAM）等。其中以 SLEDAI 最为常用（表 5 - 6），其理论总积分为 105 分，但实际绝大多数患者积分小于 45。

表 5 - 6 临床 SLEDAI 积分表

积分	临床表现
8	癫痫发作：最近开始发作的，除外代谢、感染、药物所致
8	精神症状：严重紊乱干扰正常活动。除外尿毒症、药物影响
8	器质性脑病：智力的改变伴定向力、记忆力或其他智力功能的损害并出现反复不定的临床症状，至少同时有以下两项：感觉紊乱、不连贯的松散语言、失眠或白天瞌睡、精神运动性活动升高或下降。除外代谢、感染、药物所致
8	视觉障碍：SLE 视网膜病变，除外高血压、感染、药物所致
8	脑神经病变：累及脑神经的新出现的感觉、运动神经病变
8	狼疮性头痛：严重持续性头痛，麻醉性镇痛药无效
8	脑血管意外：新出现的脑血管意外，应除外动脉硬化
8	脉管炎：溃疡、坏疽、有触痛的手指小结节、甲周碎片状梗死、出血或经活检、血管造影证实
4	关节炎：2 个以上关节痛和炎性体征（压痛、肿胀、渗出）
4	肌炎：近端肌痛或无力伴 CPK 升高，或肌电图改变或活检证实
4	管型尿：HB、颗粒管型或 RBC 管型
4	血尿：>5RBC/HP，除外结石、感染和其他原因
4	蛋白尿：>0.5g/24h，新出现或近期升高
4	脓尿：>5WBC/HP，除外感染
2	脱发：新出现或复发的异常斑片状或弥散性脱发
2	新出现皮疹：新出现或复发的炎症性皮疹
2	黏膜溃疡：新出现或复发的口腔或鼻黏膜溃疡
2	胸膜炎：胸膜炎性胸痛伴胸膜摩擦音、渗出或胸膜肥厚
1	发热：体温≥38℃，排除感染原因
1	血小板减少：<100×10^9/L
1	白细胞减少：<3.0×10^9/L，排除药物原因

注：SLEDAI 积分对 SLE 病情的判断：0~4 分为基本无活动，5~9 分为轻度活动，10~14 分为中度活动，≥15 分为重度活动。

轻型 SLE 为：SLE 诊断明确或高度怀疑，临床病情稳定且无明显内脏损害。SLEDAI 积分 <10 分。

中度活动型 SLE：有明显重要脏器累及且需要治疗的患者，SLEDAI 评分在 10~14 分。

重型 SLE：狼疮累及重要脏器并影响其功能，SLEDAI 评分≥15 分，具体包括：①心脏：冠状动脉血管受累、Libman - Sacks 心内膜炎、心肌炎、心脏压塞、恶性高血压；②肺：肺动脉高压、肺出血、肺炎、肺梗死、肺萎缩、肺间质纤维化；③消化系统：肠系膜血管炎、急性胰腺炎；④血液系统：溶血性贫血、粒细胞减少（白细胞 $< 1 \times 10^9/L$）、血小板减少（$< 50 \times 10^9/L$）、血栓性血小板减少性紫癜、动静脉血栓形成；⑤肾脏：肾小球肾炎持续不缓解、急进性肾小球肾炎、肾病综合征；⑥神经系统：抽搐、急性意识障碍、昏迷、脑卒中、横贯性脊髓炎、单神经炎/多神经炎、精神性发作、脱髓鞘综合征；⑦其他：包括皮肤血管炎，弥漫性严重的皮损、溃疡、大疱，肌炎，非感染性高热有衰竭表现等。

狼疮危象是指急性的危及生命的重症 SLE。包括急进性狼疮肾炎、严重的中枢神经系统损害、严重的溶血性贫血、血小板减少性紫癜、粒细胞缺乏症、严重心脏损害、严重的狼疮性肺炎、严重的狼疮性肝炎、严重的血管炎等。

八、治疗

狼疮肾炎治疗方案的决定主要根据肾脏病理表现和分型、病情的活动性、并发累及的其他脏器、并发症及其他引起肾损伤的因素，对起始治疗的反应及治疗的不良反应，其中以肾脏病理改变最为重要。应包括免疫抑制治疗和针对相关表现和并发症的支持治疗。

（一）一般治疗

1. 患者宣教　正确认识疾病，消除恐惧心理，明白规律用药的意义，强调长期随访的必要性。避免过多的紫外光暴露，使用防紫外线用品，避免过度疲劳，避免应用肾毒性药物，自我认识疾病活动的征象，配合治疗、遵从医嘱，定期随诊。

2. 对症治疗和去除各种影响疾病预后的因素　如注意控制高血压，防治各种感染，通过限制饮食中盐和蛋白摄入、控制血脂、减轻体重、纠正代谢异常（如酸中毒）等方法进行肾脏保护治疗。

（二）药物治疗

1. 羟氯喹　有研究表明羟氯喹可以预防 LN 的发生、复发、血栓形成及延缓终末期肾脏病的发生，因此在无特殊禁忌证情况下，建议所有 LN 患者均接受羟氯喹治疗。最大剂量可用至 $6 \sim 6.5mg/$（kg·d）。

2. 免疫抑制药　狼疮常用的免疫抑制治疗方案包括糖皮质激素联合各种细胞毒药物或其他免疫抑制药，如环磷酰胺、硫唑嘌呤、霉酚酸酯、来氟米特或钙调磷酸酶抑制药等。

（1）糖皮质激素：具有强大的抗炎作用和免疫抑制作用，是治疗狼疮的基础药。糖皮质激素对免疫细胞的许多功能及对免疫反应的多个环节均有抑制作用，尤以对细胞免疫的抑制作用突出，在大剂量时还能够明显抑制体液免疫，使抗体生成减少，超大剂量则可有直接的淋巴细胞溶解作用。激素的生理剂量约为泼尼松 7.5mg/d，主要能够抑制前列腺素的产生。由于不同的激素剂量的药理作用有所侧重，病情不同、患者之间对激素的敏感性有差异，临床用药要个体化。

狼疮患者使用的激素疗程较漫长，故应注意保护下丘脑－垂体－肾上腺轴，避免使用对该轴影响较大的地塞米松等长效和超长效激素。激素的不良反应除感染外，还包括高血压、高血糖、高血脂、低钾血症、骨质疏松、无菌性骨坏死、白内障、体重增加、水钠潴留等。应记录血压、血糖、血钾、血脂、骨密度、胸片等作为评估基线，并定期随访。应注意在发生重症 SLE，尤其是危及生命的情况下，激素的不良反应如股骨头无菌性坏死并非是使用大剂量激素的绝对禁忌。大剂量甲泼尼松龙冲击疗法常见不良反应包括：脸红、失眠、头痛、乏力、血压升高、短暂的血糖升高；严重不良反应包括：感染、上消化道大出血、水钠潴留、诱发高血压危象、诱发癫痫大发作、精神症状、心律失常，有因注射速度过快导致突然死亡的报道，所以甲泼龙冲击治疗应强调缓慢静脉滴注 60min 以上；用药前需注意水、电解质和酸碱平衡。

（2）环磷酰胺：是主要作用于 S 期的细胞周期特异性烷化剂，通过影响 DNA 合成发挥细胞毒作用。其对体液免疫的抑制作用较强，能抑制 B 细胞增殖和抗体生成，且抑制作用较持久。除白细胞减少和诱发感染外，环磷酰胺的不良反应主要包括：性腺抑制（尤其是女性的卵巢功能衰竭）、胃肠道反应、脱发、肝功能损害，少见远期致癌作用（主要是淋巴瘤等血液系统肿瘤），出血性膀胱炎、膀胱纤维化和膀胱癌在长期口服环磷酰胺治疗者常见，而间歇环磷酰胺冲击治疗者罕见。

（3）硫唑嘌呤：为嘌呤类似物，可通过抑制 DNA 合成发挥淋巴细胞的细胞毒作用，对浆膜炎、血液系统损害、皮疹等疗效较好。不良反应包括：骨髓抑制、胃肠道反应、肝功能损害等。少数对硫唑嘌呤极敏感者用药短期即可出现造血危象，引起严重粒细胞和血小板缺乏症，轻者停药后血常规多在 2 ~ 3 周恢复正常，重者则需按粒细胞缺乏或急性再障处理，以后不宜再用。

（4）甲氨蝶呤：为二氢叶酸还原酶拮抗药，通过抑制核酸的合成发挥细胞毒作用。主要用于关节炎、浆膜炎和皮肤损害为主的 SLE，长期用药耐受性较佳。主要不良反应有胃肠道反应、口腔黏膜糜烂、肝功能损害、骨髓抑制，偶见甲氨蝶呤肺炎。

（5）霉酚酸酯：为次黄嘌呤单核苷酸脱氢酶的抑制药，该酶是单核细胞和淋巴细胞内嘌呤核苷酸从头合成的限速酶，可特异性的抑制淋巴细胞的增生，因此它的耐受性很好。近年来霉酚酸酯所致严重感染的不良反应已引起广泛关注。

（6）钙调神经磷酸酶抑制药：钙调磷酸酶是 T 细胞信号通路中的关键分子，钙调神经磷酸酶抑制药主要通过抑制钙调磷酸酶而抑制 T 淋巴细胞促炎因子基因表达，发挥选择性的细胞免疫抑制作用，是一种非细胞毒免疫抑制药。主要药物有环孢素、他克莫司，用药期间注意肝、肾功能及高血压、高尿酸血症、高血钾等情况的发生，有条件者应监测血药浓度，调整剂量。

（7）来氟米特：为二氢乳清酸脱氢酶的抑制药，该酶为嘧啶从头合成中的第四个限速酶，进而抑制淋巴细胞的增殖。另外来氟米特还可抑制 TNF 依赖的 NF - κB 活化和基因表达。常见的不良反应为腹泻、腹痛、恶心、口腔溃疡、脱发、皮疹、感染及肝酶上升。来氟米特引起的肝酶上升为剂量依赖性并可恢复。应用来氟米特不应使用活疫苗。

3. 狼疮肾炎不同病理类型的差异治疗方案　如下所述。

（1）Ⅰ型 LN：Ⅰ型 LN 病理改变轻微，无肾脏受累的临床表现，激素和免疫抑制药的使用取决于肾外狼疮的临床表现。

（2）Ⅱ型 LN：Ⅱ型 LN 可出现蛋白尿和血尿，但多无大量蛋白尿及肾功能损伤。对Ⅱ型 LN 患者当尿蛋白 <1g/d 时以治疗肾外表现为主。

Ⅱ型 LN 可伴随足细胞病变，病理表现为广泛足细胞融合，无肾小球毛细血管壁免疫复合物沉积及内皮细胞增生。此时患者可出现肾病综合征范围的蛋白尿。Ⅱ型 LN 足细胞病变的出现与系膜区免疫复合物的沉积程度无明显相关性。对Ⅱ型 LN 当尿蛋白 >3g/d 时，如应用 ACEI/ARB 类药物疗效欠佳，可参照微小病变肾病的治疗给予糖皮质激素或钙调神经磷酸酶抑制药。

（3）Ⅲ型和Ⅳ型 LN（增生性 LN）：2003 年国际肾脏病学会/肾脏病理学会在狼疮肾炎分型中定义了Ⅲ型、Ⅳ型狼疮肾炎的活动性病变和慢性病变。免疫抑制治疗主要针对活动性病变或慢性病变基础上并发活动性病变，因此在开始治疗之前必须确定疾病的准确分型。

糖皮质激素为基本治疗药物，需联合免疫抑制药。可分为初始治疗和维持治疗，前者主要处理狼疮活动引起的严重情况，应用较大剂量的糖皮质激素和免疫抑制药；后者为一种长期治疗，主要是维持缓解、预防复发、保护肾功能，小剂量激素加免疫抑制药，避免治疗的不良反应很重要。

目前尚无对何为治疗有效的明确定义，大多数学者认为血肌酐下降至治疗前水平，尿蛋白肌酐比值降至 50mg/mmol 以下可以定义为完全缓解；血肌酐水平稳定在治疗前水平（±25%），或有所下降但未降至正常水平，且尿蛋白肌酐比值下降超过 50%，如果为肾病综合征水平蛋白尿，尿蛋白肌酐比值需下降超过 50%，且降至 300mg/mmol 以下者可定义为部分缓解；血肌酐水平持续上升 25% 以上者为病情恶化。

1）初始治疗方案

A. 激素 + 环磷酰胺：激素初始剂量多为口服泼尼松 1mg/（kg·d），根据患者临床情况使用 6 ~ 12 周或以后逐渐减量，4 ~ 6 个月或以后减量到 7.5 ~ 10mg/d。重度增生性肾炎患者可酌情给予甲泼尼龙冲击治疗，即 0.5 ~ 1.0g/d 静脉滴注，连续 3d 为 1 个疗程，必要时可重复。环磷酰胺 0.5 ~ 1g/m² 静脉滴注，每月 1 次，共 6 个月。亦有研究表明低剂量环磷酰胺方案疗效无明显差别，即环磷酰胺 500mg 静脉滴注，每 2 周 1 次，共 3 个月，但研究未包括此方案在重度增生性狼疮肾炎患者（快速进展为肾衰竭者，典型病理表现为 >50% 节段性肾小球坏死或新月体形成）中的疗效评价。另外有研究显示口服环磷酰胺 1.0~1.5mg/（kg·d）（最大剂量 150mg/d）使用 2~4 个月，与静脉注射环磷酰胺效果相同，但有人认为口服环磷酰胺可能比静脉注射不良反应更大。

一些小样本的前瞻性随机对照试验表明糖皮质激素联合环磷酰胺与单用激素相比可降低终末期肾脏病的发生、减少狼疮肾炎复发，提高缓解率，降低慢性肾脏病的发生。对加入 NIH 试验患者重复肾活检结果进行回顾性分析发现，单用激素患者慢性化指数随时间呈线性升高（中位随访时间为治疗后 44 个月），激素联合环磷酰胺（或其他免疫抑制药）患者慢性化指数无明显变化。结果提示免疫抑制药可以阻止肾脏瘢痕进展。但这些结果仍需要大样本长期随访的随机对照试验进行验证。

B. 激素 + 霉酚酸酯：中国人群的一项随机对照研究表明激素联合霉酚酸酯（最大剂量 3g/d）使用 6 个月与静脉注射环磷酰胺治疗反应率相同，两组之间严重感染和死亡不良反应的发生率相近。但目前尚缺乏霉酚酸酯在重度增生性狼疮肾炎中疗效的研究，因此，目前认为此方案可应用于非重度增生性狼疮肾炎中，而对于重度增生性狼疮肾炎患者仍推荐激素联合环磷酰胺方案。

C. 激素 + 硫唑嘌呤：欧洲的一项随机对照研究比较了硫唑嘌呤联合静脉注射甲泼尼龙随后口服激素与静脉注射环磷酰胺加口服激素的疗效。临床随访 2 年后，两组患者对药物治疗反应无明显差别，但应用硫唑嘌呤组不良反应的发生率更低。但使用硫唑嘌呤肾脏远期复发率以及肌酐翻倍风险升高。复查肾活检使用硫唑嘌呤组患者慢性化程度更重。

D. 激素 + 环孢素：一项小样本（n = 40）开放性随机对照试验比较了环孢素和环磷酰胺作为起始阶段药物联合激素治疗增生性狼疮肾炎的疗效。环孢素使用方法为 4~5mg/（kg·d）连用 9 个月，在随后的 9 个月内逐渐减量。环磷酰胺的使用不同于大部分临床试验的方案，在最初 9 个月静脉注射环磷酰胺（10mg/kg）8 次，随后的 9 个月口服环磷酰胺（10mg/kg）4~5 次。在治疗 9 个月和 18 个月时，两组患者在对治疗的反应或疾病缓解方面无差别，在随访至 40 个月时两组复发率无差别。两组患者感染和白细胞减少的发生率亦无差别。

E. 激素 + 他克莫司 + 霉酚酸酯：中国人群一项小规模的随机对照研究比较了Ⅳ型并发Ⅴ型狼疮肾炎患者他克莫司（4mg/d）、霉酚酸酯（1g/d）合用联合口服激素治疗，与静脉注射环磷酰胺（0.75g/m^2，每月 1 次，持续 6 个月）联合口服激素治疗的疗效。在 6 个月时，接受他克莫司 + 霉酚酸酯治疗的患者 90% 达到完全或部分缓解，而使用环磷酰胺组的患者仅有 45% 达完全或部分缓解（P = 0.002）。但在其他多数临床试验中中国人群狼疮肾炎患者对治疗的反应一般较好，而此项试验中接受环磷酰胺的患者对治疗的反应却非常差，因此，此方案的疗效仍需要更多的临床试验进行验证，且在其他种族人群中尚无关于此方案的评价。

F. 如果经初始治疗 3 个月后，狼疮肾炎病情持续恶化，表现为血肌酐升高、蛋白尿加重，即需更换初始治疗方案，或重复肾穿刺活检明确病理类型是否有改变。

2）维持治疗方案：初始治疗结束后，需要用小剂量的激素（≤10mg/d 泼尼松或其他等量糖皮质激素）联合免疫抑制药进行维持治疗。常用于维持治疗的免疫抑制药有：①霉酚酸酯 0.5~1g，2/d；②硫唑嘌呤 1.5~2.5mg/（kg·d）；③环磷酰胺 0.5~1g/m^2 静脉滴注，每 3 个月用 1 次；④对于不能耐受霉酚酸酯或硫唑嘌呤的患者可以选用钙调神经磷酸酶抑制药。

多数患者在初始治疗 6 个月后不能达到完全缓解，但进入维持治疗阶段病情会持续改善直至达到完全缓解，因此对初始治疗有反应的患者初始治疗结束后即可进入维持治疗阶段。但维持治疗 1 年后仍达不到完全缓解的患者需进行重复肾活检，在明确病理改变的基础上更换治疗方案。在获得完全缓解后，建议维持治疗至少持续 1 年以上，尔后可以考虑慢慢减少免疫抑制药剂量，如果既往有狼疮肾炎复发史者应适当延长维持治疗时间。若在维持治疗减量时出现肾功能恶化和（或）蛋白尿增多，建议将免疫抑制治疗药量增加至之前狼疮肾炎得以控制的剂量。目前对于狼疮肾炎药物治疗的持续时间尚无定论，在几项随机对照试验中，平均治疗时间为 3.5 年。

近期有关非洲裔和西班牙裔的狼疮肾炎患者的研究显示在维持治疗阶段泼尼松联合霉酚酸酯或硫唑嘌呤治疗优于泼尼松联合每 3 个月静脉用环磷酰胺。在随访 6 年以后，霉酚酸酯或硫唑嘌呤组比环磷酰胺组死亡率少，肾衰竭发生率低，肾脏复发率低。

3）在Ⅲ/Ⅳ型 LN 治疗过程中应定期监测尿蛋白、血肌酐、尿沉渣、补体、抗 dsDNA 抗体滴度。有效的治疗应使尿蛋白逐渐减少及血肌酐水平逐渐下降，尿沉渣细胞管型减少，但血尿通常会持续数月。抗 dsDNA 及补体水平亦会随着病情好转而恢复正常，但 C3、C4、抗 dsDNA 抗体滴度与狼疮肾炎肾脏活动度相关性较差。

4）Ⅲ/Ⅳ型 LN 治疗效果：多个人群的研究显示Ⅲ/Ⅳ型 LN 在治疗 6～12 个月时缓解率为 20%～85%，其中完全缓解率在 8%～30%。但在中国人群中治疗效果较好，缓解率可达 90%，其中完全缓解率可达 60%～80%。研究表明治疗初始时的血肌酐水平、复发时血肌酐的增长程度、尿蛋白水平、治疗开始时间是能否获得治疗缓解的最重要的预测指标。但即使患者仅能获得部分缓解，仍能明显改善患者的肾脏预后及生存时间，因此仍应积极治疗。

（4）Ⅴ型 LN：单纯Ⅴ型 LN 以蛋白尿为主要表现，伴或不伴血尿，狼疮活动的血清学指标不明显，其中 50%～70% 的患者可出现大量蛋白尿、水肿、低蛋白血症、高脂血症以及高凝血状态。单纯Ⅴ型 LN 的自然病程相对良性，10 年的肾脏生存率为 75%～90%，但仍有进展为慢性肾脏病以及终末期肾脏病的可能性，特别是在大量蛋白尿的患者当中。Ⅴ型 LN 患者肾病综合征水平的蛋白尿一般难以自然缓解，有研究表明基线大量蛋白尿是Ⅴ型 LN 发生终末期肾脏病的独立危险因素。持续的肾病综合征患者其血管并发症发生率高，血管并发症与狼疮患者的高死亡率和高病死率相关。在Ⅴ型 LN 中，应用 ACEI、ARB 以及控制血压等非免疫抑制治疗可使尿蛋白降低 30%～50%。目前对于单纯Ⅴ型 LN 的免疫抑制治疗方案争议较大，尚无最佳治疗方案，不同研究者都发现单独使用激素效果欠佳。因此，对于蛋白尿属非肾病综合征范围且肾功能稳定的单纯Ⅴ型 LN 患者，推荐使用羟氯喹、ACEI、ARB 及控制肾外狼疮活动的治疗措施；对于持续存在肾病综合征范围蛋白尿的单纯Ⅴ型 LN 患者，建议除上述措施之外，加用适量糖皮质激素及以下任意一种免疫抑制药治疗，即霉酚酸酯、硫唑嘌呤、环磷酰胺或钙调神经磷酸酶抑制药；对于经肾活检确定为Ⅴ+Ⅲ及Ⅴ+Ⅳ型的 LN 患者，推荐治疗方案分别同Ⅲ型和Ⅳ型 LN 患者。

（5）LN 复发：狼疮肾炎是一种易复发的疾病，一些随机对照研究表明经治疗后获得完全缓解的狼疮肾炎患者 40% 在缓解后 41 个月内出现肾脏复发，而治疗后仅仅得到部分缓解的患者中 63% 于缓解后 11.5 个月内复发，是否获得完全缓解是复发的最强危险因素，相对危险度达 6.2。

目前对于狼疮肾炎的复发尚无明确的界定，很多学者应用以下标准（表 5－7）。

表 5－7　狼疮肾炎复发的分类诊断标准

轻度复发	中度复发	重度复发
尿红细胞（肾小球源性）由 <5/HP 增加至 >15/HP，同时尿棘红细胞 ≥2/HP 和（或）尿红细胞管型 ≥1/HP 和（或）出现白细胞管型（除外感染）	基线血肌酐水平： <177μmol/L 时，增长 17.7～88.4μmol/L； ≥177μmol/L，增长 35.4～132.6μmol/L；和（或）基线尿蛋白肌酐比值： <50mg/mmol，增长 ≥100mg/mmol 50～100mg/mmol，增长 ≥200mg/mmol，但绝对值 <500mg/mmol >100mg/mmol，增长 2 倍以上，但绝对值 <500mg/mmol	基线血肌酐水平 <177μmol/L 时，升高 >88.4μmol/L ≥177μmol/L，升高 >132.6μmol/L 和（或）尿蛋白肌酐绝对值增长至 >500mg/mmol

肾脏慢性化的过程由多次的急性病变累积而成，慢性化的程度和健存的肾单位的比例，决定肾衰竭发生的危险。狼疮肾炎治疗的最终目标是防止狼疮肾炎的复发，保护肾功能，尽可能减少并发症。对于 LN 复发患者，建议使用原初始治疗方案进行治疗。若重复使用原治疗方案将导致环磷酰胺使用量接近或超过 36g 者，宜使用不含环磷酰胺的初始治疗方案。若怀疑患者的肾脏病理分型发生了变化或不能确定肾脏病变的程度，可考虑重复肾活检。

（6）难治性 LN：约 50% 的狼疮肾炎患者在治疗 12 个月后可达完全缓解或部分缓解，5%～25% 的患者 24 个月时达完全缓解或部分缓解。对于经一个疗程的初始方案治疗后血肌酐和（或）尿蛋白水平仍继续升高者，可考虑重复肾活检，以明确病因为活动性病变还是瘢痕等慢性病变，若为活动性 LN，更换其他初始治疗方案重新治疗。对于常规环磷酰胺方案及其他方案均无效的患者，可考虑利妥昔单抗、钙调神经磷酸酶抑制药或静脉注射丙种球蛋白。

（三）肾外狼疮活动的治疗

1. 轻型　患者有狼疮活动，但无明显其他内脏损害，仅表现光过敏、皮疹、关节炎或轻度浆膜炎者。治疗药物包括

（1）非甾体类抗炎药：可用于控制关节肿痛。服用时应注意消化性溃疡、出血，肾、肝功能等方面的不良反应。

（2）抗疟药：可控制皮疹和减轻光敏感，常用氯喹 0.25g，1/d，或羟氯喹 0.2~0.4g/d。主要不良反应是眼底病变，用药超过 6 个月者，可停药一个月，有视力明显下降者，应检查眼底，明确原因。另外有心脏病史者，特别是心动过缓或有传导阻滞者禁用抗疟药。

（3）沙利度胺：对抗疟药不敏感的顽固性皮损可选择，常用量 50~100mg/d，1 年内有生育意向的患者忌用。

（4）短期局部应用激素治疗皮疹，但脸部应尽量避免使用强效激素类外用药，一旦使用，不应超过 1 周。

（5）小剂量激素（如泼尼松≤10mg/d）可减轻症状。

（6）权衡利弊必要时可用硫唑嘌呤、甲氨蝶呤或环磷酰胺等免疫抑制药。

应注意轻型 SLE 可因过敏、感染、妊娠生育、环境变化等因素而加重，甚至进入狼疮危象。

2. 中度活动型　有明显其他脏器损害者，个体化糖皮质激素治疗是必要的，通常泼尼松剂量 0.5~1mg/（kg·d）。需要联用其他免疫抑制药，如：①以关节炎、肌炎、浆膜炎和皮肤损害为主时可给予甲氨蝶呤 7.5~15mg/周。②表现为浆膜炎、血液系统损害或皮疹时可给予硫唑嘌呤 1~2.5mg/（kg·d），常用剂量 50~100mg/d。

3. 重型　累及重要脏器并影响其功能时，治疗主要分两个阶段，即诱导缓解和维持巩固治疗。诱导缓解目的在于迅速控制病情，阻止或逆转内脏损害，力求疾病完全缓解（包括血清学、症状和受损器官的功能恢复），治疗方案与增生性狼疮肾炎类似，泼尼松 1mg/（kg·d）联合免疫抑制药（如环磷酰胺、硫唑嘌呤、霉酚酸酯、甲氨蝶呤等）。达到诱导缓解后，应继续维持巩固治疗。目的在于用最少的药物防止疾病复发。

4. 狼疮危象的治疗　治疗目的在于挽救生命、保护受累脏器、防止后遗症。通常需要大剂量甲泼尼龙冲击治疗，针对受累脏器的对症治疗和支持治疗，以帮助患者度过危象。后继的治疗可按照重型 SLE 的原则，继续诱导缓解和维持巩固治疗。

5. 常见肾外脏器受累的治疗实例　如下所述。

（1）神经精神狼疮：必须除外化脓性脑膜炎、结核性脑膜炎、隐球菌性脑膜炎、病毒性脑膜脑炎等中枢神经系统感染。弥漫性神经精神狼疮在控制 SLE 的基础药物上强调对症治疗，包括抗精神病药物（与精神科医生配合），癫痫大发作或癫痫持续状态时需积极抗癫痫治疗，注意加强护理。ACL 相关神经精神狼疮，应加用抗凝血、抗血小板聚集药物。有全身血管炎表现的明显活动证据，应用大剂量甲泼尼龙冲击治疗。中枢狼疮包括横贯性脊髓炎在内，可试用地塞米松 10mg 加甲氨蝶呤鞘内注射治疗，每周 1 次，共 2~3 次。

（2）重症血小板减少性紫癜：血小板 $< 20 \times 10^9/L$，有自发出血倾向，需要积极治疗。常用激素剂量：1~2mg/（kg·d）。静脉输注大剂量人静脉用免疫球蛋白（IVIG）对重症血小板减少性紫癜有效，可按 0.4g/（kg·d），静脉滴注，连续 3~5d 为 1 个疗程。IVIG 一方面对 SLE 本身具有免疫治疗作用，另一方面具有非特异性的抗感染作用，可以对大剂量免疫抑制药所致的免疫力挫伤起到一定的保护作用，能够明显提高各种狼疮危象治疗的成功率。还可静脉滴注长春新碱（VCR）1~2mg/周，总量一般不超过 6mg。环孢素由于无明显骨髓抑制作用，是常用的联合治疗药物。无骨髓增生低下者，还可试用环磷酰胺、硫唑嘌呤等其他免疫抑制药。内科保守治疗无效，可考虑脾切除。

（3）弥漫性出血性肺泡炎和急性重症肺间质病变：部分弥漫性出血性肺泡炎的患者起病可无咯血，

支气管镜有助于明确诊断。本病极易并发感染，常同时有大量蛋白尿，预后很差。治疗迄今无良策。对SLE 肺脏累及应提高警惕，结合 SLE 病情系统评估、影像学、血气分析、纤支镜等手段，以早期发现、及时诊断。治疗方面包括氧疗、必要时机械通气、控制感染和支持治疗。可试用大剂量甲泼尼龙冲击治疗、静脉输注免疫球蛋白、血浆置换等。

（4）肺动脉高压：发生率为 5% ～14%，是 SLE 严重的并发症。应根据心脏彩色多普勒超声和（或）右心导管肺动脉测压，并结合心功能分级（参照纽约心脏协会的心功能评定标准）和 6min 步行距离进行评估。肺动脉高压的定义为平均肺动脉压静息状态 >25mmHg 或运动状态 >30mmHg。重度肺动脉高压压力 >70mmHg。如并发有明确的其他引起肺动脉高压疾病，应给予相应处理（改善左心功能、瓣膜手术、氧疗、抗凝血、抗感染）。对 SLE 引起的肺动脉高压，除了前述的激素、环磷酰胺等基础治疗外，还可选择使用钙通道阻滞药、前列环素类似物、内皮素受体阻滞药、5 - 磷酸二酯酶抑制药治疗。

（5）严重的肠系膜血管炎：常需 2mg/（kg·d）以上的激素剂量方能控制病情。应注意水、电解质酸碱平衡，加强肠外营养支持，防止并发感染，避免不必要的手术、探查。一旦并发肠坏死、穿孔、中毒性肠麻痹，应及时手术治疗。

（四）其他治疗方法

既往的研究显示，血浆置换对于接受激素和口服环磷酰胺治疗弥漫增生性狼疮肾炎的患者没有额外的益处。然而对于其他严重的并发症，如狼疮脑或血栓性微血管病，可考虑应用。有一些报道认为使用特殊的免疫吸附（如蛋白 A 柱）有一定疗效。

（五）妊娠生育

狼疮肾炎活动或未达到完全缓解的患者妊娠后发生流产（或死胎）风险明显增加，有研究报道狼疮肾炎完全缓解的患者流产（或死胎）的发生率为 8% ～13%，而活动性狼疮肾炎患者流产（或死胎）的发生率可达 35%。亦有研究报道狼疮肾炎未达到完全缓解者，或尿蛋白 >1g/d，或存在肾功能损伤时，妊娠期间狼疮肾炎复发的风险增加，因此狼疮肾炎未达到完全缓解者要避免妊娠。妊娠期不能使用环磷酰胺、霉酚酸酯、ACEI 和 ARB，使用霉酚酸酯治疗者妊娠前要改用硫唑嘌呤治疗，可继续使用羟氯喹，另外有研究表明低剂量阿司匹林（50 ～100mg/d）可以减少狼疮患者流产（或死胎）风险。如果妊娠时正在使用激素或硫唑嘌呤，妊娠期间或至少妊娠前 3 个月药物不要减量。国内学者一般认为SLE 患者在无重要脏器损害、病情稳定 1 年或 1 年以上，细胞毒免疫抑制药（环磷酰胺、甲氨蝶呤等）停药半年，激素仅需小剂量时方可怀孕，多数能安全地妊娠和生育。妊娠期出现狼疮肾炎复发时，可用糖皮质激素治疗，每日泼尼松 ≤30mg 对胎儿影响不大，并根据病情严重程度决定是否加用硫唑嘌呤。泼尼松龙经过胎盘时被灭活，但是地塞米松和倍他米松可以通过胎盘屏障，影响胎儿，故不宜选用，但在妊娠后期促胎肺成熟时可选用地塞米松。

九、预后

过去几十年来重型狼疮肾炎患者的预后已显著改善。20 世纪 60 年代报道的 5 年生存率只有 70%，而近年报道的 10 年生存率超过 90%。虽然狼疮脑或狼疮肺死亡率仍然很高，但是很少有患者死于狼疮活动。20 世纪 80 年代以来，免疫抑制药有了长足的发展，早期诊断和适宜的治疗对获得良好的长期预后十分重要。

（李士明）

第三节　过敏性紫癜肾炎

一、流行病学

过敏性紫癜好发于儿童，80% ~90% 发病年龄 7~13 岁，2 岁以下罕见。随年龄增长，发病率逐渐降低。男女发病比例为（1.2~1.8）：1。

过敏性紫癜的发病率存在地区差异，且与 IgA 肾病相似。在欧洲尤其法国、意大利、西班牙和英国、芬兰以及亚洲如中国、日本、新加坡等国患病率高，而北美洲和非洲国家患病率较低。黑种人和印第安人罕见本病。

过敏性紫癜肾炎是儿童最常见的继发性肾脏病，在成年人，过敏性紫癜肾炎的比例仅次于狼疮肾炎，在西方，过敏性紫癜肾炎占继发性肾脏疾病的 10% ~50% 。

二、病因和致病机制

（一）病因

过敏性紫癜病因尚未明确，许多患者常有近期感染史，但未能证明与链球菌感染的肯定关系，但 2/3 患者发病前有明确的诱因，如感染或变态反应。各种感染如细菌、病毒、衣原体及寄生虫等均可诱发过敏性紫癜。另外，寒冷、药物和食物过敏，昆虫叮咬等，也可诱发本病。

（二）发病机制

过敏性紫癜的确切发病机制尚不明确，主要与体液免疫异常有关，也涉及细胞免疫异常，同时有多种细胞因子与炎性介质和遗传因素的参与。但已明确它是一种系统性免疫复合物疾病，为 IgA 循环免疫复合物相关的小血管炎及毛细血管损害。免疫复合物沉积于血管壁，导致血管通透性增高，血液成分渗出，引起皮肤、黏膜、内脏器官等多部位病变。在过敏性紫癜肾炎，肾小球系膜区和毛细血管襻均存在 IgA 为主的免疫复合物沉积。

三、病理改变

肾活检光镜检查与 IgA 肾病类似，表现为系膜增生性肾小球肾炎，并可伴不同程度的新月体形成。既有肾小球系膜细胞增生，又有系膜基质扩张；病变既可为局灶性，也可为弥漫性。严重的病例可见多形核白细胞和单个核细胞在肾小球毛细血管襻浸润，甚至可见襻坏死，多伴节段新月体，病变处毛细血管襻常与包曼囊壁粘连。经单克隆抗体检测证实，浸润的细胞为单核细胞/巨噬细胞，以及 CD_4 和 CD_8 阳性 T 细胞。少数病例也可表现为膜增生性肾炎，出现肾小球基底膜双轨形成。肾小管间质病变程度一般与肾小球病变平行。肾小球毛细血管襻内严重增生，若伴有新月体形成时，间质可出现水肿、多灶性单个核细胞浸润、近曲小管上皮细胞出现扁平、空泡变性、刷状缘脱落或灶性坏死，管腔内可见红细胞管型。过敏性紫癜肾炎的肾小管间质病变较原发性 IgA 肾病更为常见。

免疫荧光特征与 IgA 肾病基本相同，以肾小球弥漫颗粒状 IgA 伴 C3 沉积为特征。IgA 主要沉积于系膜区，也可沿毛细血管襻沉积。绝大多数同时伴有 C3 沉积，但 C1q 和 C4 沉积少见，且强度较弱，说明没有激活补体的经典途径。可伴有 IgG、IgM 沉积，伴 IgG 或 IgM 沉积者，临床表现与病理改变较重。

电镜检查可见系膜细胞和系膜基质增生，免疫复合物样电子致密物沉积，有广泛的系膜区和内皮细胞下不规则电子致密物沉积，偶见上皮细胞下电子致密物沉积。伴新月体形成者，可见基底膜断裂、管腔内中性粒细胞浸润。

国际儿童肾脏病学会（ISKDC）制定的分级标准是目前最常用的方法之一，其分级的主要依据是肾小球新月体数量和肾小球内毛细血管襻内增生程度（表 5-8）。

表 5 - 8　过敏性紫癜肾炎病理分级（ISKDC）

分级	病理改变
Ⅰ	轻微肾小球异常
Ⅱ	单纯系膜增生　a. 局灶分布；b. 弥漫分布
Ⅲ	新月体/节段性病变 <50%
Ⅳ	新月体/节段性病变 50% ~75%　　a. 伴节段系膜增生
Ⅴ	新月体/节段性病变 >75%　　　　b. 伴弥漫系膜增生
Ⅵ	假性系膜毛细血管性肾小球肾炎

四、临床表现

（一）肾外表现

1. 皮疹　过敏性紫癜的特征性皮疹发生在四肢远端、臀部及下腹部，多成对称性分布，为出血性斑点，稍高于皮肤表面，可有痒感，1~2周或以后逐渐减退，常可分批出现，几乎所有患者均有此损害。

2. 关节症状　多发性非游走性关节肿痛，见于约2/3的患者，多发生在距小腿关节，少数发生在腕和手指关节。

3. 胃肠道症状　最常见为腹痛，以脐周和下腹部为主，为阵发性绞痛。腹痛可相当严重，有时被误诊为急腹症而予剖腹探查。腹痛可伴恶心、呕吐及血便，儿童有时可并发肠梗阻、肠套叠和肠出血。

4. 其他系统表现　如神经系统、肺部、生殖系统等，主要见于儿童患者。中枢神经系统受累时，可表现为头痛、烦躁不安、意识障碍、癫痫、共济失调等，多数为一过性发作，除脑出血或梗死外，一般不留后遗症。亦可导致肺间质病变，肺气体弥散功能下降，但多数无临床症状，极少数并发肺泡出血。

（二）肾脏表现

过敏性紫癜肾损害发生率，各家报道不一，与研究对象、肾损害判断标准、观察时间长短不同有关。国外报道儿童过敏性紫癜肾损害发生率20%~58%，成年人肾损害发生率高于儿童，为49%~78%。国内报道过敏性紫癜儿童35.8%~55.5%有肾损害的临床表现。如果行肾穿刺病理检查，肾脏受累比例可能更高。因为在尿检正常的过敏性紫癜患者，肾活检可发现Ⅱ级、甚至Ⅲ级的病理改变。皮疹持续发生一个月以上或反复发作、年长儿童、伴有胃肠道出血或关节炎及血浆Ⅶ因子活性降低者，均易累及肾脏，对这部分患者应加强肾脏损害的监测。

绝大多数肾损害在皮疹出现后4周内发生，3.4%~20%可在皮疹3个月至3年后才出现肾损害。极少数以肾脏损害为首发，数月甚至数年后才表现出典型的皮肤紫癜，而常被误诊为IgA肾病。

过敏性紫癜肾炎可表现为多种临床综合征，包括孤立性血尿或蛋白尿、血尿伴蛋白尿、肾病综合征、孤立或反复肉眼血尿、急性肾炎综合征和急进性肾炎综合征等。几乎所有儿童患者病初均有镜下血尿，绝大部分伴蛋白尿，少部分表现为孤立性蛋白尿。30%~50%儿童和成年人过敏性紫癜肾炎，以急性肾炎综合征起病，临床表现为水肿、血尿，可伴高血压和血清肌酐升高。肉眼血尿发生率约20%，肾病性蛋白尿占20%~45%，多数伴有急性肾炎综合征。肾功能不全及高血压发生率低。少部分患者可表现为一过性蛋白尿或血尿，如果不及早检测尿液，容易漏诊。

成年人过敏性紫癜肾炎临床表现较儿童患者重，高血压、肉眼血尿和肾功能不全的比例高于儿童。与IgA肾病类似，极少数过敏性紫癜肾炎可因肉眼血尿，形成红细胞管型，堵塞肾小管，而导致急性肾衰竭。

为了便于临床判断病情选择治疗方案，南京军区南京总医院解放军肾脏病研究所综合肾损害临床和病理改变的严重程度，将过敏性紫癜肾炎分为轻型、中型和重型3种类型（表5-9）。

表 5 - 9   过敏性紫癜肾炎临床分型

类型	尿蛋白 （g/24h）	血尿	高血压	肾功能 损害	肾活检病理改变
轻型	<2.0	镜下	无	无	肾小球系膜增生，或轻度间质病变
中型	≥2.0	大量镜下血尿或肉眼血尿	可有	轻度	弥漫肾小球系膜增生或局灶节段硬化，新月体 <30%，伴毛细血管襻坏死
重型	>3.0	大量镜下血尿或肉眼血尿	有	有	重度肾小球系膜增生，新月体 >30%，伴毛细血管襻坏死

（三）临床 - 病理联系

肾损害的临床表现与肾脏病理分级有关。临床仅有少量蛋白尿者一般为Ⅰ、Ⅱ级，无新月体形成。蛋白尿越多，病变相对越重，尤其是儿童患者，非肾病性大量蛋白尿常常有新月体形成，肉眼血尿患者约22%有新月体形成。有肾功能不全者，组织学病变更严重。但肾损害表现并不总与肾活检病理改变相平行，尿检正常的过敏性紫癜患者，肾活检病理仍可见Ⅱ级或Ⅲ级病变。因此，对紫癜性肾炎患者应强调临床与病理相结合，以判断病情和指导治疗。

五、辅助检查

过敏性紫癜肾炎有50%～70%的患者血清 IgA 水平升高，1/3 患者在过敏性紫癜肾炎活动期或缓解期，血液中可检测到含 IgA 的循环免疫复合物或 IgA 类风湿因子。有50%患者血清中可检出 IgA 型抗磷脂抗体、IgA 型抗内皮细胞抗体（IgA - AECA）和 ANCA 等。ANCA 的免疫球蛋白类型绝大多数为 IgA 型，但 ANCA 的靶抗原不同于原发性血管炎，仅极少数针对髓过氧化物酶或蛋白酶3。

血清补体一般正常，约1/2 患者血浆 C3d 增加，此与临床疾病活动性无关，但与组织学病变的严重性相一致。部分患者血清冷球蛋白可升高。

六、诊断及鉴别诊断

（一）诊断

过敏性紫癜肾炎的确切诊断须依据临床表现和病理特征。临床表现有典型皮肤紫癜且无血小板减少，伴或不伴关节痛、腹痛、皮肤划痕症阳性者，诊断并不困难，但确诊须依据受累皮肤活检结果显示白细胞破碎性血管炎伴 IgA 沉积。或肾活检显示肾小球以 IgA 为主的免疫复合物沉积。对临床症状不典型者，组织活检对确定诊断更为重要。

1990 年，美国风湿病协会制订的过敏性紫癜诊断包括：①可触及的皮肤紫癜；②发病年龄 <20 岁；③急腹痛；④活检显示小动脉或小静脉中性粒细胞浸润。符合以上 2 项或 2 项以上者，可诊断为过敏性紫癜，其敏感性和特异性约90%。在此基础上，欧洲最近提出了新的诊断标准，即皮肤紫癜不伴血小板减少或凝血功能障碍，同时伴有以下一项或一项以上表现者：①弥散性腹痛；②关节炎/关节痛；③组织活检显示以 IgA 为主的免疫复合物沉积。

对过敏性紫癜患者应及早检查尿液，以明确有无肾脏受累，即使病初尿液检查无异常，也应定期复查。对有明显肾损害（如蛋白尿、血尿）或肾功能损害者，应行肾活检病理检查，以明确病理改变特征，并以此作为治疗选择和预后判断的重要依据。

（二）鉴别诊断

过敏性紫癜肾炎须与其他表现为皮肤紫癜伴肾脏损害的疾病，如 ANCA 相关性血管炎、狼疮性肾炎、冷球蛋白血症性肾炎及以 IgA 沉积为主的感染后肾小球肾炎等相鉴别。如果肾脏损害发生在皮疹前，还须与 IgA 肾病鉴别。

1. ANCA 相关性血管炎   本类疾病包括微型多血管炎、Wegener 肉芽肿等，均可表现有皮肤紫癜、关节痛和肾炎。成年患者表现为皮肤紫癜伴肾炎，尤其血清 ANCA 阳性时，须首先除外 ANCA 相关性血管炎。但 ANCA 相关性血管炎发病年龄较大，肺出血发生率高，大多数血清 ANCA 阳性（免疫荧光法和 ELISA），肾组织病理检查见肾小管毛细血管襻坏死，新月体更加突出，且无明显免疫复合物沉积，可与过敏性紫癜肾炎相鉴别。ANCA 相关性血管炎，在无坏死或新月体形成的肾小球系膜病变较轻，而过敏性紫癜肾炎常有广泛系膜病变。

2. 狼疮肾炎　少部分狼疮肾炎可伴免疫性血小板减少性紫癜或血栓性血小板减少性紫癜；Ⅲ型及Ⅳ型狼疮肾炎伴狼疮性血管病变及血清 ANCA 阳性者，皮肤紫癜发生率相对较高，过敏性紫癜肾炎须与之鉴别。但狼疮肾炎患者女性多见，发病年龄较大，多伴有其他脏器损害，同时血清多种自身抗体阳性，低补体血症，肾活检显示肾组织中大量以 IgG 为主的免疫复合物且伴 C1q 沉积，可与过敏性紫癜肾炎相鉴别。

3. 混合性冷球蛋白血症　可导致肾小球肾炎，皮肤紫癜及关节痛，少数混合性冷球蛋白包含 IgA（单克隆 IgA，或 IgA - 类风湿因子），可造成伴 IgA 沉积的皮肤白细胞破脆性血管炎和肾小球肾炎，因而与过敏性紫癜肾炎类似。IgA 冷球蛋白血症的肾损害，可表现为局灶系膜增生、新月体肾小球肾炎或膜增生性肾小球肾炎，毛细血管襻内可见冷球蛋白栓子，但无类似于 IgG - IgM 冷球蛋白血症性肾炎在电镜下所见的圆柱状或环状结构。此外，冷球蛋白血症大多存在其他疾病，如丙型肝炎病毒或乙型肝炎病毒感染，淋巴系统疾病等血清冷球蛋白水平异常升高。

4. 感染后肾小球肾炎　本病少部分因沉积的免疫球蛋白以 IgA 为主，患者的皮肤感染也表现为紫癜样皮疹，可有一过性关节痛和胃肠道症状，而常误诊为过敏性紫癜肾炎。但感染后肾小球肾炎急性期，存在低补体血症，肾小球弥漫性内皮增生更加明显，电镜检查见上皮侧有驼峰状电子致密物沉积，无内皮下及系膜区沉积。即使在感染后肾小球肾炎恢复期，仍可见免疫复合物吸收区。而过敏性紫癜肾炎多表现为节段内皮细胞增生，免疫复合物以系膜沉积为主，可伴内皮下沉积，上皮侧沉积物少见。

5. IgA 肾病　除无肾外症状外，IgA 肾病与过敏性紫癜肾炎的肾脏病理及免疫病理特征非常相似。过敏性紫癜肾炎如果肾损害在前，皮肤紫癜发生在后，常被误诊为 IgA 肾病。因此，在 IgA 肾病中可能存在部分"无皮肤紫癜的过敏性紫癜肾炎"。对具有下列临床表现和病理改变特征的 IgA 肾病，应仔细询问皮肤、关节及腹痛病史，并在随访中注意观察有无肾外表现，以排除过敏性紫癜肾炎：①临床有肉眼血尿发作。②肾活检显示有较多毛细血管襻坏死、节段新月体，即血管炎型 IgA 肾病。③免疫荧光示大量 IgA 沿肾小球毛细血管襻沉积，并伴有纤维素沉积。④电镜检查示肾小球除系膜区和系膜旁区电子致密物沉积外，还有较多的内皮下伴上皮侧，或基底膜内电子致密物沉积。

七、治疗

过敏性紫癜肾炎应根据患者的年龄、临床表现和肾损害程度不同选择治疗方案。目前，虽缺乏大样本的前瞻性临床对照研究，但对重型过敏性紫癜肾炎均主张采用大剂量糖皮质激素（简称激素）联合细胞毒药物，以积极控制肾脏急性炎症性病变，同时应抑制肾小球系膜细胞增生和细胞外基质成分的产生，预防和延缓慢性肾脏病变进展。由于成年人患者肾损害较重，预后较儿童患者差，因而治疗应更加积极。

（一）一般治疗

在疾病活动期，应注意休息和维持水、电解质平衡。水肿、大量蛋白尿者可给予低盐、限水和避免摄入高蛋白食物。有消化道症状者应给予易消化食物、腹痛者可给予阿托品和山莨菪碱对症治疗。消化道出血时应禁食，可用质子泵抑制药如法莫替丁、奥美拉唑等和激素。

为预防紫癜复发而加重肾脏损害，应注意预防上呼吸道感染、清除慢性感染病灶（如慢性扁桃体炎、咽炎）、积极寻找可能的致敏原，并避免再次接触。

（二）常用的治疗药物

1. 糖皮质激素　激素并不能预防过敏性紫癜累及肾脏，因此，单纯皮肤紫癜患者可不用激素，但对已经出现肾脏损害者应给予激素治疗。大量研究表明，激素能减轻过敏性紫癜肾炎的蛋白尿、血尿，改善肾功能，伴有急性关节炎、消化道出血或肺出血者，需激素治疗，可选择泼尼松口服，剂量为：儿童 1～2mg/（kg·d），一般服用 4 周后减量。对临床表现为急进性肾炎、肾病综合征或肾活检显示大量新月体形成者，可先行甲泼尼龙静脉注射，剂量为 0.5g/d，一般连续使用 3d，以后改为激素口服。激素疗程不统一，少数研究中激素总疗程 3～6 个月，对病情较重尤其反复复发者，临床缓解后，泼尼松可隔天服用，并长时间维持治疗。

2. 雷公藤　雷公藤内酯醇具有抗炎和免疫抑制作用，能抑制 IL－2 产生和 T 细胞活化，抑制 NF－κB 活化，抑制抗体产生，还能改善足细胞表面蛋白分子的结构和分布，从而减少蛋白尿。雷公藤内酯醇能抑制过敏性紫癜肾炎患儿外周血 T 细胞活化、增加淋巴细胞凋亡；增加糖皮质激素受体表达，从而增强激素的疗效。雷公藤总甙可与激素联用或单独应用治疗过敏性紫癜肾炎，适用于单纯蛋白尿、单纯血尿或血尿和蛋白尿并存，肾活检病理示没有新月体和毛细血管襻坏死的轻－中型病例。

3. 环磷酰胺　与激素联合用于治疗重型紫癜性肾炎，临床研究显示有明显疗效，但大多数为非对照研究。国内研究也证明，环磷酰胺对儿童和成年人重型过敏性紫癜肾炎均有确切疗效，环磷酰胺多采用间断静脉注射的方法。对儿童患者应用大剂量环磷酰胺带来的性腺毒性作用、感染的并发症，常常限制了环磷酰胺的临床应用，环磷酰胺的累积总量一般不超过 8～9g。

4. 霉酚酸酯　是一种新型免疫抑制药，它选择性抑制 T、B 细胞的增生及白细胞、内皮细胞黏附分子的表达，有阻止白细胞向炎症部位聚集、抑制内皮细胞增殖和血管生成作用。

5. 其他药物　硫唑嘌呤、环孢素等也用于重型过敏性紫癜肾炎的治疗。除免疫抑制药外，尿激酶、抗血小板制剂如双嘧达莫、抗凝血药物（如华法林）等也与激素及细胞毒药物联用，用于治疗重型过敏性紫癜肾炎，但因缺乏对照，其疗效难以确定。

（三）血浆置换

临床表现为急进性肾小球肾炎、肾活检显示有大量新月体形成（＞50%）的过敏性紫癜肾炎，进展至终末期肾衰竭风险极大，对这类重型病例应采取更加积极的治疗措施，如血浆置换，或单独应用血浆置换，可减轻肾损害，延缓肾衰竭进展的速度。

（四）分型治疗

根据病情轻重选择治疗方法，是过敏性紫癜肾炎治疗的基本原则。

1. 轻型过敏性紫癜肾炎　急性期口服泼尼松 0.6mg/（kg·d），同时服用雷公藤总甙 1mg/（kg·d）和中药大黄制剂。泼尼松服用 4 周后逐渐减量，每 2 周减 5mg/隔天至隔天顿服，维持量为隔天 10mg。经上述治疗尿蛋白持续转阴者，可停用激素，继续服用雷公藤总甙和大黄制剂。总疗程 1 年以上。

2. 中型过敏性紫癜肾炎　先使用甲泼尼龙 0.5g 静脉滴注，每天 1 次，连用 3d 后改为口服泼尼松 0.5mg/（kg·d），同时服用雷公藤总甙 1mg/（kg·d）和中药大黄。泼尼松减量方法同轻型。经上述治疗尿蛋白持续转阴者，可停用激素，继续雷公藤总甙和大黄制剂维持。维持期应注意控制慢性纤维化病变的发展，可加用血管紧张素转化酶抑制药或血管紧张素 II 受体拮抗药，治疗总疗程为 2 年以上。

3. 重型过敏性紫癜肾炎　急性期可采用大剂量激素联合霉酚酸酯或环磷酰胺。激素使用方法同中型，病情严重者甲泼尼龙可追加一个疗程。甲泼尼龙静脉冲击治疗结束后，开始使用霉酚酸酯或环磷酰胺，同时服用中药大黄制剂和 ACEI 或 ARB。血压升高者，应积极控制血压。

八、预后

过敏性紫癜肾炎总体预后良好、但肾脏存活率各家报道不一。大多数研究表明，儿童患者的预后好于成年人。起病初，表现为单纯血尿和（或）蛋白尿者，较急性肾炎综合征、肾病综合征及肾炎伴肾病综合征预后好。过敏性紫癜肾炎的预后与肾脏病理改变级别呈负相关，进展至终末期肾衰竭者，肾活检病理改变几乎均为 III 级以上。起病年龄大、大量蛋白尿和新月体比例超过 50% 者，预后差。

大多数患者仅为局灶性肾小球累及和一过性血尿、蛋白尿，肾脏预后良好，多在几个月内消失。某些严重病变如急性肾衰竭、肾病综合征范围的蛋白尿及肾穿刺发现新月体形成，不能自行缓解。重症患者的长期预后仍不佳，最终发展成肾衰竭。疾病初期肾穿刺有硬化和纤维化的，通常预后不良。不论儿童或成年人过敏性紫癜肾炎，临床表现为肾病综合征或急性肾炎伴肾病综合征，起病初血清肌酐升高并伴高血压，肾活检显示有大量新月体、间质纤维化和肾小管萎缩严重者，远期预后差。

（李士明）

第六章

肾病综合征

肾病综合征（nephrotic syndrome，NS）是由一组具有类似临床表现，不同病因、不同病理改变的肾小球疾病构成的临床综合征，其基本特征是大量蛋白尿、低白蛋白血症、水肿和高脂血症。其中大量蛋白尿是肾病综合征的特征性表现和始动因素。一般认为，尿蛋白量在成年人≥3.5g/d，儿童≥50mg/（kg·d），或将随机尿的尿白蛋白/肌酐（ACR）作为标准，ACR≥2 200mg/g 定为大量蛋白尿的衡量标准。肾病综合征作为一个临床诊断，可以涉及多种不同疾病，既可为某种原发性肾小球疾病，也可为全身疾病的肾脏表现。因此，在诊断肾病综合征之后必须进一步明确其病因和病理类型，进而寻求有针对性的治疗方案。

一、流行病学

肾病综合征作为包括一组疾病的临床综合征，鲜有直接统计其患病率的数据资料，而有关临床表现为肾病综合征的各种原发疾病患病率的分析较为多见。肾病综合征在原发性肾小球疾病中占据重要地位，国外报道原发性肾小球疾病表现为肾病综合征者在 34% ~ 49.5%，国内报道为 40% 左右。其疾病谱存在很大的地区差异性，可能与环境、种族和肾活检指征有关。例如来自美国的报道认为，膜性肾病和局灶性节段性肾小球硬化各占原发性肾病综合征的 1/3，微小病变和 IgA 肾病约占 1/4，膜增生性肾小球肾炎很少见。日本的一项研究显示 IgA 肾病占 1/3 以上，局灶性节段性肾小球硬化仅占 10%。我国的研究显示，原发性肾病综合征中膜性肾病占到 29.5%，微小病变肾病 25.3%，IgA 肾病 20%，系膜增生性肾小球肾炎 12.7%，局灶性节段性肾小球硬化 6%，膜增生性肾小球肾炎 1.5%。目前尚无确切数据显示原发性肾病综合征与继发性肾病综合征的比例，据报道，目前继发性肾病综合征中糖尿病肾病所占比例最高，淀粉样变性肾病也较为常见。

儿童肾病综合征相对单纯，其原发性占 95% 以上，最常见病理类型为微小病变肾病，占到 80% 以上，其次是局灶性节段性肾小球硬化和膜性肾病。继发性因素以系统性红斑狼疮、过敏性紫癜、肝炎病毒感染等为主。

二、病因

一般而言，凡能引起肾小球滤过膜损伤的因素都可导致肾病综合征，遗传、免疫、感染、药物以及环境均可参与其中。根据病因首先可将肾病综合征分为原发性和继发性，其中原发性肾病综合征占主要地位，常见于微小病变、局灶性节段性肾小球硬化、系膜增生性肾小球肾炎、膜性肾病及膜增生性肾小球肾炎等病理类型；继发性肾病综合征指继发于其他系统疾病，肾病综合征仅为原发病的部分临床表现，可见于感染性、药物或毒物损伤，过敏性、肿瘤、代谢性、系统性及遗传性疾病等。其疾病谱也和年龄、地域、人种关系密切。例如西方尤其是黑种人局灶性节段性肾小球硬化所占比例可达 1/3 以上，而亚洲人种则以 IgA 肾病高发；儿童以微小病变肾病为主，老年人则以膜性肾病多见（表 6-1）。除外继发性肾病综合征，方可诊断原发性肾病综合征。

表 6 - 1 肾病综合征的好发年龄、分布及常见病因及病理类型

人群分布	原发性肾病综合征	继发性肾病综合征
儿童	微小病变性肾病	过敏性紫癜肾炎 乙肝病毒相关性肾炎 系统性红斑狼疮肾炎 先天性或遗传性肾炎
青少年	系膜增生性肾小球肾炎 膜增生性肾小球肾炎 局灶性节段性肾小球硬化	系统性红斑狼疮肾炎 过敏性紫癜肾炎 乙肝病毒相关性肾炎
中老年	膜性肾病	糖尿病肾病 肾淀粉样变性 骨髓瘤性肾病 淋巴瘤或实体肿瘤性肾病

三、发病机制

由于肾病综合征的病因与病理类型各不相同，发病机制也有所差异，很多引起肾病综合征的疾病本身的发病机制也未完全阐明。但不论原发病如何，肾病综合征的基本病理改变均为肾小球滤过屏障受损，对蛋白通透性增加导致大量蛋白尿的发生。以下仅就蛋白尿的发病机制进行讨论。

大量蛋白尿是肾病综合征最主要的临床特征。任何引起肾小球滤过膜通透性增高的疾病均可引起蛋白尿，即电荷屏障（如足细胞足突病变导致负电荷减少）和孔径屏障（滤过膜病变致其本身孔径变大）的异常，致部分带负电荷的白蛋白或血浆蛋白自肾小球滤过膜滤出，进而导致肾病综合征。

肾小球滤过膜由毛细血管内皮细胞、基底膜和脏层上皮细胞即足细胞构成。三层结构共同维持着肾小球的选择通透性，即对水、小分子物质、离子的通透性极高，而对白蛋白或分子量更大的蛋白分子通透性很低的屏障特性。

1. 足细胞 近年研究发现，足细胞是肾病综合征肾组织病变形成的主要受损靶细胞。它不仅参与构成滤过膜的机械屏障和电荷屏障，而且在维持肾小球毛细血管襻的正常开放、缓解静水压、合成肾小球基底膜基质及维持其代谢平衡中起重要作用。因此，足细胞损伤不仅导致自身功能及结构异常，还将影响滤过膜其他组成部纷的结构和功能，最终导致肾小球病变进展。足细胞在基底膜上稳定附着和发挥正常功能需要一组足细胞相关蛋白来维持。根据蛋白的分布部位将其分为：裂孔隔膜蛋白、顶膜蛋白、骨架蛋白和基底膜蛋白。

2. 基底膜 基底膜含有大量带硫酸肝素链的蛋白多糖，携带大量负电荷，能阻止带负电荷的蛋白通过，是构成电荷屏障的主要成分之一。

3. 肾小球内皮细胞 在细胞腔侧表面也覆有带大量负电荷的蛋白多糖，如唾液酸糖蛋白和 podocalyxin，其构成的电荷选择性在肾小球选择通透性上也发挥了重要作用。

总之，肾病综合征时，肾小球局部和（或）全身免疫、炎症异常反应如膜性肾病时足细胞表面膜攻击复合物 C5b - 9 的形成，抑或局灶节段性肾小球硬化时，循环通透因子的影响，最终均导致肾小球滤过膜电子屏障和孔径屏障的损伤，使其出现选择通透性异常，导致大量蛋白尿形成。

四、病理生理

（一）大量蛋白尿

正常成年人每日尿蛋白排泄量 < 150mg。24h 尿蛋白定量 ≥ 3.5g 即可定义为大量蛋白尿。肾病综合征患者尿中出现大量蛋白，使尿液表面张力增高而导致尿中泡沫增多。在正常生理情况下，肾小球滤过膜具有电荷屏障和孔径屏障作用，大于 70kD 的血浆蛋白分子不能通过滤过膜。当发生病变尤其是电荷屏障受损时，肾小球滤过膜对血浆蛋白（多以白蛋白为主）的通透性增加，致使原尿中蛋白含量增多，

超过近曲小管回吸收能力而出现蛋白尿。此外，尿蛋白量还受肾小球滤过率、血浆蛋白浓度、蛋白摄入量、高血压、药物（如非甾体类抗炎药、血管紧张素转化酶抑制药）等因素影响。例如，血浆白蛋白明显降低时，尽管肾小球滤过膜病变并无改变，但尿蛋白排出量也可降低。相反，当蛋白摄入量增加或静脉输注白蛋白时，尿蛋白排出量可一过性增加。

通常尿蛋白的排泄量可通过收集24h尿液进行检测，也可收集随机尿通过检测尿蛋白和肌酐的比值来进行评估。尿蛋白电泳或尿蛋白免疫电泳可检测尿蛋白的分子量大小，进而判断尿蛋白的选择性，对疾病的鉴别具有一定临床价值。例如低张血尿可导致红细胞溶解破坏，血红蛋白漏出造成假性蛋白尿；多发性骨髓瘤尿中排出大量轻链蛋白导致的蛋白尿等均可通过上述检查加以鉴别。

（二）低白蛋白血症

低白蛋白血症是肾病综合征第二个重要特征，主要是清蛋白从尿中漏出的结果。一般蛋白尿程度越重，血浆白蛋白水平越低，但两者并不完全平行。由于血浆清蛋白水平还与肝合成、肾小管重吸收及降解、饮食中蛋白质摄入等因素有关，因此对于多数患者来说，低清蛋白血症不能单用尿蛋白丢失来解释。一般情况下，大量白蛋白从尿中丢失时，肝脏对清蛋白合成代偿性增加，当增加程度不足以补偿尿中丢失，就会出现低白蛋白血症。例如合并肝脏受累，或是由于肾小管从原尿中摄取肾小球滤过的白蛋白并进行分解的能力增强，导致检测的尿蛋白定量低于实际丢失量。近期有学者提出，肾病综合征时血管壁对白蛋白的通透性增加，致白蛋白漏至组织间隙。此外，肾病综合征患者胃肠道黏膜水肿，食欲缺乏，蛋白摄入不足。还有学者指出消化道也可丢失白蛋白。上述原因均可导致血浆白蛋白水平下降。

低白蛋白血症时，组织间隙的白蛋白浓度下降更明显，以维持毛细血管胶体渗透压梯度差，此时患者血容量可正常，但对任何引起血容量减少的因素（如外科手术或应用利尿药等）敏感性明显增高，可导致肾前性氮质血症甚至低血容量性休克；低白蛋白血症对于以白蛋白结合形式存在于血液的药物药动学有一定影响，此时如常规剂量给药，将使血中游离药物浓度升高，易导致中毒；低白蛋白血症还可导致血小板聚集性增强。

除血浆白蛋白减少外，血浆的其他成分如免疫球蛋白、补体、抗凝血及纤溶因子、金属结合蛋白及内分泌激素结合蛋白也可不同程度地减少，引起患者发生感染、高凝血、微量元素缺乏、内分泌紊乱和免疫功能低下等。例如，少数肾病综合征患者出现甲状腺功能减退，随着糖皮质激素治疗后病情好转而得到纠正。部分患者出现血清 $1, 25-(OH)_2D_3$ 水平下降，血清促红细胞生成素下降，凝血系统异常，低锌血症等表现。

（三）水肿

水肿的产生系由于血管内液体经毛细血管壁转移至组织间隙，并在组织间隙积聚所致。传统观点认为，低白蛋白血症时，血浆胶体渗透压下降，使水分从血管腔内进入组织间隙，导致水肿发生，此时患者血液和血浆容量减少，即"充盈不足"学说。同时，由于血容量相对不足，刺激心房和动、静脉等处的压力及容量感受器，反射性地引起交感神经兴奋性增高，肾素－血管紧张素－醛固酮（RAAS）系统及抗利尿激素分泌增加，心房钠尿肽（心钠素，ANP）分泌减少，促使肾脏对钠、水重吸收，进一步加重水肿。近年研究表明，事实上50%以上的患者血容量并不减少，血浆肾素活性正常或下降，因此，现在观点即"充盈过度"学说认为，肾小球滤过率下降及肾小管重吸收增加引起的钠水潴留是导致肾病综合征水肿的重要因素。水肿的形成是一个动态过程，以上两种学说可能均起一定作用。肾病综合征性水肿呈指凹性，与体位有关，以组织疏松及低垂部位明显，随重力作用而移动，卧位时以眼睑、枕部或骶部水肿为著，起床活动后则以下肢水肿明显，严重时可引起胸腔、腹腔、心包及纵隔的积液，甚至急性肺水肿。

（四）高脂血症

多数肾病综合征患者可出现高脂血症，一般以胆固醇升高最早，三酰甘油在血浆白蛋白低于10～20g/L时开始升高，并随肾病综合征进展而逐步加重。低密度脂蛋白、中间密度脂蛋白和极低密度脂蛋白在肾病综合征早期即可见升高，但高密度脂蛋白水平可正常、增高或降低。肾病综合征的高脂血症是否增加心血管并发症的危险性取决于高脂血症持续时间以及高密度脂蛋白胆固醇水平或是后者与低密度脂蛋白胆固醇的比值。一般认为，高脂血症是脂蛋白合成速度加快、清除减少或脂肪动员增加等综合因素的结果，例如低白蛋白血症致肝代偿性增加白蛋白合成的同时，脂蛋白合成也增加；肾脏对胆固醇中间代谢产物甲羟戊酸分解减少，使胆固醇前体物质增加，而肝中胆固醇合成限速酶羟甲基戊二酰辅酶A还原酶活性增加，加速了胆固醇合成；脂质降解酶如脂蛋白脂酶（LPL）活性下降，低密度脂蛋白受体数目减少致脂质分解受抑等。

高脂血症可引起局灶性肾小球硬化，其机制与肾小球及肾小管间质内脂蛋白沉积、氧化修饰的低密度脂蛋白毒性作用、刺激炎症介质产生、凝血、纤溶功能障碍以及增加基质合成等因素有关。

五、病理类型及临床表现

引起原发性肾病综合征的肾小球疾病主要病理类型包括：微小病变性肾病、局灶性节段性肾小球硬化（FSGS）、系膜增生性肾小球肾炎、膜性肾病及膜增生性肾小球肾炎。现就其不同病理改变和临床特点分别予以介绍。

（一）微小病变性肾病

光镜检查显示，肾小球基本正常，偶见上皮细胞肿胀，空泡样变性及轻度的节段性系膜细胞和基质增生。老年患者偶见肾小球硬化，但不超过肾小球总数的5%～10%。肾小管上皮细胞尤其是近曲小管上皮细胞可呈现脂肪变性或空泡变性，细胞内可见含有双折光的脂滴。肾小管可伴有小灶状萎缩，间质无明显病变，在成年特别是老年患者中可见到小血管壁内膜增厚。免疫荧光检查一般为阴性，有时可见到少量IgM在系膜区沉积。电镜检查显示的是本病特征性改变，即上皮细胞足突广泛融合与假绒毛样变性，也可有空泡变性及脂肪变性。肾小球基底膜正常，沿基膜两侧无电子致密物沉积。

微小病变性肾病占儿童原发性肾病综合征的80%～90%，占成年人原发性肾病综合征的20%～25%。男女比例约为2：1，好发于儿童，成年人患病率降低，但老年人患病率又呈上升趋势。大部分患者突然起病，无明显诱因，水肿为首发症状，呈颜面及体位性水肿，严重者出现浆膜腔积液，大量蛋白尿；肉眼血尿极罕见，1/3患者有镜下血尿；高血压在成年患者相对较多；本型较其他类型更易并发特发性急性肾衰竭，尤其是年龄在50岁以上的老年患者。本病90%的患者对糖皮质激素治疗敏感，但治疗缓解后复发率高达60%。成年人治疗缓解率和缓解后复发率均低于儿童患者。

（二）局灶性节段性肾小球硬化

本型光镜检查特征为肾小球病变呈局灶性、节段性分布，表现为部分肾小球或肾小球的部分节段硬化，未受累的肾小球基本正常或仅轻度系膜增生。一般肾皮质深部或皮髓交界处的肾小球首先受累，仅侵及肾小球的1～3个血管襻。脏层上皮细胞增生、肿胀，严重时形成"假新月体"，见于本病的早期。随病变进展，硬化的肾小球逐渐增多，出现球性硬化，其余相对完好的肾小球代偿性肥大。肾小管－间质病变较常见，可表现为灶状肾小管萎缩、扩张伴间质纤维化和炎细胞浸润，小动脉管壁可增厚。免疫荧光检查显示，IgM和C3呈粗颗粒状或团块状沉积于受累肾小球的病变部位，无病变的肾小球一般呈阴性或IgM和C3在系膜区沉积，IgG和IgA沉积少见。电镜下肾小球脏层上皮细胞出现广泛的足突融合，并与肾小球基底膜脱离为本病的早期病变。受累肾小球内皮细胞下和系膜区有电子致密物沉积，在硬化的部位，有毛细血管的萎陷及电子致密物沉积。根据光镜下肾小球病变不同，局灶性节段性肾小球硬化可分为以下几型，如表6-2所示。

表6-2　局灶性节段性肾小球硬化病理分型

病理类型	病理表现
经典型	早期多累及髓旁肾小球，节段病变可位于近血管极或周边襻，或两者同时出现，其中周边襻节段硬化以儿童型FSGS较常见，部分病例可伴球性硬化

病理类型	病理表现
门部型	近血管极处襻出现节段硬化和透明变性，其累及程度超过丝球体的50%。与门部硬化相连的入球动脉常见透明变性。足细胞肥大和增生较其他类型少见
细胞型	节段性内皮细胞增生，单核细胞、巨噬细胞、淋巴细胞和中性白细胞浸润，致毛细血管襻腔塌陷、闭塞，可累及肾小球的任何部位，如门部和周边部。足细胞增生、肥大、空泡变性，甚至形成"假新月体"
顶端型	节段性病变位于尿极，可见肾小球毛细血管襻与尿极粘连，内皮细胞及足细胞增生，壁层上皮细胞伸入尿极近端小管中，非顶部病变的肾小球可表现为细胞型或经典型病变，部分病例见球性硬化
塌陷型	肾小球基底膜扭曲、塌陷、皱缩，毛细血管襻腔狭小，以球性塌陷较节段塌陷常见，单纯累及血管极少见，无内皮细胞、系膜细胞及基质增生，但足细胞肥大、增生、空泡变性或脱落至肾小囊腔，形成"假新月体"

　　局灶性节段性肾小球硬化可发生于任何年龄，但儿童及青少年多见，平均发病年龄为21岁，男性略多于女性。临床主要表现为肾病综合征，占原发性肾病综合征的5%～10%，10%～30%的病例可为非肾病性蛋白尿。镜下血尿和高血压多见，随病情进展逐渐出现骨功能受损，少数病例在起病时即有肾功能减退，可见肾性糖尿、氨基酸尿、肾小管性酸中毒等肾小管功能异常的表现。上呼吸道感染或预防接种可使临床症状加重。实验室检查为非选择性蛋白尿，免疫学检查血清补体正常，血IgG可降低，与大量蛋白尿从尿中丢失有关。

（三）系膜增生性肾小球肾炎

　　光镜检查显示，肾小球系膜细胞和系膜基质弥漫增生，按照增生程度可分为：轻、中、重度。轻度增生指增生的系膜宽度不超过毛细血管襻的直径，管腔开放良好；中、度增生指增生的系膜宽度超过毛细血管襻的直径，管腔不同程度受压；重度增生指系膜在弥漫性指状分布的基础上呈团块状聚集，伴肾小球节段性硬化。中、重度系膜增生性肾小球肾炎可见节段性系膜插入现象。肾小管－间质改变与肾小球病变平行，中、重度系膜增生性肾小球肾炎常伴有灶状肾小管萎缩和间质纤维化。免疫荧光检查根据肾小球系膜区沉积的免疫复合物不同分为IgA肾病和非IgA系膜增生性肾小球肾炎。前者以IgA沉积为主，后者常有IgM、IgG的沉积，均常伴有补体C3的沉积。呈弥漫性分布于整个肾小球。少数患者仅有C3沉积，极少数免疫荧光检查阴性。电镜检查可见肾小球系膜细胞及基质增生，电子致密物在系膜区和（或）内皮下细颗粒样沉积，肾小球基底膜一般正常，有时可见不规则增厚伴节段性足突融合。

　　本组疾病在我国患病率高，约占原发性肾病综合征的30%。多见于青少年，男性多于女性。临床表现多样，常隐匿起病，可表现为无症状性血尿和（或）蛋白尿、慢性肾炎综合征、肾病综合征等，有前驱感染史者可呈急性起病，甚至表现为急性肾炎综合征。据报道IgA肾病患者约15%表现为肾病综合征，几乎所有患者均有血尿，而非IgA系膜增生性肾小球肾炎约30%表现为肾病综合征，约70%伴有血尿，常为镜下血尿。

（四）膜性肾病

　　光镜病理特点是上皮下免疫复合物沉积，肾小球基底膜弥漫增厚，免疫荧光检查显示，IgG和C3呈弥漫性颗粒状沿肾小球毛细血管壁沉积，很少有IgM和IgA沉着，特发性膜性肾病几乎无系膜区沉积。早期可仅有IgG沉积，晚期可呈阴性，C1q或C4阳性提示补体经典途径激活。随着疾病进展，免疫荧光染色强度减低，逐渐变浅甚至阴性。一般无内皮细胞、系膜细胞及基质或上皮细胞增生，亦无炎细胞浸润。根据病变进展程度分为四期（表6－3）。

表6－3　膜性肾病病理改变及分期

分期	光学显微镜检查	电子显微镜检查
Ⅰ期	肾小球基底膜空泡变性，Masson染色可见上皮下嗜复红蛋白沉积	肾小球基底膜基本正常，可见较小而分散的电子致密物沉积，主要位于足突间隙

分期	光学显微镜检查	电子显微镜检查
Ⅱ期	肾小球基底膜不均匀增厚，钉突样改变，上皮下嗜复红蛋白沉积，颗粒大而弥漫	多数电子致密物沉积于上皮下及基底膜内，上皮细胞足突广泛融合
Ⅲ期	肾小球基底膜明显增厚，链环状结构形成，上皮下多数嗜复红蛋白沉积	肾小球基底膜高度增厚，多数电子致密物沉积，系膜基质增生，上皮细胞足突广泛融合
Ⅳ期	肾小球基底膜不规则增厚，管腔狭窄，系膜基质增多，节段性或球性硬化	肾小球基底膜重塑，三层基本结构消失，电子致密物吸收使基底膜呈虫蚀样，系膜基质增多，血管腔闭塞，最终发展为肾小球硬化
Ⅴ期	肾组织病变基本恢复正常	

在成年人原发性肾病综合征中膜性肾病占25%～30%，可发生于任何年龄，30～50岁为高发，男性多于女性。常隐袭起病，85%表现为肾病综合征，20%～25%呈无症状性蛋白尿，30%～50%有镜下血尿，20%～40%有不同程度的高血压及肾功能受损，但约有25%的患者可完全自发缓解，缓解大多出现在发病的前3年。蛋白尿程度及持续时间是影响自然病情发展的重要因素。本病患者易发生血栓栓塞并发症，尤其是肾静脉血栓形成，发生率在50%左右，可为单侧或双侧、急性或慢性起病。

（五）膜增生性肾小球肾炎

光镜下基本病理改变为，肾小球系膜细胞及基质弥漫增生并沿内皮细胞下插入、基底膜弥漫性增厚呈"双轨征"，免疫荧光示IgG（或IgM）和C3呈颗粒样在系膜区及毛细血管壁沉积，电镜下可见电子致密物在系膜区、内皮下或上皮下沉积，根据电子致密物的沉着部位及基底膜病变的特点可分为三型，见表6-4。

表6-4　原发性膜增生性肾小球肾炎的病理分型及特点

	Ⅰ型	Ⅱ型	Ⅲ型
光学显微镜检查	系膜增生最严重，可分隔肾小球呈分叶状，内皮下有嗜复红蛋白沉积，可使毛细血管闭塞	与Ⅰ型相似，但系膜插入现象较轻	与Ⅰ型相似，但内皮下和上皮下均有嗜复红蛋白沉积，并可见基底膜钉突形成
免疫荧光检查	IgG和C3颗粒样或团块样沉积于系膜区和毛细血管壁，肾小球呈花瓣样	以C3为主，团块或细颗粒样沉积于系膜区和毛细血管壁C3伴或不伴IgG及IgM主要在	毛细血管壁也可在系膜区沉积
电子显微镜检查	内皮下可见插入的系膜细胞和系膜基质并伴大块电子致密物沉积，襻腔狭窄，足突融合	电子致密物沿肾小球基底膜致密层和系膜区沉积，偶见上皮下呈驼峰状沉积	与Ⅰ型相似，但内皮下和上皮下均可见电子致密物沉积

本病占原发性肾小球疾病的10%～20%，主要见于儿童及青少年，5岁以下及60岁以上的患者少见。50%～60%患者表现为肾病综合征，常伴镜下血尿；20%～30%患者有上呼吸道前驱感染，表现为急性肾炎综合征，Ⅱ型更多见；其余病例可为无症状性血尿和（或）蛋白尿。据报道，起病时30%的患者有轻度高血压，20%出现肾功能损害。病情多持续进展，在导致终末期肾衰竭的肾小球肾炎中，本病占25%以上。

六、并发症

（一）感染

感染是肾病综合征的常见并发症，多隐匿起病，临床表现不典型，是导致肾病综合征复发或疗效不佳的主要原因之一，与患者免疫功能紊乱、全身营养状况下降以及应用糖皮质激素治疗有关。常见感染部位为呼吸道、泌尿道、消化道及皮肤。常见的致病菌有肺炎球菌、溶血链球菌和大肠埃希菌等。其他如结核杆菌、病毒（疱疹病毒等）、真菌的感染机会也明显增加。在严重肾病综合征伴大量腹腔积液时，易在腹腔积液的基础上发生自发性细菌性腹膜炎（spontaneous bacterial peritonitis，SBP）。其发生率在儿童明显高于成年人。严重者可导致死亡，应予高度重视。

导致感染的相关因素有以下几个方面：①血浆 IgG 水平降低，在非选择性蛋白尿时，IgG 从尿中丢失，在肾小管上皮细胞重吸收后分解代谢增加，由淋巴细胞合成 IgG 减少。②补体成分如 B 因子及 D 因子下降，血浆调理素水平下降。③细胞免疫异常，血浆中 T 细胞活力下降，白细胞趋化能力下降。④低锌血症导致淋巴细胞功能及胸腺素水平下降。⑤浆膜腔及皮下积液导致对感染的易感。⑥糖皮质激素和免疫抑制药的应用加重了对细菌与病毒的易感性。

（二）血栓栓塞

血栓栓塞是肾病综合征最严重的、致死性并发症之一，其发生与血液浓缩、高脂血症造成的血液黏稠度升高以及肝脏合成纤维蛋白原和部分凝血因子增加等因素有关，而且肾病综合征时血小板功能亢进，应用强利尿药及长期大量糖皮质激素均加重高凝血状态。肾病综合征常见的血栓栓塞部位是肾静脉，可为单侧或双侧，膜性肾病者发生率最高，可达 50%，大多数为亚临床型，无临床症状，但也可发生严重的蛋白尿、血尿甚至肾衰竭。肾静脉血栓有急、慢性之分。急性肾静脉血栓临床表现为：单侧腹部绞痛、肉眼血尿、尿蛋白增多、肾功能急剧恶化；而慢性肾静脉血栓症往往没有任何症状。肾静脉血栓的诊断以肾静脉造影最为确切，无创伤性的超声检查适用于临床一般性无症状患者的筛查。此外，肾病综合征患者还可出现下肢深静脉血栓，在成年人发生率为 6%，表现为两侧肢体不对称性肿胀。腋静脉、锁骨下静脉血栓较为少见。动脉栓塞更为少见，但可累及全身各处大、小动脉，有时可引起严重后果，如心肌梗死、肢体坏死或脑梗死等。文献报道肺栓塞的检出率为 10% ~ 20%，但多数患者呈亚临床型。

肾病综合征的血栓倾向可能与以下几方面因素有关：①凝血与纤溶系统失衡：促血栓形成因素增高，如纤维蛋白原水平，凝血因子 Ⅱ、Ⅴ、Ⅶ、Ⅷ、Ⅹ 水平升高，抗血栓物质减少，抗凝血酶 Ⅲ（AT - Ⅲ）减少，蛋白 C 和 S 水平下降。纤溶酶原水平下降，纤溶酶与纤维蛋白的交互作用受损。②血液黏滞度增加，血管内皮损伤。高脂血症、血小板增生及黏附度增加，血容量不足，均可进一步加重内皮细胞损伤，使血栓风险增加。

（三）急性肾衰竭

1. 肾前性急性肾衰竭　肾病综合征时可因有效血容量不足而致肾灌注减少，导致肾前性氮质血症，经扩容利尿后可恢复。或应用血管紧张素转化酶抑制药类药物导致肾小球灌注压降低。

2. 特发性急性肾衰竭　少数病例可出现急性肾衰竭，表现为无明显诱因的少尿或无尿，扩容利尿无效，多见于微小病变性肾病，可能与一方面肾间质高度水肿压迫肾小管，大量蛋白管型阻塞肾小管腔，管腔内高压引起肾小球滤过率骤然减少，另一方面肾小管上皮细胞缺血和大量重吸收、分解白蛋白而出现重度脂肪变性导致急性肾小管坏死有关。称之为特发性急性肾衰竭，多见于中老年患者。

3. 其他　肾病综合征患者合并感染或用药导致急性肾小管坏死；合并双侧急性肾静脉血栓引起急性肾衰竭；呈肾病综合征表现的急进性肾小球肾炎或病理类型发生转型等导致的急性肾衰竭等。

七、诊断与鉴别诊断

（一）确定是否为肾病综合征

诊断标准：尿蛋白定量 ≥3.5g/24h；血浆清蛋白 ≤30g/L；水肿；高脂血症。其中前两项为必备条件。

（二）确认病因

除外继发性和遗传性疾病后才能诊断为原发性肾病综合征，为及时明确诊断，在无禁忌证的情况下应积极行肾活检以明确病理类型，指导治疗，评估预后。

（三）判断有无并发症及肾功能情况

肾病综合征可为原发性和继发性。如考虑为继发性应积极寻找病因，在排除继发性肾病综合征之后才能诊断为原发性肾病综合征。在儿童应着重除外遗传性疾病、过敏性紫癜肾炎、乙型肝炎相关性肾小球肾炎等；中青年患者应注意除外结缔组织病、感染、药物引起的继发性肾病综合征，如狼疮肾炎等；老年人则应着重除外代谢性疾病、肿瘤继发的肾病综合征，如糖尿病肾病、骨髓瘤肾病等。原发性肾病综合征也并非独立疾病，在肾活检基础上完善病理类型的诊断对于指导治疗，评估预后尤为重要。原发性肾小球肾炎所致的肾病综合征常见病理类型包括：微小病变性肾病、局灶节段性肾小球硬化、系膜增生性肾小球肾炎、膜性肾病、膜增生性肾小球肾炎。

通常一些特异性实验室检查可高度提示特定疾病，有助于肾病综合征的病因诊断。例如一些免疫学指标（抗核抗体、抗双链 DNA、ANCA、免疫球蛋白等）检测对系统性疾病的鉴别意义很大。肿瘤标志物（CEA、AFP、NSE，PSA 等）的检查有助于老年患者实体肿瘤的筛查。病毒指标（HBV、HCV、HIV 等）的检测可除外一些感染相关性肾病。血清及尿液免疫固定电泳、骨髓穿刺活检对血液系统疾病导致肾病的鉴别具有重要意义。如骨髓瘤肾病的尿中轻链蛋白增多，尿液免疫固定电泳可提示异常 M 蛋白。另外，尿蛋白电泳分析尿蛋白性质对推测肾小球滤过膜病变部位具有参考价值，如微小病变性肾病多为选择性蛋白尿，以白蛋白漏出为主，提示主要为电荷屏障受损；而膜性肾病则为非选择性蛋白尿，尿中除白蛋白，还有 IgG 等大分子的蛋白成分，提示滤过膜孔径屏障的损伤。尿常规检测是否合并血尿对病理类型的鉴别亦有帮助，如系膜增生性肾小球肾炎、膜增生性肾小球肾炎常合并血尿。因此，详细的询问病史、查体和实验室检查对于肾病综合征的诊断和鉴别具有重要意义。临床上常见的继发性肾病综合征有以下几种，应积极加以鉴别。

过敏性紫癜：好发于青少年，有典型的皮肤紫癜，可伴关节痛、腹痛及黑粪，多在皮疹出现后 1～4 周出现血尿和（或）蛋白尿，典型皮疹有助于鉴别诊断。

狼疮肾炎：好发于青中年女性，根据多系统受损的临床表现和免疫学检查可检出多种自身抗体，一般不难明确诊断。

糖尿病肾病：好发于中老年，表现为肾病综合征，患者糖尿病病史常达 10 年以上，有高血压及糖尿病眼底病变，病史及眼底病变有助于鉴别诊断。

肾脏淀粉样变性：肾淀粉样变性是全身多器官受累的一部分，好发于中老年。原发性患者病因不明，主要累及心、肾、消化道、皮肤和神经；继发性患者常继发于慢性化脓性感染、结核、恶性肿瘤等疾病，主要累及肾、肝和脾等器官。肾受累时体积增大，常表现为肾病综合征，需行肾活检确诊。

骨髓瘤肾病：好发于中老年，男性多见。患者可有多发性骨髓瘤的特征性临床表现，如骨痛，血清单株蛋白增高，蛋白电泳 M 带及尿本周蛋白阳性，骨髓象显示浆细胞异常增生达 15% 以上，此类患者可呈肾病综合征，典型的影像学检查有溶骨破坏或病理性骨折等，可助鉴别诊断。

八、治疗

肾病综合征治疗包括特异性（即糖皮质激素、细胞毒药物或其他免疫抑制药）治疗及非特异性治疗，特异性治疗是降低蛋白尿，治疗肾病综合征的核心环节，需根据不同的临床、病理类型制定相应的治疗方案。非特异性治疗包括一般治疗、对症治疗和并发症治疗。

（一）一般治疗

1. 休息　肾病综合征患者立位时肾素－血管紧张素－醛固酮系统和交感神经系统兴奋，可加重水钠潴留，而卧位时肾血流量增加，有利于利尿，故宜卧床休息，但应保持适度床上及床旁活动，以防肢体血管血栓形成。水肿消失，一般情况好转后可起床活动。

2. 饮食治疗　肾病综合征患者常伴胃肠道水肿及腹腔积液，影响消化吸收，应进食易消化、清淡、高热量、高维生素食物。

3. 钠盐摄入　肾病综合征患者水肿时严格限制钠盐的摄入量，食盐以每日 2～3g 为宜。应用利尿药尤其是襻利尿药时应注意预防低钠血症的发生。

4. 蛋白质摄入　研究表明高蛋白饮食可加重肾小球高滤过状态，加速肾小球硬化和肾小管－间质纤维化，但对于肾病综合征患者是给予高蛋白饮食纠正低蛋白血症还是给予低蛋白饮食保护肾功能，目前尚有争议。一般主张，在肾病综合征早期及肾功能正常时，蛋白摄入以 $0.8 \sim 1.0g/$（$kg \cdot d$）为宜，对于慢性肾病综合征患者，蛋白摄入应控制在 $0.6 \sim 0.8g/$（$kg \cdot d$），但均应以优质蛋白为主。

5. 脂肪摄入　对高脂血症患者应给予低脂饮食，即胆固醇摄入不超过 $200mg/d$，脂质供热应少于总热量 $30 \sim 35kcal/$（$kg \cdot d$）的 30%，但由于不饱和脂肪酸体内不能合成，且其代谢产物（如 PGE_2、PGI_2、TXA_2）具有血管活性作用，故脂质摄入中不饱和脂肪酸含量应达到总热量的 10%。植物油脂含不饱和脂肪酸较多，胆固醇及饱和脂肪酸较低，深海鱼油富含亚麻酸（不饱和脂肪酸），适合于肾病综合征患者食用。另外，还要多食富含植物纤维的食物，尤其是富含可溶性纤维（燕麦、米糠等）的食物，有助于降低血脂。

6. 其他　铜、锌等元素参与体内许多酶的合成，当从尿中丢失或肠道吸收障碍，可导致蛋白质代谢障碍，生长发育停滞，伤口愈合缓慢及免疫功能降低等，故应注意补充。食物中黄豆、萝卜、大白菜、扁豆、茄子、小麦、小米锌含量较高，而猪肉、芝麻、菠菜、黄豆、芋头、茄子铜含量较高，可选择食用。肾病综合征患者易出现低钙血症，应注意多食含钙多的食物（如奶及奶制品、各种豆类制品等）。

（二）对症治疗

1. 水肿的治疗　一般患者于限盐及卧床之后即可达到利尿消肿的目的，对于上述处理效果不佳者，可选择性应用利尿药治疗。在给予利尿药之前应判断患者的血容量状态。血容量正常或增高的患者可使用利尿药来改善水肿症状，而表现为血容量减少的患者必须在有效扩容的前提下使用利尿药。患者的血容量状态可通过一些临床表现和指标来进行判别，如表 6-5 所示。

表 6-5　患者血容量状态的判别

	低血容量型	高血容量型
尿素氮、尿素氮/肌酐比值	增高	降低
尿渗透压	增高	降低
血浆肾素、醛固酮、精氨酸加压素水平	增高	降低
尿钠浓度	<20mmol/L	≥20mmol/L
心率增快、血压降低、血细胞比容升高等血容量不足的临床表现	存在	无

（1）利尿治疗的原则：①利尿治疗不宜过快过猛，以免造成血容量不足，加重血液高黏倾向，诱发血管栓塞。②渗透性利尿药在少尿时应慎用，因其可导致肾小管上皮细胞变性、坏死，诱发"渗透性肾病"，导致急性肾衰竭。③因血浆制品可增加尿蛋白排泄，加重肾损害，故不主张频繁应用。在患者出现少尿，合并较重感染时，可酌情合理应用。

（2）利尿药的选择：目前常用的利尿药有襻利尿药、噻嗪类利尿药、保钾利尿药及渗透性利尿药。对于轻度水肿，多应用噻嗪类利尿药和（或）保钾利尿药，而对于中、重度水肿患者多选择襻利尿药。利尿效果不好的可联合应用噻嗪类利尿药，以阻断肾单位不同部位钠的重吸收，两类药物具有协同效应。襻利尿药中最为常用的为呋塞米。呋塞米可口服也可静脉给药，对于口服效果不佳的患者可采用静脉给药。静脉给药分为静脉推注和持续滴注，有学者研究指出：持续静脉滴注呋塞米较一次性静脉注射呋塞米更有效、更安全。一次性大剂量静脉推注呋塞米会导致血容量剧烈的波动和血浆呋塞米峰浓度过高，严重影响血循环的稳定性，而持续静脉滴注呋塞米，可避免峰-谷效应，使每小时排尿量相对恒定，更符合正常生理。

渗透性利尿药如右旋糖苷-40（低分子右旋糖酐）是葡萄糖的聚合物，平均分子质量为40kD，不易渗出血管，可提高血浆胶体渗透压，扩充血容量，具有渗透性利尿作用。该药还能抑制血小板和红细胞聚集，降低血液黏滞性，并对凝血因子Ⅱ有抑制作用，因而能防止血栓形成和改善微循环，临床可用于血容量相对不足的肾病综合征患者的消肿治疗。但由于其可致肾小管上皮细胞空泡变性、坏死，诱发渗透性肾病，导致急性肾衰竭，少尿的患者应慎用。

另外，对于血容量相对不足的肾病综合征患者在单纯应用利尿药治疗效果不佳的情况下是否给予白蛋白静脉滴注，目前仍有不同意见。有人认为白蛋白可使分泌至肾小管的利尿药的量增加，改善了利尿药抵抗。已有研究证实，联合使用白蛋白可增强呋塞米的排钠作用。但亦有学者提出，白蛋白价格昂贵，有引起血源性感染、过敏性休克等严重并发症的可能。且它的使用并不能达到预期的改善低蛋白血症的作用，反而会造成"蛋白超负荷性肾病"。白蛋白的使用可能使蛋白尿加重，肾功能进一步减退。有研究显示，输注白蛋白量越多，肾病达到完全缓解所需的时间越长，若每日输注白蛋白超过 20g，对肾脏的损伤作用尤为显著。因此，建议肾病综合征合并明确的血容量不足、严重的水肿和低白蛋白血症的情况下可使用白蛋白。但不建议长期连续使用，可重复使用，多为隔天应用。

对于上述利尿治疗无效的全身严重水肿，或伴有浆膜腔积液，影响呼吸、循环功能，或伴有急性左心衰竭、肺水肿的患者可实施单纯超滤或连续性血液净化治疗。对于利尿效果不好的患者暂停利尿药治疗，给予短时间歇血液净化治疗，可为肾损害恢复创造条件，同时为恢复对利尿药的敏感性提供时间。

2. 减少尿蛋白　大量研究已经证实，血管紧张素转化酶抑制药（ACEI）及血管紧张素Ⅱ受体拮抗药（ARB）类药物通过扩张出球小动脉降低肾小球内压，进而减少尿蛋白的排出。还有一些药物也被用来治疗蛋白尿，但其疗效和安全性尚未取得足够证据，一般不作为常规治疗。如肾素－血管紧张素－醛固酮系统另外两种拮抗药：醛固酮受体拮抗药与肾素拮抗药，有研究显示两药联合 ACEI 和（或）ARB 在减少蛋白尿方面均有叠加作用，但仍需更多循证医学证据予以支持。另如中药雷公藤降尿蛋白效果较为肯定，但其安全剂量与中毒剂量较为接近，应用须谨慎，在肾病综合征治疗一般不作为首选。

3. 降脂治疗　高脂血症不但增加了心血管并发症的发生率，还可加速肾小球硬化，因此目前多认为对于肾病综合征的高脂血症应予积极干预。以羟甲基戊二酰单酰辅酶 A（HMG－CoA）还原酶抑制药为首选，常用制剂有洛伐他汀、辛伐他汀、阿托伐他汀等，该类药物以降低胆固醇为主；对于以三酰甘油增高为主者，可应用苯氧酸类药物，如非诺贝特、苯扎贝特等。用药期间应定期复查肝功能。肾病综合征缓解，低蛋白血症纠正后，高脂血症可自然缓解，此时则无须继续降脂药物治疗。

4. 抗凝血治疗　目前对于肾病综合征是否预防性给予抗凝血药物治疗尚缺乏循证医学证据，也未达成共识。一般认为，对于具有明显的血液浓缩，血脂增高，血浆白蛋白低于 20g/L，纤维蛋白原（FIB）>400g/L，并应用大剂量糖皮质激素及利尿药的肾病综合征患者有必要给予抗凝血治疗。常用的药物有肝素、双香豆素类及抗血小板聚集类药物。

（三）特异性治疗

免疫抑制治疗是目前肾病综合征的最主要治疗手段，常用药物有三类，包括糖皮质激素（泼尼松、泼尼松龙）、细胞毒类药物（环磷酰胺、苯丁酸氮芥等）以及免疫抑制药（霉酚酸酯、硫唑嘌呤、环孢素、他克莫司、来氟米特等）。治疗用药的选择、组合、剂量以及疗程均应依据病理类型、临床表现等因素而定，目前尚无统一方案。

1. 糖皮质激素　是治疗肾脏疾病的主要药物，可能通过抗炎、抑制免疫反应，抑制醛固酮和抗利尿激素分泌，影响肾小球基底膜通透性等综合作用而发挥其降低蛋白尿的疗效。肾病综合征激素治疗应掌握"始量要足、减量要缓、维持要长"的原则。常用药物为泼尼松，在有肝损害或水肿严重时，可更换为对应剂量泼尼松龙口服或静脉输注。激素治疗期间应密切监测激素不良反应的发生，如感染、类固醇性糖尿病、消化道溃疡、生长发育抑制、骨质疏松、股骨头无菌性缺血性坏死等，以便及时预防和处理。根据患者对激素治疗的反应，可分为激素敏感型（足量激素治疗 8~12 周缓解），激素依赖型（激素减量期间复发 2 次，或停药 1 个月内复发），激素抵抗型（对足量激素治疗无反应），频繁复发（6 个月内复发 2 次以上或 1 年内复发 3 次以上），其后续治疗也要随之调整。

在原发性肾病综合征中，不同的病理类型对激素的治疗反应不尽相同。一般来讲，微小病变性肾病和轻度系膜增生性肾炎单独应用糖皮质激素反应较好，按照正规治疗方案，大部分患者可获得临床缓解。而对于膜性肾病、局灶性节段性肾小球硬化、膜增生性肾小球肾炎，单用激素往往难以获得完全缓解，需要联合使用其他免疫抑制药治疗。

2. 其他免疫抑制药　除糖皮质激素外，肾脏疾病的治疗中常需要联合其他免疫抑制药治疗，主要用于难治性肾病综合征或因激素不良反应难以长期坚持的患者。目的是尽可能减少激素的用量和疗程；对频繁复发、激素依赖及激素抵抗的患者联合用药可能获得较为满意的疗效，改善肾脏病的长期预后。

常用药物有以下几种。

（1）环磷酰胺：为氮芥与磷酰胺基结合而成的化合物，能选择性抑制 B 淋巴细胞，大剂量也能抑制 T 淋巴细胞，还可能抑制免疫母细胞，从而阻断体液免疫和细胞免疫反应。给药方法包括口服（100～150mg/d，分 2～3 次口服）、小剂量隔日静脉注射（每次 200mg，隔日静脉注射）及大剂量冲击（0.4～1.0g/m²，每月 1 次静脉滴注，6 个月后改为每 3 个月 1 次）三种，累计总量均达 6～8g。目前并不能证明哪种方案更为有效，静脉给药不良反应较口服相对较小，大剂量冲击治疗由于累积剂量时间长，对于改善疾病远期预后有肯定疗效。主要不良反应为骨髓抑制和肝损伤，以及消化道反应、性腺功能抑制、脱发、出血性膀胱炎、诱发肿瘤等。

（2）苯丁酸氮芥：又名瘤可宁，是一种细胞毒性烷化剂，作用机制与环磷酰胺相同，治疗效果也和环磷酰胺无明显差别，一般用于环磷酰胺的替代治疗。常用剂量为 0.2mg/（kg·d），分 2 次口服，累计总量不超过 10mg/kg。主要不良反应是骨髓抑制、性腺毒性、可诱发血液系统肿瘤，偶见肝损伤和皮疹。无膀胱毒性，亦不导致脱发。

（3）霉酚酸酯（麦考酚酸酯，mycophenolatemofetil，MMF），商品名骁悉，是一种新型免疫抑制药，在体内水解为具有免疫抑制活性的霉酚酸（MPA）而发挥作用。可通过非竞争性可逆性抑制次黄嘌呤单核苷酸脱氢酶（IMPDH），即嘌呤从头合成途径的限速酶，阻断鸟嘌呤核苷酸的从头合成途径，从而选择性抑制 T、B 淋巴细胞的增殖，减少抗体产生，抑制细胞毒 T 淋巴细胞的形成。通过抑制细胞表面黏附分子的表达而发挥抗炎作用。口服吸收完全，个体差异小，无须监测血药浓度。目前已被广泛用于防治各类实体器官移植免疫排斥。近年来的研究表明，其用于难治性肾病综合征的治疗也取得了较好的疗效。国内外多中心观察性研究均证实，对于微小病变性肾病及系膜增生性肾炎中激素依赖或抵抗型，MMF 联合糖皮质激素有肯定疗效，对于膜性肾病、局灶节段性肾小球硬化、膜增生性肾炎中激素抵抗型，亦有一定疗效，可用于环磷酰胺等药物无效或有严重不良反应时。但目前仍被作为二线用药，亦不推荐单独使用。起始应用剂量为 1.5g/d（体重≥70kg 者推荐 2.0g/d，体重≤50kg 者，推荐 1.0g/d），每天分两次空腹服用。其短期不良反应较环磷酰胺及环孢素等其他免疫抑制药为轻，主要有感染、骨髓抑制、胃肠道反应等，尤其可发生一些致命性重症感染，应特别引起重视。

（4）钙调磷酸酶抑制药：包括环孢素（CsA）和他克莫司。环孢素是从多孢木霉菌和核孢霉素的代谢产物中提取，其免疫机制主要是选择性抑制 T 辅助细胞的产生和释放，抑制 T 辅助细胞表达 IL-1 受体，抑制 IL-2 的产生及 T 细胞产生干扰素，还可抑制已与抗原或致有丝分裂素作用的淋巴细胞表达 IL-2 受体，环孢素 A 对细胞的抑制作用是可逆的，停药后作用消失，对骨髓造血功能和吞噬细胞的免疫功能没有明显的影响。主要用于原发性难治性肾病综合征，其中对微小病变最佳，对系膜增生性肾小球肾炎、局灶性节段性肾小球硬化及膜性肾病也有一定疗效。通常作为治疗原发性肾病综合征的二线用药，而对于儿童原发性肾病综合征和对糖皮质激素有顾虑者也可作为一线用药。但对于治疗前血肌酐已升高或病理提示明显肾小管间质病变的患者应慎用。药物用法：成年人起始每日剂量 3～4mg/kg，最大剂量 <5mg/（kg·d），儿童为 150mg/m²，最大剂量 <200mg/（m²·d），分 2 次口服，1～2 周起效，最大疗效 1～3 个月，一般 3 个月后缓慢减量，疗程 6 个月左右，服药期间需监测血药浓度，其谷值维持在 100～200ng/kg。单用环孢素治疗复发率高，临床常需联合用药。该药不良反应主要有肝肾毒性、高血压、多毛症、震颤、牙龈增生、恶心、腹泻等。其不良反应多呈剂量依赖性，减量或停用后可以恢复。因此在环孢素的长期使用过程中应注意检测肝肾功能和血药浓度。他克莫司（FK506）与环孢素作用机制相似，已广泛用于防治器官移植后排异，近年来初步用于肾病治疗也取得了较好的疗效，常用剂量为 0.1mg/（kg·d），分 2 次空腹服用，维持血药浓度在 5～15ng/mL，病情缓解后减量，疗程 6～12 个月。常见不良反应为肾毒性、血糖升高、感染等。

（5）来氟米特（leflunomide）商品名为爱若华，是一种新型免疫抑制药，是具有抗增生活性的异噁唑类免疫抑制药，其免疫作用机制主要是通过抑制二氢乳酸脱氢酶的活性，选择性阻断嘧啶的从头合成途径，从而影响活化淋巴细胞的嘧啶合成，还可以抑制酪氨酸激酶的活性，阻断炎症细胞信号传导。此外，还可通过抑制核因子 KB（NF-KB）激活，阻断炎症细胞因子的表达；抑制抗体的产生和分泌；抑制细胞黏附；调节 Th1/Th2 平衡等方面来发挥免疫抑制作用。基础和临床试验证实，本药能有效预防、控制急性排异反应，联合用药逆转慢性排异反应，在内科主要治疗自身免疫性和免疫介导的疾病，较为肯定的是用于类风湿关节炎，可以达到长期病情缓解。

来氟米特用于肾脏疾病治疗的研究才刚刚起步，由于其不良反应小，价格相对低廉，具有广阔的应用前景。初始负荷剂量为 50～100mg/d，连续 3d 后改为维持剂量 20～30mg/d，若不良反应大，不能耐受，可降至 10mg/d。该药常见不良反应包括胃肠道反应、皮疹、可逆性脱发、一过性转氨酶上升和白细胞减少等，大多数在减药或停药后恢复。

近年来，根据循证医学的研究结果，针对原发性肾病综合征的不同病理类型，提出相应治疗方案如下。

1）微小病变性肾病：微小病变肾病大多数对糖皮质激素敏感，往往单用糖皮质激素治疗即可取得较为满意的效果。

儿童常规诱导缓解期常用泼尼松或泼尼松龙 60mg/（m² · d）或 2mg/（kg · d），每日最大量不宜超过 80mg，连续应用 4～6 周，随后改维持量，即隔日剂量为 40mg/（m² · d），维持 4～6 周，总疗程 8～12 周，以后泼尼松剂量每月隔日递减 5～10mg 至停用。糖皮质激素的用法、用量和疗程很不一致，但成功的关键在于起始剂量要足，逐渐减量要缓，维持时间要长。减量过程中出现复发，应立即加量到能维持缓解水平的剂量。

对于成年患者，常规诱导缓解期剂量为泼尼松或泼尼松龙 1mg/（kg · d），最大量一般不超过 60mg/d。因成年人糖皮质激素治疗肾病综合征的缓解率明显低于儿童患者，故诱导缓解期较儿童长，常需 6～8 周，也有主张 8～12 周。以后逐渐减量，每 2～3 周减少原用量的 5%～10%，维持治疗 6 个月，减至每日 10～15mg，改为隔日顿服，继续减量至最小有效量，维持 6～12 个月。

微小病变性肾病在初治取得缓解后易复发。对于偶尔复发者，可重复初治方案进行治疗。对于复发频繁或在初治 6 个月内即复发者宜将其他免疫抑制药与激素联合应用，以达到减少复发、增强疗效的目的。大量研究证实，环磷酰胺具有明确的降低微小病变性肾炎复发的作用。而对于激素抵抗的患者合用环磷酰胺效果有限。循证医学证据提示，对于难治性肾病综合征，应用环孢素往往有效，对于激素依赖和抵抗的部分患者可达到完全或部分缓解。蛋白尿缓解后维持治疗 1～2 年，密切监测血药浓度和肾功能，环孢素治疗 6 个月无效应考虑换用其他药物。霉酚酸酯和他克莫司对于上述治疗无效的部分患者可能有效，仍需大样本随机对照研究予以证实。

2）局灶性节段性肾小球硬化：目前免疫抑制药仍为治疗局灶性节段性肾小球硬化的主要药物，虽然其疗效明显弱于微小病变性肾病和系膜增生性肾小球肾炎等病理类型，但是近 20 年的大量回顾研究结果显示，激素治疗足够剂量和疗程可增加局灶性节段性肾小球硬化的缓解率达 50% 以上。只是起效较慢，中位数缓解时间在 4 个月左右，因而建议激素治疗应持续 4～6 个月，超过 4～6 个月无效才称为激素抵抗。对于频繁复发、初治无效、激素依赖或不适宜应用大剂量糖皮质激素的局灶性节段性肾小球硬化患者最好应用细胞毒药物，可选用环磷酰胺、苯丁酸氮芥。环磷酰胺 2mg/（kg · d）联合激素治疗 2～3 个月可能获得更稳定的缓解。对激素抵抗的患者，目前最有效的治疗包括环孢素 3～5mg/（kg · d），持续治疗 6 个月，可能诱导部分患者取得缓解。目前有限的研究显示，霉酚酸酯联合激素治疗对部分局灶性节段性肾小球硬化有效，可更快诱导临床缓解，降低激素不良反应的影响。他克莫司（FK506）近年来也实验性地用于局灶性节段性肾小球硬化的治疗，对于环磷酰胺和环孢素疗效不佳者可能有效。

3）膜性肾病：少部分膜性肾病患者可自然缓解，而大多数不能自然缓解的患者经免疫抑制治疗后效果并不理想。2004 年一项关于免疫抑制治疗成年人特发性膜性肾病的 Meta 分析，入选了 8 个 RCT 研究，包括 1 025 例患者，结果显示口服糖皮质激素并未取得好的治疗效果。且多年来大量循证医学研究已得出结论，不支持单独给予特发性膜性肾病患者糖皮质激素治疗，激素联合细胞毒药物可能有一定疗效。在诸多配伍方案中，Ponticelli 的意大利方案备受关注。这是一项设计严谨的前瞻性随机对照研究。结果证实，激素联合苯丁酸氮芥（MP + CH）方案对降低特发性膜性肾病蛋白尿有效，随后，作者又对比了激素联合环磷酰胺（MP + CTX）和 MP + CH 的疗效，结果显示，MP + CTX 方案有效，甚至优于 MP + CH 方案。另外，一些小规模研究提示，环孢素和霉酚酸酯也可用于上述治疗效果不佳的患者，为特发性膜性肾病的治疗增加了一些选择。

4）系膜增生性肾小球肾炎：当尿蛋白定量在 2.0g/d 以上或表现为肾病综合征的患者，应按微小病变肾病中应用糖皮质激素的治疗方案，50% 左右的患者可完全缓解。对于多次复发、对糖皮质激素抵抗或部分缓解患者，应加用细胞毒药物。

5）膜增生性肾小球肾炎：本病患者对单纯免疫抑制药治疗基本无效，而同时合用抗血水板聚集药和 ACEI/ARB 类药物有一定效果。一般认为，对于大量蛋白尿或肾病综合征而肾功能正常的膜增生性肾小球肾炎患者可应用标准疗程的糖皮质激素和（或）其他免疫抑制药治疗 1 个疗程后，无论是否有效，均应及时减量。

（四）并发症的治疗

1. 感染　一般不主张应用抗生素预防感染，因为通常效果不佳，且容易导致耐药性和继发真菌感染。一旦发现感染，应给予对致病菌敏感、强效且无肾毒性的抗生素积极治疗，有明确感染灶者应尽快去除。因此，对于肾病综合征，尤其是一些高危易感者，应积极预防感染的发生。

2. 血栓及栓塞并发症　抗凝血是治疗肾静脉血栓的基础，可有效阻止血栓增大，改善蛋白尿和患肾功能，同时预防致命性肺栓塞的发生。在抗凝血治疗的基础上，患者自身的纤溶系统将发挥作用，使肾静脉血栓部分或全部溶解。对已确诊为肾静脉血栓或高度可疑的患者，均应选择抗凝血治疗。抗凝血治疗需长期进行，在肾静脉血栓症状缓解后，仍应口服抗凝血药物（如华法林）至少 6 个月。

肝素是国内目前最常用的抗凝血药物，可加速 AT - Ⅲ凝血酶复合物对部分凝血酶和凝血因子的灭活。应用肝素时应注意剂量的个体化，以使活化部分凝血活酶时间（APTT）延长至正常对照值的 1.5 ~ 2.5 倍为宜。其主要不良反应是出血，多在用药剂量较大时出现，出现后应立即停用，并予鱼精蛋白中和。与肝素相比，低分子肝素具有皮下注射吸收完全、生物利用度高（>80%）、半衰期长、不良反应小和不需要实验室监测等优点，疗效至少与普通肝素相似，目前在临床应用普遍。

除了上述抗凝血药物，抗血小板药物通过抑制血小板聚集和释放也可用来防止血栓形成。抗血小板药物可防止血栓进展，在肾静脉血栓的治疗中常与抗凝血药物配合使用。常用抗血小板药物包括阿司匹林、双嘧达莫、噻氯匹定等。

对肾病综合征合并急性肾静脉血栓形成的患者，加用溶栓治疗能够较单纯抗凝更快、更彻底地清除血栓，恢复肾血流，保护患肾功能。在发病早期，特别是血栓形成后 1 ~ 2d 溶栓疗效更为理想。近年有学者认为即使不了解血栓形成的确切时间，溶栓治疗仍是有必要的，至少对正在形成的血栓有效。溶栓可通过外周静脉给药和肾动、静脉置管局部给药两种途径完成。一般认为，局部给药在疗效方面优于全身给药。尤其对于合并急性肾衰竭或局部症状（如胁腹部疼痛）严重的患者，应首选局部溶栓。在给药方式上，小剂量持续静脉滴注适用于慢性肾静脉血栓以及临床症状较轻的急性患者，大剂量全身或局部冲击给药则适用于急性、重症静脉血栓患者，如双侧肾静脉血栓或合并其他部位如腔静脉血栓形成。

3. 急性肾衰竭　对已发生急性肾衰竭的患者，首先应尽快明确病因，及时纠正肾功能损害因素，病因不清时应行肾活检。此外，应积极对症治疗，可采取以下措施：加强利尿如应用襻利尿药后，通常可使肾功能显著好转或恢复；但对于由于利尿药治疗导致血容量不足引起肾功能下降的患者，应停用利尿药，并及时扩容纠正血容量不足，尿量可增加，肾功能恢复。对于扩容利尿无效、已达透析指征的患者应给予血液净化治疗，肾病综合征合并急性肾衰竭者大多数可逆，预后良好，极少数转变为不可逆性肾损害。

九、预后

肾病综合征患者的预后与很多因素相关。根据病理类型、临床表现、并发症以及对治疗的反应不同，存在着很大差异。

微小病变性肾病长期预后较好，50% 可在数月内自发缓解，90% 的患者对激素治疗反应良好，但治疗缓解后复发率高。存在血尿和高血压的患者激素抵抗的发生率高，预后也较差。该病理类型的肾病综合征患者 10 年存活率 >95%，死亡者大多为老年人，多为不正确使用激素和细胞毒药物，发生感染导致死亡。若反复发作或长期大量蛋白尿得不到控制，病理类型可转变为系膜增生性肾小球肾炎，进而为局灶性节段性肾小球硬化，最终发展为尿毒症者约为 3%。

局灶性节段性肾小球硬化被认为和微小病变性肾病属同一疾病的不同阶段，但其预后却截然不同。有 25%~40% 患者在 10~15 年或以后可进展至终末期肾病，且肾移植后 20%~30% 的患者可复发。一般小儿和对激素治疗有反应或血清 C3 水平升高者预后较好。而持续大量蛋白尿、伴难以控制的持续高血压、发病时肾功能已受损的患者预后不佳。肾脏组织病理改变伴有弥散系膜增生、肾小球血管极硬化、肾间质炎症细胞浸润伴纤维化、小动脉壁透明样变性者预后差。

特发性膜性肾病对治疗的反应虽然不佳，但多数患者的预后相对较好，约 1/4 患者的病情可自然缓解。与特发性膜性肾病预后有关的因素包括：儿童优于老年人，很少走向肾衰竭；女性优于男性，治疗缓解率高；大量蛋白尿持续时间长伴高血压、起病时肾功能已受损的患者预后差。膜性肾病的病理分期不能反映疾病进展的严重程度，但出现肾小管-间质严重病变者预后差。

系膜增生性肾小球肾炎根据免疫病理可分为 IgA 肾病和非 IgA 系膜增生性肾小球肾炎，其中 IgA 肾病是我国最常见的原发性肾小球疾病之一。部分患者可表现为肾病综合征。影响其预后的不良因素有：起病时即伴有高血压或肾功能受损；持续大量蛋白尿 2 年以上；对免疫抑制药治疗效果不明显；肾脏病理改变为重度系膜增生伴肾小球硬化、肾小管萎缩及间质纤维化。

原发性膜增生性肾小球肾炎为慢性进展性疾病，有 6%~20% 的病例临床长期缓解，30%~40% 为持续性尿检异常但肾功能保持正常，25%~50% 的患者在 10 年内进入终末期肾衰竭。一般认为，尿蛋白量大者，预后差；Ⅱ型预后较Ⅰ型差；临床伴有高血压及肾功能损害者预后差；肾脏组织学改变伴有新月体形成或肾小管-间质损害者预后差。有报道，肾移植术后Ⅱ型膜增生性肾小球肾炎复发率（75%~100%）明显高于Ⅰ型（20%~30%），但病情进展缓慢，不易发展为肾衰竭。

（李士明）

第七章

肾小管疾病

第一节　肾小管性酸中毒

肾小管性酸中毒（renal tubular acidosis，RTA）是由于肾小管 HCO_3^- 重吸收障碍或分泌 H^+ 障碍或两者同时存在引起的一组酸碱转运缺陷综合征，表现为阴离子间隙正常的高氯性代谢性酸中毒。临床上分为 4 型，分述如下。

一、近端肾小管酸中毒（Ⅱ型）

（一）病因病理

致病本质为近曲小管重吸收 HCO_3^- 功能缺陷，机制包括上皮细胞受损、$Na^+ - K^+ - ATP$ 酶活性降低或碳酸酐酶缺乏。这些机制引起代谢性酸中毒和尿 HCO_3^- 增加。

近端肾小管酸中毒的病因较为复杂（表 7-1）。除了遗传性疾病和影响碳酸酐酶活性，一般很少单纯影响 HCO_3^- 重吸收。

表 7-1　近端肾小管酸中毒常见病因

单纯性 HCO_3^- 重吸收障碍
原发性（遗传性）：婴儿一过性
碳酸酐酶活性改变
遗传
药物：磺胺、乙酰唑胺
突发性
骨硬化伴随碳酸酐酶Ⅱ缺乏
复合型 HCO_3^- 重吸收障碍
原发性：散发
遗传
遗传性系统性疾病
酪氨酸血症
Wilson 病：半胱氨酸血症
Lowe 综合征
继发性低钙血症及继发性甲状旁腺功能亢进症
维生素 D_3 缺乏
异常蛋白血症（多发性骨髓瘤、单克隆 γ-球蛋白病）
药物或毒物
链佐星、庆大霉素

— 110 —

精氨酸、铅、汞

小管间质病

　　肾移植

　　干燥综合征

　　髓质囊性变

其他

　　肾病综合征

　　淀粉样变

　　阵发性睡眠性血红蛋白尿

（二）临床表现

1. 骨病　其骨病的发生较Ⅰ型 RTA 患者多见。在儿童中，佝偻病、骨质疏松、维生素 D 代谢异常等较常见，成年人为骨软化症。

2. 继发性甲状旁腺功能亢进症　部分患者尿磷排泄增多，出现血磷下降和继发性甲状旁腺功能亢进症。

3. 继发性醛固酮增多症　促进 K^+ 的排泄，可出现低钾血症，但程度较轻。

4. 肾结石及肾钙沉着症　较少发生。

（三）辅助检查

1. 酸负荷试验　如尿 pH≤5.5 应怀疑本病。

2. 碱负荷试验　口服碳酸氢钠法：从 1mmol/（kg·d）开始，逐渐加量至 10mmol/（kg·d），酸中毒被纠正后，测血、尿 HCO_3^- 浓度与肾小球滤过率，计算尿 HCO_3^- 排泄分数。

尿 HCO_3^- 排泄分数 = 尿［HCO_3^-］× 血［肌酐］/ 血［HCO_3^-］× 尿［肌酐］。

正常人尿 HCO_3^- 排泄分数为零；Ⅱ型、混合型 RTA >15%，Ⅰ型 RTA 3%~5%。

（四）诊断及鉴别诊断

（1）存在慢性高氯性代谢性酸中毒。

（2）碳酸氢钠负荷试验尿 HCO_3^- 排泄分数 >15%。

（3）肾排钾增高，在 HCO_3^- 负荷时更为明显。

（4）可有高磷尿症、低磷血症、高尿酸、低尿酸血症、葡萄糖尿、氨基酸尿、高枸橼酸尿症、高钙尿症及少量蛋白尿。

（5）鉴别诊断须与氮质潴留所致酸中毒的其他疾病和其他类型肾小管性酸中毒鉴别。

（五）治疗

（1）纠正酸中毒：Ⅱ型 RTA 补碱量较Ⅰ型 RTA 大，因此症多见于婴幼儿，以儿童为例，其补 HCO_3^- 的量为 10~20mmol/（kg·d），此后以维持血中 HCO_3^- 浓度于正常范围调整剂量。

（2）噻嗪类利尿药：可适当使用。当 HCO_3^- 的剂量用至 22mmol/（kg·d）而酸中毒不能被纠正时，氢氯噻嗪有助于纠正酸中毒。开始剂量为 1.5~2mg/（kg·d），分 2 次口服。治疗中应注意低血钾的发生。

（3）补充维生素 D_3 及磷。

（六）预后

视病因不同各异。常染色体显性遗传和合并眼病的常染色体隐性遗传近端小管酸中毒需终身补碱。散发性或孤立性原发性近端小管酸中毒多为暂时性的，随着发育可能自行缓解，一般 3~5 年或以后可以撤药。

二、远端肾小管酸中毒（Ⅰ型）

（一）病因病理

远端肾小管酸中毒主要是远端肾小管酸化功能缺陷，在管腔液和管腔周液间无法形成 H^+ 浓度梯度，在全身酸刺激下仍然不能排泄 H^+ 使尿 pH 下降到 5.5 以下。其可能的机制包括：①远端小管氢泵衰竭；②非分泌缺血性酸化功能障碍。常见病因见表 7-2。

表 7-2　远端肾小管酸中毒常见病因

原发性（散发和遗传性）

自身免疫性疾病

　高 γ-球蛋白血症

　冷球蛋白血症

　干燥综合征

　甲状腺炎

　肺纤维化

　慢性活动性肝炎

　系统性红斑狼疮（SLE）

　原发性胆汁性肝硬化

　血管炎

遗传性系统性疾病

　镰状细胞贫血

　马方综合征

　骨硬化伴 CA Ⅱ 酶缺乏

　髓质性囊肿病

　Ehlers-Danlos 综合征

　遗传性椭圆形红细胞增多症

肾钙化

　原发性或继发性甲状旁腺功能亢进症

　维生素 D 过量

　结节病

　乳碱综合征

　甲状腺功能亢进症

　遗传性果糖不耐受

　遗传性或散发性，突发性高钙血症

　髓质海绵肾

　Fabry 病

　Wilson 病

药物及毒物

　两性霉素 B、镇痛药、锂

　甲苯

　环己烷氨基磺酸盐

小管间质病

慢性肾盂肾炎

梗阻性肾病

高草酸尿

肾移植

麻风

（二）临床表现

（1）轻者无症状。

（2）典型病例可表现为：①常有酸中毒，可有烦渴、多饮、多尿。②低血钾表现。③骨病：儿童可有骨畸形、侏儒、佝偻病。成年人可有软骨病。④泌尿系结石。

（三）辅助检查

1. 血液化验　血氯升高，血 HCO_3^- 降低，血钾正常或降低。

2. 尿液化验　尿中无细胞成分，尿 pH > 5.5，尿钾排泄量增加。正常人尿铵排泄量约为 40mmol/d，Ⅰ型 RTA 尿铵排泄量 < 40mmol/d。

3. 负荷试验　如下所述。

（1）氯化铵负荷试验：酸血症时，正常人远端小管排 H^+ 增加，而Ⅰ型肾小管性酸中毒（RTA）不能排 H^+ 使尿液 pH 不能降至 5.5 以下。对可疑和不完全性Ⅰ型 RTA 常用氯化铵负荷试验，以提高诊断敏感性。试验方法为：分 3 次口服氯化铵 0.1g/（kg·d），连用 3 天。第 3 天每小时留尿 1 次，测尿 pH 及血 HCO_3^-，当血 HCO_3^- 降至 20mmol/L 以下而尿 pH > 5.5 时，有诊断价值。有肝病者改用氯化钙 1mmol/（kg·d），方法与阳性结果的判定同氯化铵负荷试验。

（2）尿 PCO_2 测定：在补充碳酸氢钠条件下，尿 HCO_3^- 可达到 30 ~ 40mmol/L，这时如果远端小管排 H^+ 正常，远端小管液的 H^+ 和 HCO_3^- 可形成 H_2CO_3。由于远端小管刷状缘缺乏碳酸酐酶，尿 H_2CO_3 不能很快进入循环而进入肾盂，进入肾盂后才释放生成 CO_2。因为肾盂面积小，CO_2 不能被吸收而进入尿液排出体外。因此，新鲜尿液中 CO_2 可以反映远端小管排 H^+ 能力。静脉滴注 5% 碳酸氢钠，维持 0.5h 以上。静滴过程中检测尿 pH，一旦尿液呈碱性，无论血 HCO_3^- 浓度是否恢复正常，只要尿 PCO_2 < 9.3kPa（69.8mmHg），可认为分泌 H^+ 的能力正常。

（3）尿、血 PCO_2 差值 [（U－B）PCO_2] 测定：其原理同尿 PCO_2 测定。正常人（U－B）PCO_2 > 2.67kPa（20mmHg），Ⅰ型 RTA 者则 < 2.67kPa（20mmHg）。

4. 特殊检查　X 线平片或静脉肾盂造影（IVP）片中可见多发性肾结石（典型图见图 7-1）。

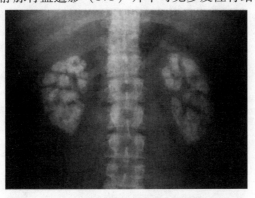

图 7-1　远端肾小管酸中毒典型的泌尿系结石

（四）诊断及鉴别诊断

（1）凡有引起Ⅰ型 RTA 的病因者。

（2）典型临床表现。

（3）高氯血症代谢性酸中毒。

（4）原因未明的尿崩症，失钾或周期性瘫痪，肾结石，佝偻病，骨或关节痛，均应疑及本病。

（5）阴离子间隙正常，尿氨 <40mmol/d，氯化铵负荷试验尿 pH >5.5，碳酸氢钠负荷试验，尿、血 PCO_2 差值 （U－B） PCO_2 <2.67kPa （20mmHg），可诊断本病。

（6）本病应与肾小球疾病所致的代谢性酸中毒鉴别，后者常有肾小球滤过率下降，氮质血症的临床表现。

（五）治疗

1. 病因治疗　Ⅰ型RTA患者多有病因可寻，如能针对病因治疗，其钾和酸分泌障碍可得以纠正。

2. 纠正代谢性酸中毒　Ⅰ型RTA碱性药物的剂量应偏小，剂量偏大可引起抽搐。因肝脏能将枸橼酸钠转化为碳酸氢钠，故常给予复方枸橼酸合剂即Shohl溶液（枸橼酸140g，枸橼酸钠98g，加水至1 000mL），50～100mL/d，分3次口服。

3. 电解质紊乱的治疗　低钾者常用枸橼酸钾合剂。补钾亦应从小剂量开始，逐渐增大。禁用氯化钾，以免加重高氯血症酸中毒。

4. 骨病的治疗　针对低血钙、低血磷进行补充治疗。

（1）纠正低钙血症：可口服碳酸钙2～6g/d，同时需补充维生素D类药物，常用维生素 D_2 或维生素 D_3 30万U。当血钙为2.5mmol/L或血清碱性磷酸酶恢复正常时则停用，以避免高钙血症，应用维生素D时必须与碱性药物同用。

（2）纠正低磷血症：低磷者给予无机磷1.0～3.6g/d，分次口服，或磷酸盐合剂（磷酸二氢钠18g加磷酸氢二钠145g，加水至1 000mL），每次10～20mL，每日4次口服。

（六）预后

Ⅰ型RTA早期诊断及治疗，一般较好。有些患者可自行缓解，但也有部分患者可发展成为慢性肾衰竭。

三、混合型肾小管酸中毒（Ⅲ型）

混合型肾小管酸中毒为Ⅰ型和Ⅱ型的混合类型。

四、高钾型肾小管酸中毒（Ⅳ型）

（一）病因病理

此型RTA多为获得性（表7-3）。醛固酮分泌不足或远端小管对醛固酮反应减弱是主要机制。尽管远端小管泌 H^+ 功能正常，但分泌胺的能力很低，总排酸能力下降。

表7-3　高钾型肾小管酸中毒常见病因

醛固酮伴随糖皮质激素缺乏
Addison病
双侧肾上腺切除
21-羟化酶缺乏
羟类固醇脱氢酶缺乏
AIDS
单纯性醛固酮缺乏
遗传性：皮质酮甲酰氧化酶缺乏
一过性（婴儿）
肾素分泌低下（糖尿病肾病、肾小管间质疾病）
非甾体类抗炎药

β受体阻断药

肾素–血管紧张素系统阻断药

肾移植

醛固酮耐受

　假性低醛固酮血症Ⅰ、Ⅱ型

　螺内酯

　钙调素抑制药（环孢素、他克莫司）肾毒性

　梗阻性肾病

　镰状细胞贫血

　锂

　氨苯蝶啶

　甲氧苄啶

　肾移植

（二）临床表现

（1）存在高氯性酸中毒。

（2）尿钾排泄明显减少，血钾高于正常。

（3）尿中不含氨基酸、糖和磷酸。

（三）辅助检查

1. 血液生化检查　动脉血气分析为高氯性代谢性酸中毒合并高钾血症。

2. 尿液化验　尿 pH > 5.5，血浆 HCO_3^- 浓度正常时，肾脏对 HCO_3^- 重吸收下降（15%）。

（四）诊断及鉴别诊断

（1）临床确诊依据为高氯性代谢性酸中毒合并高钾血症，高钾血症和肾功能不平行。

（2）存在慢性肾脏疾病或肾上腺皮质疾病。

（3）持续的高钾血症，应疑及此病。

（4）排除肾功能不全导致的高钾血症。

（五）治疗

1. 一般治疗　如下所述。

（1）限制饮食中钾的含量，避免应用易致高钾的药物。

（2）限制饮食中钠的含量尽管对此类患者有益，但应避免长期限制钠的摄入。

2. 病因治疗　需针对原发性病因进行治疗。

3. 药物　如下所述。

（1）原发病的治疗。

（2）纠正酸中毒：给予小量的 $NaHCO_3$ 1.5～20mmol/（kg·d）。

（3）氟氢可的松：剂量为 0.1～0.3mg/d，适用于低肾素、低醛固酮或肾小管对醛固酮反应低的患者，以增加肾小管对钠的重吸收，尿钾及净酸排泄增加。常用超生理剂量，故有高血压及心功能不全者应慎用。

（4）呋塞米：可抑制氯的重吸收，增加钾和氯离子的分泌，增加血浆醛固酮的含量，有纠酸和对抗高钾的作用。常用剂量为 20～40mg，每日 3 次，口服。禁用螺内酯、氨苯蝶啶、吲哚美辛等。

（5）离子树脂：口服能结合钾离子的树脂，可减轻高钾血症和酸中毒。

（6）透析治疗：经上述处理高钾血症不能缓解者，可考虑透析治疗。

（李士明）

第二节　肾性糖尿

葡萄糖可以自由滤过肾小球，原尿中尿糖水平接近血糖浓度。近端小管的葡萄糖转运体通过 Na^+ – K^+ – ATP 酶协同，可重吸收原尿中全部葡萄糖。但如果血糖水平增高或肾小管葡萄糖转运功能障碍，滤过的葡萄糖超过了肾小管上皮的重吸收能力，即超过肾小管葡萄糖最大重吸收率（TmG），尿中将出现葡萄糖，尿糖阳性时的血糖水平称为肾糖阈，通常为 $8.9 \sim 10.0 mmol/L$。由于肾小管因素导致的尿糖阳性称为"肾性尿糖"。肾性尿糖的常见原因包括原发性肾性糖尿、葡萄糖 – 半乳糖吸收不良综合征、范科尼综合征和妊娠。葡萄糖 – 半乳糖吸收不良综合征往往有空肠上皮葡萄糖 – 半乳糖转运障碍，新生儿期即发生水样腹泻，而肾脏损伤轻微。这里重点介绍原发性肾性糖尿。

原发性肾性糖尿又称家族性肾性糖尿（FRG）或良性糖尿，以单纯性尿糖阳性为主要特征，血糖水平正常。

一、流行病学

该病为常染色体显性遗传性疾病，多有家族史。纯合子为重型，杂合子为轻型，并有隐性遗传的报道。

二、临床分型

应用葡萄糖滴定试验可将本病分为 A 型、B 型和 O 型 3 型。前两种类型肾糖阈均下降，但 A 型 TmG 下降，血糖不高时，肾小管对葡萄糖的重吸收率也低于正常，为真性糖尿；B 型 TmG 正常，为假性糖尿。O 型在任何情况下，肾小管都不能重吸收葡萄糖，其遗传机制还不清楚。

三、临床表现

患者一般没有症状，尿糖一般 $<30g/d$，个别可达 $100g/d$。少数可伴随水钠丢失，轻度消瘦以及基础态的血浆肾素和血清醛固酮水平升高。少数人群可以伴随选择性氨基酸尿。

四、辅助检查

空腹及餐后 2h 血糖、血浆胰岛素、游离脂肪酸和糖基化血红蛋白；多次尿常规干化学法检测尿糖、24h 尿葡萄糖定量；疑诊者应进行其他尿糖特殊检测，包括尿 Bial 反应（盐酸二羧基甲苯）检测戊糖、尿 Selivanoff 反应（间苯二酚）检测果糖、尿纸上层析法（色谱法）检查乳糖、半乳糖和甘露庚糖。

五、诊断

本病的诊断标准尚未统一，Marble 等于 1939 年制定了肾性尿糖的 5 条临床标准（表 7 - 4），但由于对糖尿病诊断标准的更新，筛查糖尿病的标准更加严格，目前多参考下列方法进行诊断（表 7 - 5）。

表 7 - 4　原发性肾性尿糖的 Marble 标准

无高血糖

持续出现尿糖而尿糖程度与饮食无关

口服葡萄糖耐量试验正常（或略有波动）

尿中排出的是葡萄糖，无其他单糖及双糖

糖类储积和利用正常

表7-5 原发性肾性尿糖的常用诊断标准

葡萄糖耐量试验、血浆胰岛素、游离脂肪酸和糖基化血红蛋白均正常

尿葡萄糖量相对稳定（10~100g/d），除非在妊娠期增加

尿糖排泄量和进食无明显关系，但可随进食糖类量而波动。每次尿检都能发现尿糖

尿糖成分只能是葡萄糖，而不能有其他糖成分（包括果糖、戊糖、半乳糖、乳糖、蔗糖、麦芽糖和庚酮糖）

六、鉴别诊断

1. 糖尿病　肾性尿糖可为糖尿病的前期表现。血糖检测或葡萄糖耐量试验可鉴别。

2. 其他尿糖　包括果糖、戊糖、半乳糖、乳糖、蔗糖、麦芽糖和庚酮糖。鉴别方法参见辅助检查中的特殊检验方法。

3. 继发性肾性糖尿　包括慢性肾盂肾炎、肾病综合征、多发性骨髓瘤、范科尼综合征及某些毒性物质导致的肾损害，如重金属。

七、治疗

不需要特殊治疗，但应避免长期饥饿，尤其是大量尿糖及妊娠者。对某些可能发生低血糖和酮症的患者应给予治疗。

八、并发症和预后

该病临床预后良好，无特殊并发症。

（李士明）

第三节　肾性氨基酸尿

氨基酸可以从肾小球自由滤过进入原尿，人体每天约有50g氨基酸进入原尿。除了丝氨酸、甘氨酸、组氨酸和牛磺酸，原尿中的氨基酸几乎均能被肾小管完全重吸收。肾性氨基酸尿是机体氨基酸代谢正常，但肾小管重吸收氨基酸功能障碍的一类肾小管疾病。

目前发现至少有6种独立的氨基酸转运系统，包括二羧基氨基酸、二碱基氨基酸、亚氨基氨基酸、中性氨基酸、β-氨基酸和胱氨酸-半胱氨酸转运系统。随着分子生物学的进展，这些转运系统和发病之间的关系会有新的认识。目前认识较清楚的几种肾性氨基酸尿见表7-6。

表7-6 人类常见的氨基酸尿症

氨基酸尿	基因	蛋白	染色体	尿氨基酸特点
胱氨酸尿症A	SLC3A1	rBAT	2p21	胱氨酸、赖氨酸、精氨酸及鸟氨酸
胱氨酸尿症B	SLC7A9	B$^{o,+}$AT	19q13.11	胱氨酸、赖氨酸、精氨酸及鸟氨酸
赖氨酸尿蛋白质不耐受症	SLC7A7	y$^+$LAT1	14q11.2	赖氨酸、精氨酸和（或）鸟氨酸
中性氨基酸尿症	SLC6A19	B^{0}AT1	5p15.33	中性氨基酸
				脯氨酸
亚氨基甘氨酸症	SLC36A2	PAT2	5q33.1	天冬氨酸
				谷氨酸

一、胱氨酸尿

（一）流行病学

临床罕见，Levy统计其发生率为1/7 000新生儿。男女患病率相似，但男性症状较重。

（二）病因病理

以 SLC3A1 和 SLC7A9 两个基因突变最常见。前者为常染色体隐性遗传（染色体 2p21），杂合子携带者不发病；相反，后者为常染色体显性遗传（染色体 19q13.11），大多数杂合子会产生轻中度尿氨基酸异常。其编码的转运体主要将胱氨酸和二碱基氨基酸（包括赖氨酸、精氨酸和鸟氨酸）从管腔转运到上皮细胞内。

由于尿中胱氨酸水平显著升高，尿胱氨酸水平 > 1mmol/L（pH < 7.0）可沉积形成结石，导致尿路结石和肾钙化。病情较重的纯合子患儿可能由于氨基酸缺失影响生长发育。

（三）临床分型

最初按氨基酸吸收障碍特征，将胱氨酸尿症分为Ⅰ型、Ⅱ型和Ⅲ型。随着遗传分子学进展，目前主要根据致病基因不同分为 A、B 和 AB（SLC3A1 和 SLC7A9 混合基因突变）共 3 个亚型。

（四）临床表现

儿童期泌尿系胱氨酸结石是主要表现。

（五）辅助检查

尽管钙含量低，胱氨酸结石并不透光。X 线平片可见双侧尿路有多发性阴影淡薄、大小不等的结石。常可发现膀胱结石。儿童的膀胱结石应注意胱氨酸尿的可能。尿氰化硝普盐试验显示为品红色提示胱氨酸尿，但特异性不高。尿检可能发现典型的胱氨酸六面体结晶。离子交换色谱检测尿和血浆胱氨酸、L-精氨酸、L-赖氨酸和L-鸟氨酸是最可靠的方法。

（六）诊断及鉴别诊断

尿胱氨酸显著升高，可高于正常 50 倍（正常胱氨酸排泄量 < 20mg/d），此外 L-精氨酸、L-赖氨酸和 L-鸟氨酸水平也可以升高。血浆这些氨基酸正常或偏低水平具有诊断意义。

血浆胱氨酸显著升高要考虑胱氨酸贮积症，该病的全身表现：①全身（角膜、眼结膜、淋巴结、内脏）胱氨酸沉积。②无肾结石及胱氨酸尿。③10 岁以前损害近端肾小管，可出现范科尼综合征。④早期出现肾衰竭。同时检测血浆和尿氨基酸水平可鉴别。

（七）治疗

（1）饮水疗法维持较大的尿量，使尿中胱氨酸浓度降低。每日饮水（或输入液）量在 5~7L，夜间入睡时补液量相当于当日入水量的 1/3。

（2）碱化尿液在 pH≥7.5 时，胱氨酸溶解度明显增加，常用枸橼酸以碱化尿液。

（3）适当限制蛋白质饮食：低蛋氨酸饮食，减少胱氨酸前体物质的摄入。

（4）青霉胺：应用后与半胱氨酸混合形成二硫化物，使半胱氨酸的溶解度明显增大，可阻止新结石的形成和促进结石的溶解。常用量为每日 1~3g。由于该药有较严重的不良反应，故只适用于单独水疗法无效和无肾衰竭的患者。

（5）手术治疗：用于肾结石药物治疗无效者。

（6）透析治疗：适用于合并肾功能衰竭者。

（八）预后

既往胱氨酸尿患者 50% 死于肾衰竭。若能早期诊断及治疗，同时防治结石以及防治尿路梗阻及感染，保持肾功能正常，患者多能较长期存活。

二、赖氨酸尿蛋白质不耐受症

（一）流行病学

本病发生率极低，在一些人群中发生率最高可达到 1/5 万出生儿。

（二）病因病理

染色体 SLC7A7 突变致病，为常染色体隐性遗传。SLC7A7-SLC3A2 介导二碱基氨基酸跨上皮细胞转运到基底膜侧，包括赖氨酸、精氨酸和鸟氨酸。这些氨基酸重吸收相当部分是以二肽、三肽的形式，在上皮细胞内代谢为氨基酸再被转运到基底膜侧。因此本病丢失二碱基氨基酸的程度要比胱氨酸尿症明显得多。肾脏排泄二碱基氨基酸增多，但尿胱氨酸水平正常。由于精氨酸和鸟氨酸的不足，难以维持鸟氨酸（尿素）循环，故产生高氨血症，同时由于对外源性蛋白质耐受低，易发生氨中毒。

（三）临床表现

蛋白饮食后出现腹泻和高氨血症，血氨在餐后迅速升高，数小时后恢复正常。少数患者发生肺泡蛋白沉着症，表现为间质性肺炎。也可发生肝脾大和肝硬化、严重骨质疏松和累及骨髓。可因为免疫功能紊乱发生肾小球肾炎。

（四）辅助检查

血浆和尿胱氨酸、赖氨酸、精氨酸和鸟氨酸，以及血浆乳清酸和高瓜氨酸水平检查。血氨检查。儿童应进行营养、生长发育和智力评估。

（五）诊断及鉴别诊断

由于表型变异以及缺乏特殊临床表现，该病容易误诊为其他引起尿素循环和溶酶体储存紊乱的疾病，包括 B 型尼曼 - 皮克（Niemann - Pick）病、戈谢病（Gaucher disease）、乳糜泄或自身免疫性疾病。进食蛋白后腹泻有助于本病诊断。

尿二碱基氨基酸增多具有诊断意义。多数患者尿胱氨酸正常或轻度升高（升高 2~3 倍）。赖氨酸尿蛋白质不耐受症和胱氨酸尿症的区别在于其血浆赖氨酸、精氨酸和鸟氨酸往往低于正常。血浆乳清酸和高瓜氨酸升高也有助于鉴别尿素循环缺陷。

（六）治疗

（1）限制蛋白质的摄入。

（2）适当补充精氨酸，同时补充赖氨酸及鸟氨酸。因有肠道转运障碍，氨基酸的补充不应口服。瓜氨酸是精氨酸和鸟氨酸前体，补充瓜氨酸可改善尿素循环障碍。

三、中性氨基酸尿（Hartnup 病）

1956 年在英国伦敦的 Hartnup 家族中发现，故名。

（一）流行病学

1/15 000 存活出生儿。

（二）病因病理

染色体 SLC6A19 突变致病，为常染色体隐性遗传。空肠黏膜及近端肾小管上皮细胞对单氨基单羧基氨基酸转运障碍，其中最重要的是色氨酸。

（三）临床表现

有多种临床表现，影响症状的因素包括突变基因杂合情况、影响肾小管和肠上皮程度和饮食习惯的差异。在第二次世界大战时期，由于食物供给困难使这一病症尤为突出，但是现在这种疾病在多数国家的发病罕见。

症状常见于儿童期，成年后可自行缓解，呈间歇发作。包括：①糙皮病样的皮肤损害（包括光敏性皮炎）。②各种各样的神经症状，以发作性小脑性共济失调为特征。③身材矮小，智力一般正常或有轻度损害。④氨基酸尿。

（四）辅助检查

尿中性氨基酸（甘氨酸、丙氨酸、亮氨酸、异亮氨酸、半胱氨酸、色氨酸、苏氨酸、丝氨酸、苯丙氨酸、甲硫氨酸、酪氨酸、缬氨酸）检测。

尿中吲哚代谢产物，如尿蓝母、吲哚基 - 3 - 乙酸等检测。

粪便中可发现色氨酸,还有大量支链氨基酸,苯丙氨酸及其他氨基酸等。

(五) 诊断及鉴别诊断

(1) 尿中氨基酸含量增高:谷氨酰胺、丙氨酸、色氨酸、酪氨酸、丝氨酸及支链氨基酸可较正常值升高 5～10 倍。脯氨酸和甘氨酸分泌不增加。

(2) 血浆氨基酸通常在正常范围。

(3) 诊断必须排除范科尼综合征:儿童范科尼综合征最常见的原因是胱氨酸沉积症,这种溶酶体储积病是可以治疗的。

(六) 治疗

高蛋白饮食和补充烟酰胺是常规治疗方法。但是在蛋白质摄入已经过饱和的国家和地区,这种疾病是否需要治疗还有争议。

(七) 预后

预后良好。

(李士明)

第八章

间质性肾炎

间质性肾炎（interstitial nephritis），又称小管－间质性肾炎（tubulointerstitial nephritis），是以肾小管间质的组织学和功能异常为主的一组疾病的总称。肾小管和肾间质是肾脏中结构与功能相对独立而又紧密联系的两个部分，损伤累及其中一个部分，不可避免地最终会累及另一个部分，故目前广泛采用小管间质疾病（tubulointerstitial diseases）来描述。该病的病变部位包括肾小管、肾小管基底膜（TBM）、血管结构、间质细胞和其周围的细胞外基质。

一、分类

本组疾病可分为原发性和继发性两大类。原发性小管间质性肾炎是指肾脏受损起源于肾小管和肾间质，是以肾小管和间质的病理损害和功能异常的涉及程度远较肾小球和肾血管严重为特征的；继发性小管间质性肾炎是指继发于系统性疾病、肾小球或肾血管疾病的肾小管和间质损害，是肾小球和肾血管病变恶化的结果。

临床上，小管间质疾病可以表现为急性或者慢性，可以是轻微的肾小管功能障碍也可以是严重的肾衰竭，造成的肾小管间质的结构或者功能改变可以是可逆的也可以是永久的。

从病理形态上来看，急性期的特点是间质水肿，皮髓质的单核细胞和中性粒细胞的浸润，肾小管细胞的片状坏死。慢性期则以间质的纤维化为主，炎症细胞通常是单核细胞，肾小管病变广泛，表现为：小管萎缩、管腔扩张、小管基底膜增厚。但是，因为病理学改变缺乏特异性，尤其是在慢性间质性肾炎，肾活检往往不能给出特异性的诊断。除非是过敏引起的小管间质性疾病，尿中可以看到大量的嗜酸性粒细胞。

除非合并有肾小球病变，在小管间质疾病中一般不会出现大量蛋白尿（＞2g/d）、红细胞管型、变形红细胞等类似肾小球肾炎的临床表现。相比肾小球肾炎，在肾小管间质疾病中，高血压往往不严重，而常有钠盐的丢失和脱水的倾向，易于出现容量不足。

小管间质疾病患者的肾功能异常主要表现为肾小管酸化和浓缩功能的障碍。早期往往表现为高氯性代谢性酸中毒，此时肾脏产氨能力降低，造成酸的生成和排泄减少。在肾淀粉样变和梗阻性肾病中，以集合管的损害为主，表现为I型肾小管酸中毒，此时行氯化铵试验，尿pH最低只能酸化到5.5。当病变以肾髓质和乳头为主时，如镇痛剂肾病和镰状细胞病，则常有尿浓缩功能的障碍，表现为夜尿和多尿。

很多研究表明：肾小球滤过率与肾小管间质损害程度的相关性甚于与肾小球损害程度的相关性。小管间质病变对某些重要的肾脏疾病如糖尿病肾病的进程有十分重要的影响。

二、发病机制

进行性的炎症或者损伤可始于肾小管间质或继发于肾小球和肾血管病变，几乎所有关于发病机制的研究均来自于实验动物模型，目前尚未能有效地区分人类和动物之间在这方面的差别。

（一）由肾小球病变引发的系列机制

1. **蛋白尿诱发的小管细胞的激活和损伤**　蛋白尿是激活肾小管上皮细胞进而引起肾间质炎症反应和纤维化的主要原因。位于肾小管上皮细胞刷状缘的多配体吞饮受体，介导白蛋白、脂蛋白等成分的重吸收。尿中过量白蛋白还可引起肾小管上皮细胞增殖/凋亡失衡，进而使肾小管萎缩。肾病综合征时肾小管上皮细胞胞质中的白蛋白颗粒明显较正常时增多，甚至融合成片，同时伴有肾小管上皮细胞泡沫样变、肾小管扩张或萎缩，肾间质区域有程度不同的单个核细胞浸润，甚至出现肾间质纤维化。肾病综合征患者肾小管上皮细胞趋化因子 MCP－1、RANTES（正常 T 细胞表达和分泌的活性调节蛋白）的表达也显著增加，与白蛋白摄取增加的改变一致，提示肾小管上皮细胞摄取白蛋白增加可能与其趋化因子表达上调有关。最近的研究证实 Cubilin/megalin－笼形蛋白依赖途径是肾小管上皮细胞转运白蛋白的主要通道。Cubilin 是清蛋白的特异性受体，megalin 则负责驱动和运输白蛋白－Cubilin 复合物。另外，megalin 的胞内区信号分子结构域可激活酪氨酸激酶，由此而启动广泛的细胞生物学效应。大剂量白蛋白在体外可刺激肾小管上皮细胞 Cubilin 表达增加，MCP－1、RANTES 的表达也显著上调，而反义 Cubilin 转染可抑制 Cubilin 蛋白表达，肾小管上皮细胞对摄取白蛋白减少，MCP－1、RANTES 表达下调，提示 Cubilin 可能在介导清蛋白激活肾小管上皮细胞表达趋化因子中具有重要作用。肾小管重吸收蛋白过多，细胞溶酶体酶和补体释放（肾脏局部可合成），尿补体成分增加，可在肾小管原位形成 C5b－9 膜攻击复合物，刺激肾小管上皮细胞分泌内皮素，导致肾间质缺氧等。

从解剖学上看，大量蛋白尿时，尿蛋白管型引起管腔堵塞，单个近曲小管的慢性阻塞导致上游及下游节段的萎缩，与梗阻性小管相连的肾小球最终皱缩和塌陷。同时，尿蛋白管型所致的球管粘连使小管颈狭窄，进一步加重小管间质损伤。

由肾小球滤过的蛋白绝大部分在近端小管通过 megalin 和 Cubilin 受体介导的胞吞作用被重吸收后，经核因子 Kb（NF－κb）、丝裂原活化蛋白激酶（p38MAPK）、特异性蛋白激酶 C（PKC）、近端小管细胞转录的信号传导和激活因子（STAT）等信号转导途径在小管基底膜侧生成多种血管活性物质、炎症介质及细胞因子，如内皮素 1（ET－1）、血管紧张素Ⅱ（AngⅡ）、单核细胞趋化因子（MCP－1）、正常 T 细胞表达和分泌的活性调节蛋白（RANTES）、IL－8、IL－6、转化生长因子（TGF）β、金属蛋白酶抑制剂（TIMP）－1 和 TIMP－2 以及整合素 αvβ5 等，趋化激活间质成纤维细胞、单核巨噬细胞及肥大细胞，从而产生炎症反应和间质纤维化。

2. **蛋白尿诱导的小管细胞的凋亡**　在多种肾脏疾病的动物模型（如单侧输尿管结扎模型即 UUO 模型、5/6 肾切除模型、慢性环孢素肾病模型），以及人体多种肾脏病病理标本上发现，间质纤维化愈重的地方，细胞凋亡数量愈多，间质纤维化程度与细胞凋亡数量成正相关。多项研究证实，白蛋白可诱导体外培养的人近端肾小管上皮细胞凋亡，并呈剂量和时间依赖性。目前报道的机制与以下四个方面有关：①Fas－FADD（Fas 相关的死亡结构域）－caspase 通路；②血管紧张素Ⅱ的 2 型受体（AT2）的上调；③过氧化物酶体增殖物激活受体 γ（PPAR－γ）的激活；④NF－κb 活性的上调和骨桥蛋白的表达。

3. **滤过的生长因子和细胞因子**　肾小球肾炎时小管液中滤过的生长因子和细胞因子，包括 IGF－1、HGF 和 TGF－β 等与肾小管表面的信号受体结合后通过激活炎症反应和改变细胞表型，增加小管细胞外 ECM 基质蛋白的表达，导致间质纤维化。如 IGF－1 可增加Ⅰ型和Ⅳ型胶原的生成；HGF 则使纤维连接蛋白在肾小管上皮细胞中的表达增加，并且阻断 collagen α₁Ⅲ（Col3A1）的表达，后者在抗纤维化方面发挥重要的作用；TGF－β 不仅增加了 collagen α₁Ⅲ（Col3A1）和 collagen α₂Ⅰ（Col1A2）的表达，还增加了肾小管上皮细胞纤维连接蛋白编码基因的转录，其机制可能在增加小管细胞外基质蛋白表达的同时、激活单核巨噬细胞、并使小管上皮细胞向间充质细胞的转分化。

4. **蛋白结合脂质**　肾小球肾炎时常伴有脂质代谢障碍，且结合脂肪酸的白蛋白也显著增多。用脂肪酸饱和白蛋白刺激体外培养的小管细胞可诱导趋化活性，而在同样条件下使用去脂白蛋白则几乎不产生趋化活性。同样，在蛋白负荷鼠模型的体内试验中，脂肪酸饱和白蛋白组较去脂白蛋白组的巨噬细胞浸润和小管间质损害更为严重，且近端小管对富脂白蛋白和去脂白蛋白的重吸收方式相同。脂肪酸油酸和亚油酸被认为是最能促纤维化、最具有肾小管毒性的脂肪酸，次氯酸化的低密度脂肪酸（HOCL）被发现聚集在受损的肾小管上皮细胞上。次氯酸/次氯酸钠是 H_2O_2 在氧化爆发期间经过氧化物酶催化产生的一个重要的氧化剂。它可以刺激多种编码蛋白质表达基因的表达，从而控制细胞增殖和细胞凋亡（GADD153），活性氧代谢（血红素加氧酶1、细胞色素 b5 还原酶）以及组织重构和炎症 [结缔组织生长因子（CTGF）、血管细胞黏附分子 1（VCAM-1）、IL-1β、基质金属蛋白酶-7（MMP-7）、血管内皮生长因子（VEGF）]。

5. 补体成分的激活　大量研究支持补体激活在小管间质损伤中发挥重要作用。相对于其他类型的细胞如血管内皮细胞或循环细胞，肾小管上皮细胞更容易受到管腔内 C5b-9 的攻击，因为肾小管上皮细胞的表面缺乏膜结合补体调节蛋白如膜辅助因子蛋白（CD46）、衰变加速因子，或 CD55 和 CD59。蛋白尿患者尿氨生成增多，并通过旁路途径激活补体，形成膜攻击复合物 C5b-9，并使其在肾小管上皮细胞沉积。C5b-9 刺激培养的原代近端肾小管上皮细胞，其Ⅳ型胶原和细胞热休克蛋白47（HSP47）mRNA 表达增强。补体抑制剂阻断 C5b-9 形成可延缓肾脏疾病的进展，有利肾功能的恢复。

6. 肾小球损伤直接转向肾小管间质　基于动物和人体的病理组织学研究结果，近来还发现了另外两种机制，分别称为错向滤过和上皮细胞增殖。前者指含有大量蛋白的滤液通过球管结合部，蔓延到小管上皮和肾小管基底膜的空间，围绕整个近曲小管。后者是指不断增长的细胞新月体向球管连接部蔓延，使近曲小管的起始端成为新月体的一部分。这两种情况均可引起肾单位的丢失和之后的纤维化。

（二）小管间质抗原和协同刺激信号

1. 来自于肾脏细胞和小管基底膜的抗原　位于近端小管上皮细胞刷状缘的 megalin 受体，是一种跨膜蛋白受体，它的尾部在管腔侧与小管液中的蛋白发生作用，调节小管上皮细胞顶部的内吞作用。Tamm-Horsfall 蛋白（THP）是位于 Henle 袢粗段和远曲小管近端的一种抗原。研究表明，在慢性间质性肾炎、髓质囊性病和反流性肾病中，可看到肾间质 THP 的异常沉积，并发生免疫反应。THP 是一种强大的自身抗原，含有 THP 和抗 THP 的抗原抗体复合物沉积在 Henle 袢升支粗段的细胞间隙。

另外，还有一种叫作 TIN 的抗原，早先被认为参与抗肾小管基底膜抗体介导的间质性肾炎。TIN 抗原主要位于近端小管的基底膜上，在远曲小管和 Bowman 囊上也有少部分。这种抗原物质与Ⅳ型胶原和层粘连蛋白的亲和力较高，提示 TIN 抗原对维持肾小管基底膜的完整性非常重要。近来发现了一种与 TIN 高度同源的蛋白 TIN antigenrelated protein（TIN-ag-RP），看来有可能存在不同的 TIN 抗原蛋白家族。

2. 肾小管细胞提呈的外源性和内源性抗原　肾小管细胞在小管刷状缘丰富酶的作用下，可以水解和处理外源性蛋白并内吞大分子物质的能力。尽管这个过程不是很清楚，但是当完整的蛋白从管腔侧和基底膜侧内吞入细胞后，经过溶酶体酶的融合，蛋白质被分解消化了。在 MHC 分子存在的情况下，近端小管上皮细胞切断内源性和外源性的蛋白，产生并传递新的具有免疫特性的肽段，呈现在细胞表面。滤过的炎症细胞因子诸如 IFN-γ、IL-1 和 TNF-α 通过上调Ⅱ型 MHC 分子和黏附分子如 ICAM-1 来增强肾小管对抗原的提呈能力。而正常情况下，最多只有 5% 的小管细胞表达Ⅱ型 MHC 分子。

3. 致肾炎抗原的药物　药物产生的肾小管间质炎症主要是通过细胞介导的对药物的高敏反应产生的。研究证实，T 细胞是间质炎症浸润的主要细胞。药物和肾小管抗原结合，或模仿肾小管抗原在肾间质沉积，从而产生免疫反应。间质性肾炎中体液反应并不多见，例如某些药物的一部分（如 methicillin）可以作为半抗原，结合到 TBM 上，诱导产生抗 TBM 抗体。

4. 小管上皮细胞的共刺激作用　共刺激是指独立与抗原受体可以充分激活淋巴细胞的信号。它代表着抗原提呈细胞 APC 和淋巴细胞之间可以引起免疫反应激活和抑制的双向的直接的联系。共刺激是成双存在的，一个受体在 T 细胞上，另一个配体在 APC 上。小管上皮细胞和 T 细胞共同孵育可产生一种表型为 IL-10 的低增生的，部分受到 ICOS-L 和 B7-H1 两种新型的共刺激分子配体调节的 T 细胞，这有助于限制或者减轻局部 T 细胞的反应。因为，最终 B7-H1/PD-1 途径也许在保护肾小管上皮上发挥作用，使之免予免疫介导的损伤。B7-H1 抑制信号的激活也许意味着在未来成为一种小管间质疾病的新型的治疗策略。

（三）间质炎症

正常的肾脏只有极少量的间质白细胞，主要是巨噬细胞，也有 T 细胞。炎症细胞的浸润在慢性肾损伤是持续存在的。小管间质炎症可以由抗原特异的刺激引起，也可以在没有抗原刺激的情况下存在。这些浸润到间质的细胞表型特征提供了效应细胞和调节细胞混合作用的证据。

1. 效应细胞　在大多数人类的慢性肾脏病的间质中浸润了大量的不同的效应细胞，包括巨噬细胞，CD_4^+ 和 CD_8^+ T 细胞。许多研究表明 Tcells 占主导，其中尤其是 CD_4^+ 的 T 细胞，尽管这些研究数据仍有较大的不同。动物模型的研究提示在慢性肾病的开始和进展中巨噬细胞是主要的浸润细胞。特别是，慢性肾脏病中小管间质的巨噬细胞的聚集与肾小球和肾间质病变的严重程度以及肾功能不全的程度密切相关。局部产生的和浸润的巨噬细胞在内源性免疫保护中，通过清除感染的病原菌和修复组织损伤来发挥的作用。然而，在多数与巨噬细胞相关的非感染性肾脏病中，尽管原发的病因被消除了，但是间质的炎症和小管的损伤仍持续加重。对原位细胞的直接损伤主要通过巨噬细胞产生的活性氧（ROS）、一氧化氮（NO）、补体以及炎性细胞因子等。巨噬细胞可通过金属蛋白酶和血管活性肽的表达影响基质和血管。局部的成纤维细胞和肌纤维母细胞的增生是对巨噬细胞来源的纤维化细胞因子的反应，它们的数量与随后的瘢痕形成有关。巨噬细胞的异质性和特异性，决定于损伤的性质和部位。有证据表明，在不同的炎症模型中，巨噬细胞发挥损伤 - 诱导和修复 - 促进两种作用。研究表明，在大量蛋白尿开始的 7 天之内，在肾小管间质以巨噬细胞的持续浸润为主，2 周之后，可以看到 T 辅助细胞和 T 杀伤细胞的浸润。然而，T 辅助细胞的浸润在第 3 周后开始减少，T 杀伤细胞至少持续 7 周。腹腔内注射抗 T 细胞单克隆抗体来消耗 T 细胞，并不能改变巨噬细胞的浸润，提示巨噬细胞的浸润并不依赖于淋巴细胞，但是可能有局部小管细胞表达的 osteopontin、MCP - 1、VCAM and ICAM。在多种类型的肾脏损害中，包括抗 TBM 病、Heymann 肾炎和鼠阿霉素肾病中，CD_8^+ T 被认为是主要的效应细胞。T 细胞是细胞免疫反应的效应器，它们的存在与细胞因子的产生有关，借此提出这样的可能：它们可能识别并作用于新近表达在肾小管细胞表面的内源性抗原。

2. 调节细胞　CD_4^+ T 构成了适应性免疫系统的重要组成部分，有助于体液和细胞介导的免疫反应。然而，CD_4^+ T 细胞具有多种不同的功能。某些亚种是阻碍而不是帮助免疫反应。最著名的例子是抑制性亚组 $CD_4^+ CD_{25}^+$ 具有下调自身免疫反应的作用。$\gamma\delta$T 细胞是一种古老的 T 细胞，在抗菌免疫和慢性炎症的过程中，发挥重要的作用。$\gamma\delta$T 在鼠的 Heymann 肾炎的肾脏中大量存在，并表达 T 细胞受体的系列基因 $V\gamma6/V\delta1$。在 Heymann 肾炎中，$\gamma\delta$T 细胞表达大量的调节细胞因子，如 TGF - β、IL - 4、IL - 5 和少量的 IL - 2。可以推测，就像在 Heymann 肾炎中一样，$\gamma\delta$T、细胞作为一种炎症细胞的亚种，浸润到间质中，在非免疫和免疫性肾病的模型中，促进调节反应。

（四）间质纤维化和瘢痕形成

纤维化是各种原发性继发性肾脏损伤的共同通路，最后导致 ESRD。肾小管间质纤维化的过程，包括肾小管的丢失和肌纤维母细胞和细胞外基质蛋白的积聚，如胶原蛋白（包括 I，III，IV，V，和VII 型），纤维连接蛋白和层粘连蛋白。新的证据表明，来源于上皮间质转化（EMT）的成纤维细胞在肾小管间质纤维化中发挥了关键作用。

1. 上皮间质转化　小管上皮在持续的损伤之后常出现进行性的上皮间质转化（EMT），大约有 35% 肾脏成纤维细胞来自于局部的 EMT，是对持续炎症状态的反应。成纤维细胞可以通过增殖，在肾纤维化的模型中，增加 50% 的新成纤维细胞。炎症反应中持续的细胞因子的活性和基底膜在蛋白酶作用下的断裂启动了 EMT 的过程。最终的结果是出现 EMT 蛋白和上皮细胞蛋白。值得注意的是，EMT 在成熟肾组织中的具有抵消肝细胞生长因子（HGF）和骨形成蛋白 - 7（BMP - 7）信号传递的特性，两者具有拮抗 FGF - 2 和 TGF - β 驱动的上皮转化。HGF 和 BMP - 7 可阻止和减轻 EMT。另一种调节物质是 Trap 蛋白，是一种在间质内循环的水溶性基团，可阻止受体被自由配体激活。

2. 慢性缺氧　另一个重要的导致小管间质纤维化的因素是慢性缺氧。AT 的产生和 NO 的抑制引起了慢性的肾血管收缩，导致组织缺血和低氧。动物和人的组织学研究中可以看到，在小管间质纤维化的周围常有毛细血管的缺失。局部毛细血管血流的减少，导致小管的营养不良，引起小管的萎缩和丢失。在这种情况下，剩余的小管处于高代谢耗氧状态，反过来在肾间质产生了更加严重的缺氧环境。在体外，这种缺氧可刺激成纤维细胞增生和小管上皮细胞 EMT 的产生。

（张　莉）

第九章

梗阻性肾病

泌尿系的梗阻性疾病是指泌尿系各个不同部位的结构和功能改变导致正常尿液排出障碍。泌尿系各个不同部位的梗阻，最终均可引起肾功能损害，这种肾功能损害又称梗阻性肾病（obstructive nephropathy），泌尿系梗阻性疾病也可引起尿路扩张而致肾盂积水（hydronephrosis），泌尿系梗阻的程度和梗阻的持续时间直接与肾功能损害程度有关，因此泌尿系梗阻应做到及时诊断和正确治疗，以避免引起肾功能持久性损害。

尿路梗阻是一种比较常见的疾病，可见于任何年龄，尸检时发现成人的肾盂积水占35%~38%，小儿占2%，尿路结石多发于25~45岁的青壮年，男女比例为3：1。60岁以上男性，尿路梗阻多由于患前列腺增生和前列腺癌所致。在美国，每10万人中有387例因患泌尿系梗阻疾病就诊，约166例诊断为尿路梗阻入院。

在美国1996—1999年3年中有6 006例诊断为梗阻性肾病者已进入终末期肾衰竭，其中3.6%不到20岁，44%为20~64岁，52%为64岁以上，男性占74.2%。

一、病因

尿路梗阻可以发生在泌尿系各个部位，从肾小管（尿酸性肾病）到尿道出口（包茎）。从临床角度，将泌尿系梗阻分为上尿路梗阻（指病变在输尿管膀胱交界处以上）和下尿路梗阻（指病变在输尿管膀胱交界处以下）。上尿路梗阻病因又可分为内在性原因和外在性病因，内在性原因包括腔内或壁内病因。腔内梗阻病因包括结石、血凝块，壁内病因可以是由于解剖结构（肿瘤、狭窄）或功能性梗阻（如先天性肾盂输尿管交界以及膀胱输尿管交界处狭窄）。外在性病因根据梗阻病因来源分类。

临床上，年龄、性别有助于鉴别诊断，儿童先天性尿路梗阻较常见（如肾盂输尿管交界处狭窄或膀胱输尿管交界处狭窄、后尿道瓣膜等）。中年妇女宫颈癌是外在性引起输尿管或膀胱输尿管交界梗阻的原因。老年男性，则良性前列腺增生症和前列腺癌是尿路梗阻多发原因。

二、病理和病理生理

尿路梗阻对肾功能影响是由于众多复杂因素相互作用的结果。尿路梗阻后，肾盂和肾小管压力增高，尿路扩张积水。由于输尿管内和肾小管内压力增高而导致肾损害，肾血流减少引起缺血，肾细胞萎缩和坏死。此外，肾实质内巨噬细胞和T细胞浸润而引起肾瘢痕形成，若附加肾感染，则可加速肾组织破坏。

正常尿液从肾盂引流到膀胱是依赖输尿管蠕动和从肾小球滤过压到肾盂压的压力差，由于梗阻近端管腔内压增高，尿量积聚而影响尿液流出，输尿管内压力增高，传导到肾脏引起肾小管内压增高，而肾小球内压没有相应增高，可使肾小球滤过压降低，进而使肾小球滤过率下降。

尿路完全梗阻初始阶段，肾血管暂时扩张，随后即出现肾血循环的收缩，导致肾血流量下降，肾小球内压下降，进一步使肾小球滤过率降低。肾血管收缩的发生机制：当肾小管内压增高情况下，肾内血管紧张素Ⅱ和血栓素A_2（thromboxane A_2）增高。而这两种物质增高，一方面引起肾血管收缩，肾缺血；另一方面，这两种物质促使肾小球系膜细胞收缩，导致肾小球表面积降低。由于肾内血管紧张素Ⅱ增高也促进肾内前列腺素 E_2 和前列环素的合成增加，这两种物质有抑制肾小球系膜细胞收缩的作用，因此这两种物质增高有防止肾小球滤过率和肾血流下降的作用。

不完全尿路梗阻也可以降低肾血流和肾小球滤过率。此外，肾小管功能损害出现持久，不能浓缩尿液，使排泄 H^+ 和 K^+ 的功能下降。髓袢降支对 Na^+ 的重吸收降低，而肾髓质渗透压下降是引起肾小管浓缩功能下降的原因之一。由于尿路不完全梗阻后引起近曲小管、髓袢降支和集合管功能失调，肾浓缩功能损害，而出现长期低渗多尿症；H^+ 和 K^+ 排泄下降是由于肾单位远端对这些离子分泌下降所致，推测发生机制可能与醛固酮对肾远曲小管作用减退有关。

三、临床表现

尿路梗阻的临床表现主要根据梗阻的部位（上尿路还是下尿路）、梗阻的程度（完全性或部分性）及梗阻持续时间（急性还是慢性）。急性完全性尿路梗阻可致肾衰竭。慢性部分性尿路梗阻（如慢性肾盂积水）可以无症状，或有间歇性疼痛，或可出现肾功能损害所致的症状及实验室检查异常，包括尿不能浓缩而致夜尿增多及多尿症，血尿素氮和肌酐增高。尿路梗阻的主要临床表现分述如下。

（1）疼痛和肾绞痛、膀胱膨胀或集合系统和肾包膜牵胀：这是常见尿路梗阻初期引起的临床症状，特别是输尿管结石患者可出现典型的肾绞痛，患侧腰部剧烈疼痛（上 1/3 输尿管结石），或疼痛放射到大阴唇、睾丸或腹股沟部（下 2/3 输尿管结石），并伴有出汗、恶心、呕吐，急性肾绞痛可持续 30min，或持续 1 天，排尿时疼痛放射到腰部则可能存在膀胱输尿管反流。慢性部分性尿路梗阻可引起间歇性腰痛，有些患者在过量饮水和（或）应用利尿剂后可诱发肾区疼痛。体检可以正常，急性上尿路梗阻患者常有腰部压痛。下尿路梗阻患者可扪及膀胱膨胀、压痛。男性患者应做肛指检查，以明确前列腺是否增大；女性患者应做妇科盆部检查，以明确是否存在盆腔肿块。

（2）尿量的变化：双侧输尿管急性完全性梗阻、孤立肾的输尿管完全性梗阻及下尿路的完全性梗阻时可出现无尿和急性肾衰竭。部分性不完全尿路梗阻，尿液排出量可以正常或增多（多尿症）。偶尔明显的多尿症类似糖尿病的多尿症，这种情况可引起高钠血症。当多尿症患者出现少尿或无尿，此时强烈提示有尿路梗阻存在。

（3）血尿：输尿管结石引起肾绞痛多伴有镜下血尿。尿路梗阻伴肉眼血尿者常见于肿瘤患者。上尿路病变引起肉眼血尿，血块可阻塞输尿管引起梗阻。

（4）肿块：长期尿路梗阻可使肾积水，肾体积增大，查体时在腹部和腰部可扪及肿块。儿童肾积水常可在腹部扪及肿块。老年前列腺增生引起下尿路梗阻，常可在耻骨上扪及膨胀的膀胱。

（5）高血压：尿路梗阻患者可合并高血压，其发病机制为：①液体潴留及细胞外液量增多。②肾素分泌增多。③肾髓质血管抑制物质合成减少。大约 1/3 急性单侧性尿路梗阻患者同时并发高血压，当急性尿路梗阻解除后即能恢复正常。

在双侧性慢性尿路梗阻时，发生高血压的机制可能由于肾脏钠排泄受损和细胞外液容量增多（称为容量依赖性高血压，volume - dependent hypertension），这些患者血肾素水平常受抑制。

（6）尿路感染或出现难治性尿路感染：没有明显原因的尿路感染应考虑存在尿路梗阻。尿路感染多见于下尿路梗阻，这可能与细菌易于黏附于膀胱黏膜有关。由于存在尿路梗阻，根治尿路感染困难，在未做过尿路器械治疗的患者尿培养中出现特殊的细菌（变形杆菌、假单胞菌属）则提示有尿路梗阻存在。因此，反复尿路感染经持久性抗感染治疗无效者应考虑存在尿路梗阻病因。

（7）血尿素氮和肌酐增高：尿路梗阻可损害肾功能，特别尿常规检查无异常，过去没有肾病史者，出现血尿素氮和肌酐增高，应考虑存在尿路梗阻的可能。对既往有肾病者，尿路梗阻可加速肾病进展。

（8）高血钾症、高氯血症及代谢性酸中毒：这种情况更多见于老年人，其发生机制是由于在尿路梗阻后引起肾单位远侧段 H^+、Cl^- 和 K^+ 分泌减少，醛固酮产生减少和（或）远曲小管对盐皮质激素的作用不敏感所致。高血氯性代谢性酸中毒也可出现在没有高钾血症的患者，这是由于 Cl^- 分泌选择性缺陷的原因。

（9）红细胞增多症：该症是尿路梗阻后较罕见的并发症，可能由于肾缺血而使肾产生红细胞生成素增多之故。

（10）下尿路症状：下尿路梗阻的患者可出现下尿路症状，如排尿无力、尿线变细、排尿间断、尿失禁、尿末滴沥、尿犹豫感、尿急等。神经源性膀胱患者可出现尿频、尿急和充盈性尿失禁。

四、诊断

尿路梗阻程度和时间直接影响肾功能损害程度，因此尿路梗阻疾病应做到早期诊断和及时治疗。尿路梗阻的诊断根据患者临床表现、无症状性肾功能减退、肾绞痛，或急性肾衰竭和无尿等症象出现时，应怀疑是否存在尿路梗阻（图9-1）。体检对诊断有帮助，可有肋脊角压痛、腰部肿块、肾区肌肉僵直等体征。肾绞痛患者可出现腹胀及肠蠕动减少，膀胱出口梗阻者可出现耻骨上肿块。

尿液分析可得到重要线索：血尿、菌尿、pH > 7.5 提示尿路结石和（或）伴尿路感染；尿沉淀物检查是否有尿结晶（尿酸、胱氨酸等）。实验室检查应包括肾功能测定（血尿素氮、肌酐）。

诊断尿路梗阻的检查总结见表9-1。怀疑有尿路梗阻患者，首先选择非损伤性的超声检查，可发现尿路扩张。偶尔超声检查可出现假阴性，这是因为在脱水或梗阻早期尚未出现尿路扩张之故。不能解释的肾衰竭怀疑由于梗阻性疾病引起的，可按下列程序进行诊断（图9-2）。

腹部 X 线平片可用于诊断输尿管结石，同时可提供肾和膀胱形态。静脉肾盂造影可用于急性肾绞痛检查，由于肾滤过率降低而致肾排泄造影剂延迟，这些患者应做延迟摄片检查以了解梗阻部位及集合系统情况。肾功能受损、血肌酐超过 256.2 ~ 353.6μmol/L（3 ~ 4mg/dl）的患者不适宜做静脉肾盂造影，这些患者做静脉肾盂造影不但显影不好，而且造影剂对肾脏有毒性。当静脉肾盂造影不能应用的患者为显示输尿管和集合系统时可采用逆行肾盂造影来显示梗阻部位和梗阻原因。

放射性核素肾图检查用于诊断梗阻部位在膀胱以上尿路梗阻，以了解梗阻程度及分肾功能情况。

其他检查包括 CT 和 MRI，对确诊疾病性质有帮助。偶尔对上尿路梗阻诊断有困难时可采用尿流压力试验（whitaker test），这个试验是在输液时测定肾盂到膀胱间的压力差。

许多试验用于诊断下尿路梗阻，包括排尿时膀胱尿道造影，用于检查是否存在膀胱输尿管逆流，这种病在儿童较常见。

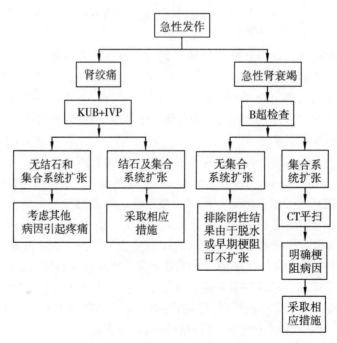

图9-1 尿路梗阻的诊断方法示意图

表9-1　尿路梗阻的诊断性检查

上尿路梗阻	下尿路梗阻
超声检查	同上尿路梗阻一些检查
KUB 腹部平片	膀胱镜
静脉尿路造影	排泄性膀胱尿道造影
逆行肾盂造影	逆行尿道造影
输尿管镜检查	尿动力学检查（膀胱、尿道测压、肌电图等）
放射性核素肾图	
CT	
MRI	
尿流压力检查（whitaker test）	

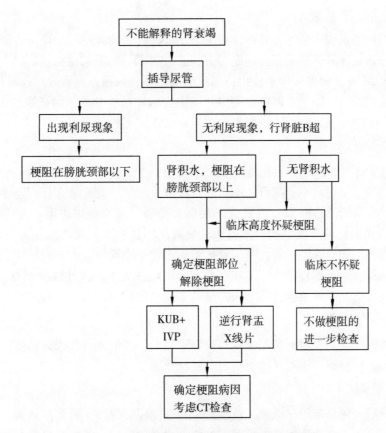

图9-2　不能解释的肾衰竭的尿路梗阻诊断程序

　　膀胱镜检可同时检查膀胱和尿道，然而在儿童和青少年常需在麻醉下进行。逆行尿道造影可检查前尿道，其检查方法是用针筒从尿道口注入造影剂，也可从尿道内插入导尿管注入造影剂，但是逆行尿道造影对检查后尿道不理想。为显示后尿道，最好排泄和逆行膀胱尿道造影联合应用。

　　尿动力学检查是用于检查膀胱出口梗阻，测定单位时间的尿流率。尿流率测定是一种检查膀胱逼尿肌功能和尿道阻力的非创伤性检查，用于充盈性膀胱压力测定。在膀胱充盈期出现膀胱抑制性收缩，膀胱压力上升，常提示存在膀胱过度活动；若膀胱内压低并伴有很大膀胱容量，则提示膀胱感觉功能丧失或下运动神经元损害。

　　尿道压力分布测定（urethra pressure profilemetry）主要用于测定尿道括约肌控制尿液的能力以及下尿路梗阻的部位。肌电图（electromyography，EMG）测定用于测定盆底横纹肌、尿道括约肌功能及其在逼尿肌收缩时压力－流率同步检查，测定排尿期逼尿肌压力和尿流率，能准确判断是否存在膀胱出口梗阻的检查方法。

大约 25% 儿童有脊柱裂，可出现膀胱逼尿肌和尿道括约肌功能不协调。

五、鉴别诊断

根据临床症状和体征，无尿和急性肾衰竭者应排除其他急性肾衰竭的病因；部分性尿路梗阻引起尿量多，应与糖尿病性多尿相鉴别；梗阻性肾病所致高血钾性代谢性酸中毒，应与有同样症状而肾素和醛固酮分泌减少相鉴别。肾结石引起腰痛需与胃肠道疾病引起疼痛相鉴别。儿童尿路梗阻可出现胃肠道症状，如恶心、呕吐、腹痛。

六、治疗

尿路梗阻诊断确定后，治疗目的主要有 3 项：①保护和（或）恢复肾功能。②缓解疼痛和（或）其他尿路梗阻的症状。③解除梗阻，并治疗由梗阻而伴发的结石、尿路感染等并发症。

（一）急性完全性尿路梗阻

急性完全性尿路梗阻表现为急性肾衰竭，必须急诊处理。先明确梗阻部位，假如梗阻部位在膀胱以下，可放置导尿管，如放导尿管失败者可行耻骨上膀胱造瘘术。梗阻部位在膀胱以上，可经膀胱镜逆行插输尿管导管或放置 DJ 管。肾造瘘管不仅提供尿液引流，而且可通过导管灌注药液治疗感染、结石等。在尿路感染及全身败血症时，除了立即解除梗阻并给予合适的抗生素外，对梗阻引起急性肾衰竭患者，在采用器械治疗或手术治疗前有时候需先做血液透析以纠正尿毒症情况。

（二）急性部分梗阻

结石是引起输尿管部分性梗阻最常见的病因，治疗包括缓解疼痛、解除梗阻、治疗感染。治疗方法要根据患者的全身情况、结石部位、结石大小、结石成分、梗阻程度、是否伴有感染以及肾功能受损程度等综合分析决定。输尿管结石 <5mm 者可先采用解痉止痛，多饮利尿并用中草药排石治疗；结石 >7mm 者通常不能自行排出，则需做手术。一般来说患肾无明显积水、肾功能正常者可选用输尿管镜下碎石或体外冲击波碎石；如合并输尿管狭窄、肾严重积水伴感染者应考虑开放手术。手术后的患者需要跟踪随访，适时采用预防结石复发的治疗。有些患者会出现高血压。体外震波碎石术后 2~3 天应回医院复诊以了解结石残留情况。尿液检查疑有尿路感染者应采用抗生素治疗。

（三）慢性部分性梗阻

慢性部分性尿路梗阻在出现以下情况时应尽快解除梗阻：①反复发作尿路感染。②有明显症状，如排尿困难、腰痛等。③尿潴留。④对肾功能引起进展性损害。

（四）下尿路梗阻

尿道、膀胱颈梗阻，伴反复尿感患者，特别是有膀胱输尿管反流、肾实质损害、明显尿潴留、反复血尿等情况出现，需要及早解除梗阻。由于前列腺增生引起的梗阻，若症状轻微，无尿路感染，上尿路正常，则做观察随访或药物治疗。前列腺增生引起梗阻严重，残余尿多，有时出现尿潴留，有些患者同时伴有膀胱结石、肿瘤、反复尿路感染，应考虑手术治疗。男性尿道狭窄可考虑尿道扩张或直视下做尿道内切开术。女性膀胱颈和尿道狭窄发病率低，根据病情可做尿道扩张、尿道内切开和挛缩膀胱颈电切术。

神经源性膀胱引起的尿路梗阻，可做尿动力学检查来决定治疗方案。治疗的主要目的是：①建立一个能贮尿而不影响肾功能的膀胱。②提供一个能为患者接受的膀胱尿排出的方式。这些患者可分为 2 类：一类为继发于上运动神经元的不稳定膀胱。因糖尿病引起的神经源性膀胱通常是下运动神经元疾病，应嘱咐这些患者有规律地间断排空膀胱，偶尔尚需给予胆碱能药物，如盐酸氨甲酰甲胆碱治疗，α-受体阻滞剂能减轻尿道括约肌张力。对有大量残余尿且反复尿路感染的患者，最好的治疗方法是采用清洁的间歇性自家导尿，每日导尿 4~5 次，每次尿量不超过 400mL。该技术有效，但需患者接受并对患者进行训练，既达到方便操作，又要避免造成尿道损伤和（或）诱发尿路感染。对高张力膀胱，治疗目的是改善其贮尿功能，可应用抗胆碱能药物。

（五）梗阻解除后利尿

梗阻解除后可出现尿钠增多和利尿，这种利尿的特征是由于肾脏大量排出钠、钾、镁和其他电解质。多数情况下患者能自身调节，然而由于水盐的大量丧失可导致低血钾、低血钠或高血钠、低血镁及明显的体液丢失。许多尿路梗阻患者出现尿路梗阻解除后利尿现象，其发生机制可能是一种对尿路梗阻期间出现细胞外液量扩增的生理反应，这种梗阻解除后利尿现象并不与患者体液状况协调一致，而且出现这种现象时若过多补盐水会造成利尿现象延长。

液体补充只有在钠和水过量丢失而引起患者体液容量不平衡情况下，或由于内源性肾小管对钠和水重吸收缺陷的情况下进行。液体补充量应以患者尿液排出水盐量为依据，一般采用静脉补液，应注意预防细胞外液量减少和电解质失衡。

七、预后

尿路梗阻解除后肾功能恢复情况主要受梗阻的程度和梗阻时间的影响，其他影响肾功能恢复的因素包括是否存在尿路感染、结石、既往存在肾脏疾病以及引起梗阻的原因等。肾皮质的厚度是判断慢性肾积水患者残留肾功能的指标，肾皮质菲薄应考虑肾功能已明显丧失。

（张　莉）

第十章

急性肾衰竭

急性肾衰竭（acute renal failure，ARF）是指由于肾脏自身和（或）肾外各种原因引起的双肾的排泄功能在短期内迅速减退的一组临床综合征。随着病情急剧进展，多伴有少尿或无尿，以致体内代谢产物蓄积、水电解质失衡，并引起相应的临床表现和血生化改变。

一、病因病理

（一）病因

急性肾衰竭的常见病因可分为肾前性、肾实质性和肾后性三大类。

（1）肾前性：急性肾衰竭系指由于各种肾前因素引起血管内有效循环血容量急剧降低，致使肾血流量不足，肾小球滤过率显著降低所导致的急性肾衰竭。肾前性急性肾衰竭的常见原因可分为血容量减少（如脱水、失血）、心力衰竭、心排血量不足或细胞外液分布异常（如低蛋白血症、大量腹腔积液），最终可发展为肾性肾衰竭。

（2）肾性：急性肾衰竭系指各种肾实质病变所导致的肾衰竭，或由于肾前性肾衰竭不能及时去除病因、病情进一步发展所致。常见于以下原因。①肾小球疾病：见于急性肾炎、急进性肾炎、溶血尿毒综合征、狼疮性肾炎等。②肾小管疾病：急性肾衰竭以急性肾小管坏死最多见，由肾缺血及肾毒性物质如氨基糖苷类、造影剂、重金属、有机溶剂、某些中草药等所致。③肾间质疾病：由于感染性或过敏性疾病所致，或由于淋巴瘤、白血病等蔓延侵及肾间质所致。④肾血管性疾病：见于各种原发性或继发性肾小血管炎，肾动脉、肾静脉血栓形成，败血症引起的弥散性血管内凝血等。

（3）肾后性：急性肾衰竭系指由于肾集合小管和肾以下泌尿系梗阻导致其上方的压力增高，引起的急性肾衰竭，可见于结石、感染、肿瘤、畸形、外伤等。

（二）发病机制

本病的发病机制尚未完全阐明，目前研究大多着重于肾缺血和（或）肾中毒引起肾小管损伤学说。其主要发病机制：①肾小管损伤：当肾小管急性严重损伤时，由于肾小管阻塞和肾小管基膜断裂引起肾小管内液反漏入间质，从而引起急性肾小管上皮细胞变性、坏死，肾间质水肿，肾小管阻塞，肾小球有效滤过率降低；②肾小管上皮细胞代谢障碍：肾小管上皮细胞的损伤及代谢障碍，导致肾小管上皮细胞坏死；③肾血流动力学变化：肾缺血和肾毒素的作用致使血管活性物质释放，引起肾血流动力学变化，导致肾血液灌注量减少，肾小球滤过率下降而致急性肾功能衰竭；④缺血再灌注损伤：实验证实肾缺血再灌注损伤主要为氧自由基及细胞内钙含量超负荷，使肾小管上皮细胞内膜脂质过氧化增强，导致细胞功能紊乱，以致细胞死亡。

二、临床表现

根据尿量减少与否，急性肾衰竭可分为少尿型和非少尿型。急性肾衰竭伴有少尿或无尿表现者称为少尿型。非少尿型系指血尿素氮、血肌酐迅速升高，肌酐清除率迅速降低，而不伴有少尿的表现。临床常见少尿型肾衰竭，其临床过程可分为三期。

（一）少尿期

少尿期一般持续 1~2 周，长者可达 4~6 周，持续时间越长，肾损害越重。持续少尿大于 15 天，或无尿大于 10 天者，预后不良。少尿期的系统症状有以下几点。

（1）水钠潴留：患者可表现为全身水肿、高血压、心力衰竭、肺水肿、脑水肿，可伴有稀释性低钠血症，血钠常 <125mmol/L。

（2）电解质紊乱：常见高钾、低钠、低钙、高镁、高磷和低氯血症。

（3）代谢性酸中毒：表现为恶心、呕吐、疲倦、嗜睡、呼吸深大、食欲不振甚至昏迷，血 pH 值降低。

（4）尿毒症：因肾排泄障碍，使各种毒性物质在体内积聚所致。可出现全身各系统的症状，其严重程度与血中尿素氮及肌酐增高的浓度相一致。①消化系统：表现为食欲不振、恶心、呕吐、腹胀、腹泻，严重者可伴发消化道出血或黄疸，消化道出血可加重氮质血症，严重者可致死。②心血管系统：主要因水钠潴留所致，表现为高血压和心力衰竭，还可发生心律失常、心包炎等。③血液系统：ARF 常伴有正细胞正色素性贫血，贫血随肾功能恶化而加重，系由于红细胞生成减少、血管外溶血、血液稀释和消化道出血等原因所致。出血倾向（牙龈出血、鼻出血、皮肤瘀点及消化道出血）多因血小板减少、血小板功能异常和 DIC 引起。急性肾功能衰竭早期白细胞总数常增高，中性粒细胞比例也增高。

（5）感染：感染是 ARF 最为常见的并发症，以呼吸道和尿路感染多见，致病菌以金黄色葡萄球菌和革兰氏阴性杆菌最多见，ARF 患者任何部位感染都易发生败血症。

（6）皮肤改变：皮肤干燥伴水肿，多汗部位常有尿素结晶析出，呼气带尿臭气味。

（二）多尿期

当 ARF 患者尿量逐渐增多，全身水肿减轻，24 小时尿量达 4 000mL 以上时，即为多尿期。一般持续 1~2 周（长者可达 1 个月），此期由于大量排尿，可出现脱水、低钠和低钾血症，仍有生命危险，故多尿期严密检测血压、电解质等是十分必要的。

（三）恢复期

多尿期后肾功能改善，尿量逐渐恢复正常，血尿素氮、血肌酐逐渐恢复正常，但仍有不同程度肾功能的损害，患者表现为虚弱无力、消瘦、营养不良、贫血、皮肤脱屑等。经 3~5 个月才能恢复正常，部分患者发展为慢性肾衰竭，少数患者遗留不可逆的肾功能损害。药物所致的急性肾小管坏死为非少尿型急性肾衰竭，临床表现较少尿型急性肾功能衰竭症状轻、并发症少、病死率低。

三、实验室检查

（一）尿液检查

（1）尿量变化：少尿型 ARF 患者 <400mL/24h，完全无尿提示双侧完全性尿路梗阻，双侧肾动脉栓塞或肾皮质坏死等。

（2）尿沉渣检查：可见肾小管上皮细胞、上皮细胞管型和颗粒管型及少许红细胞、白细胞等。

（3）尿比重：肾前性氮质血症时，尿比重 >1.025；少尿而尿比重 <1.015 多见于急性肾小管坏死，急性肾小球肾炎所致肾功能衰竭，尿比重可达 1.015。

（4）尿渗透浓度：主要反映肾浓缩功能，肾前性氮质血症时尿渗透浓度 >500mOsm/L，急性肾小管坏死时常 <350mOsm/L。

（5）尿肌酐及尿素氮测定：ARF 时排泄量减少，尿肌酐排泄多 <1g/d（正常值 >1g/d），尿中尿素氮排泄 <6g/d（正常值 >6g/d）。

（6）尿钠：肾前性氮质血症时，尿钠显著减少常 <20mmol/L，而急性肾小管坏死时，肾小管重吸收钠障碍，尿钠排出增多，尿钠常 >40mmol/L。

（二）血清生化检查

（1）电解质：在 ARF 时血清出现"三高三低"即钾、镁、磷逐渐升高，而钙、钠、氯降低。

（2）肌酐、尿素氮：ARF 时肌酐、尿素氮升高，作为监测病情指标之一。

（三）肾影像学检查

（1）腹平片：可了解肾脏的大小、形态。固缩肾提示有慢性肾脏疾病，两侧肾脏不对称要考虑一侧梗阻或血管疾病。

（2）超声检查：了解肾脏大小、形态、血流及输尿管、膀胱有无梗阻，对诊断有无尿路梗阻的敏感性、准确性均较高。

（3）逆行性和下行性肾盂造影：主要用于了解有无尿路梗阻。

（4）放射性核素检查：可了解肾血流量、肾小球、肾小管功能。

（5）血管造影：可了解肾血管病变，适用于怀疑肾动脉或静脉栓塞的病例。

（6）CT、磁共振：可提供可靠的影像学诊断，但检查费用昂贵。

（四）肾活检

对于原因不明的 ARF，肾活检是可靠的诊断手段，可帮助诊断和评估预后。

四、诊断和鉴别诊断

（一）诊断依据

（1）尿量显著减少：出现少尿（每日尿量 $<250mL/m^2$）或无尿（每日尿量 $<50mL/m^2$）。

（2）氮质血症：血清肌酐 $\geqslant176\mu mol/L$，BUN $\geqslant15mmol/L$，或每日血肌酐增加 $\geqslant44\mu mol/L$ 或 BUN $\geqslant3.57mmol/L$，有条件时测肾小球滤过率（如内生肌酐清除率），常每分钟 $\leqslant30mL/1.73m^2$。

（3）有酸中毒，水电解质紊乱等表现。无尿量减少为非少尿性 ARF。

（二）临床分期

如前所述。

（三）病因诊断

1. 肾前性和肾实质性 ARF　如下所述。

（1）尿沉淀物检查：功能性急性肾功能衰竭时往往只出现透明和细小颗粒管型，而器质性急性肾功能衰竭时则出现上皮细胞管型、变性细胞管型和大量粗颗粒细胞管型，还可出现大量游离的肾小管上皮细胞。

（2）尿液－血浆渗透压的比值：功能性急性肾功能衰竭时尿渗透压正常或偏高（大于 600 毫渗量/升），尿液－血浆渗透压比值大于 2：1，而器质性急性肾功能衰竭时尿渗透压接近血浆渗透压 $[300mOsm/(L\cdot H_2O)]$，两者比值小于 1：1。

（3）尿钠浓度：功能性急性肾衰竭时，尿钠的再吸收机能未破坏，因而钠得以保留，尿钠浓度小于 20 毫当量/升。器质性急性肾衰竭时钠的再吸收降低，使尿钠上升常超过 40 毫当量/升。

（4）尿液－血浆肌酐比值：功能性急性肾衰竭时尿浓度机能尚未破坏，故尿液－血浆肌酐比值常大于 40：1。器质性急性肾衰竭时肾小管变性坏死。尿浓度机能被破坏，尿液－血浆肌酐比值常小于 10：1。

（5）血尿素氮－肌酐比值：功能性急性肾功能衰竭时肾小管内流速下降，肾小管对滤过的尿素重吸收增加，而肌酐的排泄保持恒定不变，因此，血尿素氮－肌酐比值大于 20：1。器质性急性肾功能衰竭时两者比值常为 10：1。

（6）一小时酚红排泄试验：用常规方法作酚红试验，但仅收集 1 小时的尿液标本，用生理盐水冲洗膀胱以减少残尿造成的误差。酚红的排泄需要有足够的肾血流量和肾小管的分泌功能，因此排泄量极微时常表示有器质性急性肾功能衰竭，如酚红排泄量在 5% 以上，则可能存在功能性急性肾衰，而肾小管功能未全受损。

2. 肾后性 ARF 泌尿系统影像学检查有助于发现导致尿路梗阻的原因。

五、治疗

治疗原则是去除病因，积极治疗原发病、减轻症状，改善肾功能，防止并发症的发生。

（一）少尿期的治疗

（1）去除病因和治疗原发病：肾前性 ARF 应注意及时纠正全身循环血流动力障碍，包括补液、输注血浆和清蛋白、控制感染等，避免接触肾毒性物质，严格掌握肾毒性抗生素的用药指征、并根据肾功能调节用药剂量，密切监测尿量和肾功能变化。

（2）饮食和营养：应选择高糖、低蛋白、富含维生素的食物，尽可能供给足够的能量。供给热量 $210 \sim 250J/$（$kg \cdot d$），蛋白质 $0.5g/$（$kg \cdot d$）应选择优质动物蛋白，脂肪占总热量 $30\% \sim 40\%$。

（3）控制水和钠的摄入：坚持量入为出的原则，严格限制水、钠摄入，有透析支持则可适当放宽液体入量，每日液体量：尿量 + 显性失水（呕吐、大便、引流量）+ 不显性失水 − 内生水。无发热患儿每日不显性失水为 $300mL/m^2$，体温每升高 $1℃$，不显性失水增加 $75mL/m^2$，内生水在非高分解代谢状态为 $250 \sim 350mL/m^2$，所用液体均为非电解质液，髓袢利尿剂（呋塞米）对少尿型 ARF 可短期试用。

（4）纠正代谢性酸中毒：轻、中度代谢性酸中毒一般无须处理。当血浆 $HCO_3^- < 12mmol/L$ 或动脉血 $pH < 7.2$，可补充 5% 碳酸氢钠 $5mL/kg$，提高 $CO_2 - CP$ $5mmol/L$，纠酸时宜注意防治低钙性抽搐。

（5）纠正电解质紊乱：包括高钾血症、低钠血症、低钙血症和高磷血症的处理。

（6）透析治疗：凡上述保守治疗无效者，均应尽早进行透析。透析的指征：①严重水潴留，有肺水肿、脑水肿的倾向；②血钾持续或反复超过 $6.5mmol/L$；③BUN $> 28.6mmol/L$，或血浆肌酐 $> 707.2\mu mol/L$；④严重的难以纠正的酸中毒；⑤药物或毒物中毒，该物质又能被透析去除。在儿童，尤其是婴幼儿以腹膜透析为常用。

（二）多尿期的治疗

（1）维持水的平衡：患者在少尿期内大多处于程序不同的水过多状态，因此随着多尿期的到来，让其自行排出过量的水分，以达到新的平衡。液体的补充应按尿量的 $1/3 \sim 2/3$ 量即可，若按尿量等量补充，将使多尿期延长。

（2）维持电解质平衡：随着水分的排出，必有大量电解质的丢失，因此必须及时补充。一般每升尿需补充生理盐水 $500mL$，24 小时尿量超过 $1\,500mL$ 时应酌情补充钾盐。

（3）防治感染：此期患者往往十分虚弱，抵抗力极低，容易发生感染，必须积极予以防治。

（4）加强营养：逐渐增加高质量的蛋白质的摄入，贫血严重者可输血。

（三）康复期的治疗

由于急性肾衰竭后蛋白质的负平衡相当严重，故此期主要的治疗方针是积极补充营养，给予高蛋白、高糖、高维生素饮食。此外应逐步增加活动量，以促进全身各器官功能的恢复。肾功能的恢复常需一年以上。

（张 莉）

第十一章

慢性肾衰竭

慢性肾衰竭（Chronic Renal Failure，CRF）是慢性肾脏病（Chronic Kidney Disease，CKD）进行性进展引起肾单位和肾功能不可逆的丧失，导致以代谢产物和毒物潴留、水电解质和酸碱平衡紊乱以及内分泌失调为特征的临床综合征。慢性肾脏病是指：肾脏损害和（或）肾小球滤过率（Glomerular Filtration Rate，GFR）下降＜60mL/（min·1.73m²），持续3个月或以上。肾脏损害是指肾脏结构或功能异常，出现肾脏损害标志：包括血和（或）尿成分异常和影像学异常，肾组织出现病理形态学改变等（表11-1）。慢性肾衰竭常常进展为终末期肾病（End-Stage Renal Disease，ESRD），CRF晚期称为尿毒症（uremia）。

表11-1 慢性肾脏病定义

肾脏损伤标志	清蛋白尿 AER≥30mg/24h；ACR≥30mg/g（≥3mg/mmol）
	尿沉渣异常
	肾小管功能紊乱导致的电解质或其他异常
	肾组织病理形态异常
	影像学异常
	肾移植病史
GFR 下降	GFR＜60mL/（min·1.73m²）（G$_{3a}$~G$_6$ 期）

注：AER：白蛋白排泄率；ACR：清蛋白/肌酐比。

一、分期

（一）K-DOQI 分期

2001 年美国肾脏病基金会（National Kidney Foundation，NKF）按 GFR 水平将慢性肾脏病分为 5 期（表11-2），K-DOQI（kidney disease outcome quality initiative，K-DOQI）慢性肾脏病分期。

表11-2 K-DOQI 慢性肾脏病分期

分期	肾脏损害	GFR mL/（min·1.73m²）
1	GFR 正常，但可出现肾脏损害的临床表现	＞90
2	轻度慢性肾功能受损	60~90
3	中度慢性肾功能受损	30~59
4	重度慢性肾功能受损	15~29
5	ESRD，考虑肾脏替代治疗	＜15 或需透析

（二）KDIGO 分期

近年来，KDIGO（kidney disease improving global outcomes，KDIGO）将慢性肾脏病的易患因素、启

动因素、影响肾脏病进展和并发症的因素，是否接受肾脏替代治疗以及肾脏替代治疗的方式等纳入分析，在不同的阶段采取相应的措施，延缓慢性肾衰竭的发生和发展，减少并发症（表11-3）。是近几年国际通用的分期标准。该分期对临床工作有指导作用，在临床工作中应用应根据患者的 CKD 分析对每一个患者制订定期监测的项目和计划。

表11-3 慢性肾脏病 KDIGO 分期及治疗计划

分期	描述	GFR mL/（min·1.73m^2）	治疗计划
1	肾功能指标（+），GFR 正常或↑	>90	CKD 病因的诊断和治疗
			治疗并发疾病
			延缓疾病进展
2	肾功能指标（+），GFR 轻度↓	60~90	估计疾病是否会进展和进展速度
3	GFR 中度↓	30~59	评价和治疗并发症
4	GFR 重度↓	15~29	准备肾脏替代治疗
5	肾衰竭	<15 或需透析	肾脏替代治疗

（三）新 KDIGO 分期

由于 GFR 越低的患者发生内分泌及代谢等并发症的风险越大，故 2012 年 KDIGO 在原分期的基础上，建立在不同的预后和风险预测的基础上，将 CKD3 期 [GFR 30~59mL/（min·1.73m^2）] 进一步进行细分为 G_{3a} 和 G_{3b}（表11-4）。随后在修订的 2012 分期中，白蛋白尿作为一个重要的影响慢性肾脏病预后的因素被纳入分析中。

表11-4 2012 KDIGO 慢性肾脏病分期

GFR 分期	GFR mL/（min·1.73m^2）	描述
G_1 期	≥90	GFR 正常或升高
G_2 期	60~89	GFR 轻度下降
G_{3a} 期	45~59	GFR 轻至中度下降
G_{3b} 期	30~44	GFR 中至重度下降
G_4 期	15~29	GFR 重度下降
G_5 期	<15	GFR 肾衰竭

二、流行病学

由于大多数早期和中期慢性肾衰竭患者往往无明显临床症状，因此，任一群体确切的慢性肾衰竭的发病率与患病率情况尚无法精确统计。主要依赖于对患者的临床监测（血压等）、生化检测（血清肌酐等）、尿液分析（蛋白尿、血尿）。中国目前尚无全国范围的终末期肾病患病率的流行病学资料。2012年王海燕等人对全国近 5 万名 18 岁以上成年居民进行慢性肾脏病调查结果显示，我国成年人群中慢性肾脏病的患病率为 10.8%，而慢性肾脏病的知晓率仅为 12.5%。全世界范围内的慢性肾脏病的人口统计数据各不相同。在印度 9 614 例患者中出现 CKD3 期的平均年龄为 51 岁；中国 1 185 例患者中 CKD3 期的平均年龄为 63.6 岁。在美国，美国土著人和西班牙人患 ESRD 的年龄较白种人年轻（平均年龄为 57 岁和 58 岁 vs 63 岁）。

（张　莉）

第十二章

血液净化疗法

血液净化 (blood purification) 是指应用物理、化学或免疫等方法清除体内过多水分及血中代谢废物、毒物、自身抗体、免疫复合物等致病物质，同时补充人体所需的电解质和碱基，以维持机体水、电解质和酸碱平衡。它包括了一组原理不同的技术。腹膜透析、血液透析、血液滤过等方法主要用于治疗终末期肾病及急性肾损伤，替代部分的肾脏排泄功能，是脏器功能替代治疗中最为成功的范例。后来发展应用的血液灌流主要治疗药物和毒物中毒、肝衰竭等；血浆置换则治疗一些自身免疫性疾病、高胆红素血症、高脂血症等；能特异性清除自身抗体等致病物质的免疫吸附疗法也已应用于临床并取得一定的疗效。

第一节 水和溶质清除的原理

一、水清除

水清除统称为超滤 (ultrafiltration)，有两种方式。半透膜两侧溶液中的水可由渗透压低侧向渗透压高侧移动，称为渗透 (osmosis)；而液体由静水压高侧向静水压低侧移动，称为对流 (convection)。半透膜两侧的静水压差称为跨膜压 (transmembrane pressure，TMP)，血液透析时可通过在血液侧施加正压或透析液侧给予负压来产生 TMP。渗透作用的水清除量与半透膜两侧溶液渗透压差有关；而对流作用的水清除量则与半透膜两侧静水压差有关。超滤过程伴随有溶质的清除。

二、溶质清除

（一）扩散和对流

半透膜两侧溶液中溶质从化学浓度高侧向浓度低侧转运，称为扩散 (diffusion)。而在对流过程中水移动的同时伴有溶质的同方向移动。

扩散作用清除溶质的驱动力为膜两侧溶液中溶质的化学浓度差。溶质清除量与溶质及半透膜的特性有关。前者包括溶质的浓度、分子量、分子的形状和所带电荷、脂溶性等。后者包括膜孔的大小及数量、几何构型、分布；半透膜的面积和厚度；半透膜的表面特性如所带电荷、亲水性等。

超滤作用清除溶质和水的驱动力为膜两侧的静水压差或渗透压差。超滤过程中溶质的清除是被动的，且滤出液溶质浓度与原溶液相等。超滤的溶质清除量主要与超滤率和筛系数有关。超滤率指溶液的清除量，与半透膜超滤系数 (Kuf) 及静水压差和（或）渗透压差有关，Kuf 代表半透膜对水的通透性能。筛系数指半透膜对溶质的通透性，某物质筛系数＝滤过中某物质浓度/血液中某物质浓度。

（二）吸附

通过正、负电荷的相互作用或范德华力的作用，溶质与固定吸附剂（临床常用树脂和活性炭）结合而被清除，称为吸附 (adsorption)。当吸附剂上固定某种溶质的抗体，溶质作为抗原与吸附剂上抗体结合而被清除，称为免疫吸附（immunoadsorption）。另外，一些特殊半透膜或吸附剂，能特异性地与需清除物质分子表面的一些化学基团结合，从而特异性地清除致病物质。

（三）分离

利用孔径较大的半透膜或离心的方法，将血浆与血细胞分离，弃除血浆（带有致病物质），而血细胞回输体内，并补充必要的白蛋白、凝血因子、水和电解质，称为分离（separation）。

（张　莉）

第二节　腹膜透析

腹膜透析（peritoneal dialysis，PD）是利用人体腹膜作为半透膜，向腹腔内注入透析液，借助腹膜两侧的毛细血管内血浆与透析液中的溶质化学浓度梯度和渗透压梯度，通过扩散和渗透原理，达到清除毒素、超滤水分、纠正酸中毒和电解质紊乱的治疗目的。PD 具有如下优点：①技术设备要求低，可在床边进行，操作简单，费用相对较低；②血流动力学稳定，无须血液体外循环，对残余肾功能的保护优于血透；③乙型病毒性肝炎、丙型病毒性肝炎等血源性传染病的交叉感染危险性低；④不需要抗凝剂，无出血风险，有利于手术后患者的治疗，对严重低血压、活动性出血、严重心功能不全和婴幼儿、老年患者尤为适合。

我国从 20 世纪 50 年代起开展腹膜透析治疗慢性肾衰竭，90 年代后由于新型管路连接系统的应用使腹膜炎发生率明显降低，腹膜透析在国内得到了广泛的发展。随着患者管理和培训的规范化、新型腹膜透析液生物相容性的提高、自动化腹膜透析技术的不断革新，腹透患者的生存率和技术生存率逐年提高，接受腹膜透析的患者人数不断增多。

一、腹膜透析基本知识

（一）腹膜透析原理

腹膜总面积为 $2.2m^2$（大于两肾的总滤过面积 $1.5m^2$）。壁层腹膜约占 10%，脏层腹膜约占 90%。正常腹腔约含 100mL 液体，一般成人腹腔能容纳 2L 液体而无明显呼吸困难。在腹膜透析中利用腹膜作为生物性透析膜，其结构包括毛细血管内静止液层、内皮细胞间隙、毛细血管基底膜、间质、间皮细胞间隙和腹腔内静止液层，共 6 层。

腹膜具有转运溶质及清除水分的功能。扩散是腹透清除溶质（毒素）的主要机制。血中浓度高的毒素（如尿素氮、肌酐等）由血液通过腹膜进入腹透液，腹透液中溶质（HCO_3^-、葡萄糖）进入血中，直至腹膜两侧溶质浓度达到平衡为止。影响溶质弥散的因素主要是有效腹膜面积、腹膜通透性、透析液流量、溶质浓度梯度以及腹透液停留时间等。水分由腹膜毛细血管渗透进入腹腔，也可经淋巴管回吸收，因此，腹膜对水的转运取决于毛细血管渗透超滤量和淋巴回吸收量。葡萄糖是一种有效的渗透剂。腹透液中加入葡萄糖可提高腹透液的渗透压使之高于血液，促使水从血液移向腹透液中，达到超滤水的目的。净超滤在透析开始时最大，随着透析过程中葡萄糖逐渐被吸收，腹透液浓度逐渐下降，脱水作用逐减。

晚近研究提出腹膜的三孔理论，大孔（半径＞150A）转运大分子溶质，小孔（半径为 40～50A）转运尿素、肌酐和葡萄糖等小分子溶质，而腹膜对水的转运则主要通过腹膜毛细血管上的超小孔（半径＜5A，又称"钠筛"）实现。腹膜特异性水通道（aquaporin－1）主要表达在内皮细胞，这种跨细胞蛋白可能就是超小孔。水通道介导的水转运解释了用 4.25% 葡萄糖进行腹透初时相腹透液钠浓度降低的原因，意味着水从血液循环转运至腹膜腔不伴有钠的转运。因此，目前认为可以通过检测 4.25% 葡萄糖透析液腹腔内停留 1 小时时透析液/血浆中钠浓度的比值（D/P）来反映水通道介导的水转运量。腹透时大约 50% 的水滤过是通过水通道介导完成。

溶质从腹膜透过的速度与该物质腹膜两侧的浓度差成正比，浓度差越大，则扩散速度越快，同时也与该物质的分子量大小有关，透出最快的是水，其余依次是尿素、钾、氯、钠、磷、肌酐、尿酸等。对于平衡快的小分子溶质，透析的清除率与所用的透析液量（即液体流量）密切相关，流量越大，清除率越高。但对于大分子溶质来说，由于跨膜转运慢，达到膜两侧平衡所需的时间长，增大腹透液交换量虽可轻度增加其清除率，但其腹膜清除率主要由透析时间决定，即具有时间依赖性。由于腹膜透析时间较血透长，故腹透对有时间依赖性的大、中分子溶质的清除优于血透。但由于腹透的透析液流量远远小于血透（腹透为 CAPD 56L/W 而血透为 240~360L/W），故传统腹透方式对小分子的清除比血透差。

（二）腹膜透析液

腹膜透析液是由渗透剂、缓冲液、电解质三部分构成。腹膜透析液应符合以下基本要求：①电解质成分与正常人血浆成分相近；②缓冲液（如醋酸盐、乳酸盐、碳酸氢盐）用于纠正机体的酸中毒；③无菌、无毒、无致热源；④生物相容性良好；⑤允许加入适当的药物以满足不同病情的需要。理想的腹膜透析液还应该满足以下要求：pH 值在生理范围附近，等渗透压，渗透剂不易吸收，以碳酸氢盐为缓冲剂，可提供部分营养物质，葡萄糖降解产物少。

1. 葡萄糖腹膜透析液 葡萄糖是目前临床最常用的渗透剂，浓度分为 1.5%、2.5%、4.25% 三种，渗透压 346~485mOsm/L，pH5.2。通常腹透液无钾离子，钠、氯离子与血清正常值相似，根据钙离子浓度分为高钙（普通钙）腹透液和低钙（生理钙）腹透液，高钙腹透液的钙离子浓度为 1.5~1.75mmol/L，低钙腹透液的钙离子浓度为 1.25mmol/L。生理钙腹透液有助于减少高钙血症和异位钙化的发生。

腹膜透析液中的葡萄糖可经腹膜吸收。使用 1.5%、2.5%、4.25% 腹膜透析液时，每袋腹透液葡萄糖的吸收量分别为 15~22g、25~40g、45~60g。腹透患者每日葡萄糖总吸收量为 100~200g。使用 4.25% 葡萄糖腹膜透析液可显著升高患者的血糖、甘油三酯、胰岛素水平。高渗透压、低 pH 值的透析液可导致腹膜固有细胞损伤。高浓度葡萄糖对腹膜间皮细胞具有直接毒性作用，葡萄糖降解产物和糖基化终末产物的增加，也可引起腹膜纤维化。对于糖尿病、肥胖、代谢综合征、冠心病的腹膜透析患者，葡萄糖透析液不是理想的腹膜透析液。

2. 新型腹膜透析液

（1）艾考糊精腹膜透析液：以 7.5% 艾考糊精（icodextrin，一种葡聚糖）为渗透剂，渗透压为 284mOsm/L，超滤作用靠胶体渗透压获得，通常用于失超滤患者与糖尿病患者。

（2）氨基酸腹膜透析液：以氨基酸替代葡萄糖作为渗透剂。目前常用 1.1% 的氨基酸腹膜透析液。pH 为 6.6，渗透压 365mOsm/L。主要用于营养不良的维持性腹膜透析患者（人血白蛋白 <35g/L）。

（3）碳酸氢盐腹膜透析液：以碳酸氢盐代替乳酸盐作为缓冲剂。pH 为 7.4，生物相容性良好。适用于使用酸性腹膜透析液时有灌注痛和不适的患者。有条件者也可作为常规腹膜透析液使用。碳酸氢盐不稳定，混合后的腹膜透析液应于 24 小时内使用。

（三）腹膜透析的连接系统

腹透的连接系统是连通无菌（腹腔内部分）和有菌（腹腔外部分）环境的装置。此系统设计的合理性直接影响感染率的高低。导管是该系统的重要组成部分，可分为急性导管和慢性导管两类。急性导管是直的、质地相对较硬的导管，操作可在床旁进行，借助导丝直接穿刺进入腹腔，手术时间短，但由于急性导管有易发生脏器穿孔、渗漏出血、使用时间短等缺点，故临床上一般建议使用安全性较高的慢性导管。慢性导管由硅胶或聚氨基甲酸乙酯等质地较软的材料制成，目前临床上使用的标准腹透管是Tenckhoff 导管及其更新产品，如 Tenckhoff 直管、卷曲管（coiled Tenckhoff）、鹅颈管（swan neck）、Toronto 西部医院导管（TWH）等。在导管上有 1~2 个涤纶袖套（Cuff）便于成纤维细胞长入以帮助导管固定，导管腹内段末端侧面有许多 1mm 的侧孔以利于液体引流。目前临床应用最多的是双 Cuff 导管，比单 Cuff 导管腹膜炎发生率低、出口并发症少，且使用寿命长。

连接系统的另一个重要部分是体外的可拆卸系统（disconnect system），它是交换透析液时的连接导管，提供透析液进出的通道。它的设计亦经历了长期的发展。从封闭性"O"型管（O-set）、"Y"型管（Y – set）到目前广泛使用的双袋系统（twin bag），腹膜炎的发生率也随之明显下降。

（四）腹透管置管术及其护理

有三种基本的腹透管插管方式。

1. 穿刺法　床旁进行，使用穿刺套针和导丝技术。优点是切口小，快速且经济，并可以马上使用。缺点是盲插损伤内脏或血管的风险很大，渗漏和引流不畅也常见。目前仅用于估计能很快恢复的急性肾损伤。

2. 腹腔镜置管　此方法也允许马上使用导管，如操作熟练则过程相对简单和快速，目前在全世界的应用越来越广泛。

3. 手术法　最为常用。手术切口部位一般选择左（或右）旁正中切口、耻骨联合上方 9～13cm。患者仰卧（如患者不能平卧，可取半卧位），常规消毒铺巾，1% 利多卡因局麻，切开皮肤，钝性分离至腹膜，在腹膜上作一小切口，借导丝植入导管，导管前端应位于膀胱直肠陷窝（女性为子宫直肠陷窝），荷包缝合结扎，观察液体进出畅通后关闭腹直肌前鞘及腹壁，腹外段经皮下隧道引出皮肤，方向朝下，以防止汗液等进入导管。操作时尚要注意：①术前排尿或导尿及灌肠排便可减少腹胀或损伤膀胱、直肠；②腹壁瘢痕附近不要作切口，以免影响伤口愈合；③术中务必动作轻柔，止血彻底，腹膜切口要小，荷包缝合必须结扎牢固，这是避免术后腹透液渗漏的关键；④主张手术前静注第一代头孢菌素1g 预防感染。尽管腹透管置管术是外科小手术，但术者必须高度重视。一项成功置管手术的完成，对随后的维持性腹透的顺利进行，减少和杜绝导管相关并发症的发生，都具有举足轻重的作用。

手术后切口愈合过程中应注意导管出口处的无菌处理，该处应保持干燥，不宜使用不透气的敷料。除非发生出口处感染或出血，置管术后 2 周内，敷料的更换不宜超过每周 1 次，如果不需紧急透析，尽可能在置管手术后 2 周开始透析。

（五）腹膜透析的适应证与禁忌证

腹膜透析指征包括：①慢性肾脏疾病到达第 5 期时 [eGFR < 15mL/（min·1.73m²）]，一般就应该开始透析治疗。对于合并顽固液体潴留、反复发生高钾血症、与尿毒症有关的营养不良、尿毒症神经病变等患者，虽未达第 5 期指标，也应该实施肾脏替代治疗。糖尿病肾病引起的尿毒症患者应放宽透析指征，在 GFR < 15～20mL/（min·1.73m²）时，就应该施行。②重症药物中毒。③急性肾损伤等。

腹膜透析的绝对禁忌证包括：①腹膜功能丧失或广泛腹腔粘连；②腹腔内恶性肿瘤伴广泛腹膜转移；③严重皮肤病、腹壁广泛感染、腹壁大面积烧伤无法置入腹膜透析管。

腹膜透析的相对禁忌证包括：①腹腔内有新植入物者，存在腹腔内脏外伤，腹部大手术早期或结肠造瘘或粪瘘；②腹膜漏：腹腔内液体漏到皮下组织、阴道或直肠，增加感染危险，横膈漏则可引起呼吸困难；③有进展性肺部疾患、复发性气胸或严重肺部病变伴肺功能不全者；④合并炎症性或缺血性肠病者，或反复发作的憩室炎患者，因肠道微生物穿过黏膜引发腹腔感染的危险性增加，故不宜腹透；⑤腹腔存在机械缺陷者，如外科无法修补的腹部疝等；⑥晚期妊娠；⑦严重椎间盘疾病患者；⑧极度肥胖存在置管困难者；⑨严重营养不良者，伤口愈合困难，且不能耐受腹膜透析所致的蛋白质丢失；⑩存在影响操作和治疗的心理障碍、精神障碍异常等，又无合适助手的患者。

二、腹膜透析的不同方法与选择

慢性肾衰竭患者常用的腹膜透析方式有间歇性腹膜透析（intermittent peritoneal dialysis，IPD）和持续性非卧床腹膜透析（continuous ambulatory peritoneal dialysis，CAPD）两种。CAPD 最大优点为透析过程持续不断地进行，透析总时间长，故对中分子量物质清除较充分，患者自觉良好，血生化指标稳定，贫血改善，精神及食欲好转，故应列为常规疗法。透析液用量可从小剂量开始，根据患者透析充分性情况逐步递增。以 8L/d 为例，白天留置4～5 小时，共 3 次，夜间 8～12 小时 1 次，每周6～7 天。IPD 每次透析液留腹时间较短，葡萄糖吸收少，故单次透析清除水分较 CAPD 多，适用于：①体液潴留引起严重高血压和（或）心力衰竭、需快速清除水分者；②病情重笃透析初始，严重氮质潴留，尿毒症症状明显，需迅速控制症状者；③CAPD过程中出现腹腔感染；④可疑有腹腔感染或有诱发腹腔感染因素如肠道感染、换管后、夏天易感染季节等。IPD每日交换4~5次或更多，每次2L，每周7天为宜；对有心力衰竭肺水肿患者，根据心衰程度及所需超滤速度可选用4.25%葡萄糖透析液，一般每次2L灌入，留置30~45分钟，可清除水分300~500mL，如1日6次即可在6~7小时内超滤2~3L，适用于急性肺水肿的抢救。采用2.5%葡萄糖透析液，每小时可超滤100~200mL，5次亦可超滤1L左右，对轻、中度心力衰竭者可采用此浓度。病情重笃、脱水量不理想者宜尽早改为单纯超滤。

自动化腹膜透析（automated peritoneal dialysis，APD）是一种借助于腹膜透析机自动控制透析液进出腹腔的透析方式。腹透机由电脑控制，可监控透析液灌入和引流量，已完成的透析液交换次数和正在进行的交换次数，单次和累积超滤量，透析液温度以及透析液灌入、留置、引流时间和总治疗时间等。出现异常情况时，机器可及时报警并自动停止透析。APD主要有以下几种形式：①夜间间歇腹膜透析（noctunal intermittent peritoneal dialysis，NIPD）：每晚透析8~10次，每次1~1.5小时，每周7晚，白天干腹。NIPD总的中、大分子清除效果与CAPD相似，便于白昼工作者。②潮式腹膜透析（tidal peritoneal dialysis，TPD）：白天进行IPD，第一次灌入腹透液约3L，放出时放出半量，以后每次灌入1.5L，放出1.5L，每次交换周期约20分钟，8~10小时内需用腹透液26~30L，腹透10小时后，保持干腹过夜。TPD采用高流量的腹透液交换，提高了对小分子毒素的清除，缺点是蛋白丢失较多，费用较高。③持续循环腹膜透析（continuous cyclic peritoneal dialysis，CCPD）：透析方式与CAPD相似，透析液交换在夜间由机器完成，白天腹腔保留2L腹透液。CCPD的清除效果与CAPD相似。APD可为患者提供更为充分的透析，更易于控制超滤量，腹膜炎及透析管并发症发生率明显降低。尤其适合于：①腹压过大合并腹部疝、渗漏者，夜间透析时患者多仰卧，腹内压较低，疝形成的危险性降低，通过控制每次灌入的透析液量和留腹时间，亦可降低腹内压升高；②腹膜通透性较高者；③透析不充分者；④视力和（或）身体残疾者，如盲人、瘫痪患者或帕金森患者。常用腹膜透析方法模式图见图12-1。

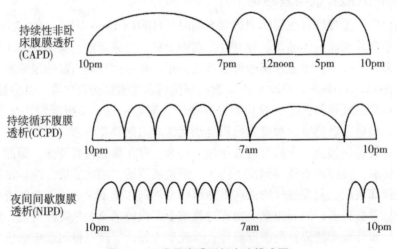

图12-1　常用腹膜透析方法模式图

三、腹膜转运特性和腹膜平衡试验

腹膜的特性是决定腹膜透析溶质转运和水分清除的重要因素之一，腹膜特性存在明显的个体差异，并可能随着腹透的进行而发生变化。

1. 腹膜平衡试验（peritoneal equilibrium test，PET）　PET是测定腹膜特性的常用方法。参照美国KDool指南，透析开始后2~4周应行PET，作为患者的基础值，据此确定长期透析的治疗方案。如情况稳定，可每6个月复查1次PET，并及时调整方案，以取得良好透析效果。标准腹膜平衡试验测定方法如下：①晨起时取立位，放尽夜间置留在腹腔内8~12小时的透析液，记录透出液量。②患者仰卧位，在10分钟内向腹腔中灌入2.5%透析液2L（加热到37℃），灌液时左右两侧转动体位，完毕后计时。③于灌液后2h取静脉血，分别在灌液后0、2小时留取透出液标本。用消毒液浸泡腹透袋注射接口

5 分钟，放出透出液 200mL，混匀，用一次性空针刺入注射接口抽取 10mL 腹透液标本，余 190mL 腹透液重新灌入腹腔。第 4 小时放出所有腹透液，留标本 10mL。④检测上述标本内肌酐及葡萄糖含量。计算腹透液与血清肌酐比值（D/Pcr）以及透析 4 小时后与透析前腹透液中葡萄糖浓度之比（D/D$_0$）。因透析液中葡萄糖可干扰肌酐的检测结果，故应对肌酐测定值进行校正，校正公式为：校正肌酐值（μmol/L）＝透析液肌酐（μmol/L）－透析液糖浓度×肌酐校正系数。肌酐校正系数由各实验室自行测得。根据 PET 结果可将腹膜对溶质的清除能力和超滤功能分为高转运、高平均转运、平均转运、低平均转运和低转运五种（表 12－1）。

表 12－1　PET 值与腹膜溶质转运及超滤的关系

溶质转运	D/Pcr	第 4 小时透出液葡萄糖（mmol/L）	净超滤量（mL）
高转运	0.82～1.03	13.9～27.8	－470～35
高平均转运	0.66～0.81	27.9～40.0	35～320
平均转运	0.65	40.1	320
低平均转运	0.51～0.64	40～52.4	320～600
低转运	0.34～0.50	52.5～67 4	600～1 276

高转运者腹膜对肌酐的清除能力强，但因腹膜吸收葡萄糖快，导致超滤不足，不宜行标准的 CAPD，只适于进行短时透析，如 NIPD 或 NTPD。高平均转运及平均转运者，适于用标准的 CAPD 或 CCPD 治疗。低平均转运者，虽透析超滤量较高，但肌酐的清除低于平均值，对于残余肾功能尚好者仍可试行标准 CAPD 治疗。若治疗前残肾功能已很低，或随治疗进行残肾功能逐渐丧失，则需注意增加透析次数或每次透析液剂量以增加清除率。低转运者腹膜清除代谢产物能力很差，除非仍有相当量的残余肾功能，否则不宜进行标准的腹膜透析，部分患者可借助腹膜透析机通过高容量透析而达到充分透析（表 12－2）。

表 12－2　依据腹膜平衡试验（PET）选择腹膜透析方法

溶质转运	溶质清除率	水的超滤	透析处方
高转运	充分	差	DAPD 或 NIPD
高平均转运	充分	充分	标准剂量 CAPD 或 CCPD
低平均转运	充分	好	标准剂量 CAPD 或 CCPD
	不充分	好	大剂量腹膜透析
低转运	不充分	非常好	大剂量腹膜透析

2. 改良腹膜平衡试验　近年来亦推荐采用 4.25% 葡萄糖腹透液进行改良腹膜平衡试验来评估腹膜溶质和水分转运特性。2001 年国际腹膜透析学会（ISPD）提出，改良 PET 对临床检测腹膜超滤衰竭更为敏感。用 2L 含 4.25% 葡萄糖透析液腹腔中保留 4 小时后引流液的净超滤量 <400mL，D/Pcr>0.81 则诊断为超滤衰竭。同时，改良 PET 还可通过比较透析液和血中的钠浓度帮助寻找由于腹膜超小孔数量或功能不足引起的超滤失败。

四、腹膜透析充分性评估

KDOQI 指南推荐用患者生存率、腹膜透析技术存活率、住院率、生活质量、人血白蛋白、血红蛋白（血细胞比容）以及标化的蛋白氮显率（nPNA）评估腹膜透析是否充分，但以上指标均受多种因素影响，故应结合实际情况综合判断透析是否充分。既往多同时参考尿素清除指数（Kt/V）和每周肌酐清除率（Ccr）两项指标，但指南认为每周肌酐清除率对于预测死亡价值不大，主张仅以 Kt/V 作为判断指标。由于该评价方法是建立在尿素动力学模型的基础上，因此，其结果还受尿素生成和营养状态等因素影响。

（一）小分子溶质清除率

由于尿毒症毒素尚不明确，至少不是单一的，因此确定何种溶质的清除率作为代表并不容易。代表小分子毒素的尿素氮和肌酐由于检测方便、稳定和重复性好，其清除率（Kt/V，Ccr）与患者的临床表现相关性好，并能预测预后，目前被广泛用作溶质的代表来评估腹透患者的透析充分性。

1. Kt/V 为尿素清除指数，即尿素分布容积相关的尿素清除率，反映腹膜对小分子毒素——尿素的清除效率。Kt/V 值越高，提示尿素的清除越多，适当的 Kt/V 是确定每日透析用量和交换次数的关键。其中 K 为尿素的清除率，t 为透析时间，V 为尿素分布容积，V 可用体重×固定的常数表示（男性60%，女性55%），更精确的可用公式法算出，如 Watson 公式。在一般人，实际体重和理想体重差别不大，用实际体重更能准确地估计 V，但在肥胖（体重超出20%理想体重）患者，如果仍采用实际体重，就会由于过高估计 V 而过低估计 Kt/V；同样原因，在严重营养不良患者，会过高估计 Kt/V。矫正方法有两种：一种采用理想体重来计算，另一种用实际体重进行充分性计算，但通过理想体重/实际体重的比值来调整靶值。这两种方法效果相同，关键在于明确这些患者有无营养不良或过度肥胖，并加以调整。

在有残存肾功能的患者中，Kt/V 应包括残肾 Kt/V 和腹透 Kt/V 两部分。计算公式为：

$$腹透\ Kt/V_{urea} = \frac{D/P\ 尿素 \times 24\ 小时透出液量（L）\times 每周透析日数}{体重（kg）\times 0.6（男）或\ 0.55（女）}$$

$$残余肾\ Kt/V_{urea} = \frac{24\ 小时尿量（L）\times [尿尿素（mmol/L）/ 血尿素（mmol/L）]\times 7}{体重（kg）\times 0.6（男）或\ 0.55（女）}$$

总 Kt/V_{urea} = 腹透 Kt/V_{urea} + 残余肾 Kt/V_{urea}。

2. 每周肌酐清除率（Ccr） 与体表面积矫正的肌酐清除率。肌酐的分子量（113Da）较尿素的分子量（63Da）高，故腹膜对肌酐的转运速率小于尿素，测定肌酐的清除率也是反映 CAPD 充分性的指标之一。腹透患者的总肌酐清除率包括两部分，即残肾 Ccr 和腹透 Ccr。由于肾衰竭时，小管分泌肌酐增加，可能会过高估计残肾 Ccr，为此，将肾脏对尿素和肌酐清除率加以平均，可以避免过高评估残肾肌酐清除率，计算公式如下。

腹透 Ccr = D/P 肌酐×24 小时腹透排出液量（L）×每周透析日数

校正残肾 Ccr = 1/2（肌酐清除率 + 尿素清除率）

总 Ccr = 残肾 Ccr（L/周）+ 腹透 Ccr（L/周）

上值需用标准体表面积 $1.73m^2$ 进行校正。每周肌酐清除不应低于 $50L/1.73m^2$。

KDOQI 指南强调要定期随访患者的充分性，一般在开始腹透后 1 个月内，就应该测定总的 Kt/V_{urea}，其后应至少每 4 个月 1 次。如果患者每天尿量 >100mL，则应该至少每 2 个月留取患者 24 小时尿液，测定溶质清除。对于无残肾功能（每天尿量≤100mL）者，周腹膜透析 Kt/V_{urea} 至少要达到 1.7。

（二）营养状态

营养不良是腹膜透析的一个常见并发症，其发病原因可归纳为四个方面：①CAPD 时透析不充分，毒性产物潴留，使蛋白质和热量摄入减少；②代谢障碍；③伴随疾病，如糖尿病、心力衰竭、慢性炎症、恶性肿瘤、肝脏疾病等，可使 CAPD 患者蛋白质和能量摄入减少；④透析液蛋白质丢失。CAPD 每天透析液中蛋白质丢失量为 5~15g，腹膜炎时蛋白质丢失更多，可使 CAPD 患者发生营养不良及低蛋白血症。

虽然 CAPD 患者营养不良取决于许多非透析相关因素，但是应该特别注意透析是否充分。因为 CAPD 时如果透析不充分，可出现食欲缺乏、恶心及呕吐，也可导致患者蛋白质、能量摄入不足，发生营养不良。因而除外非透析相关性因素，患者出现营养不良时，应考虑透析不充分的可能性。因此，营养状态也是评价腹透充分性的一个重要指标。评价透析患者营养状态的方法包括生化指标测量、蛋白氮呈现率（protein nitrogen appearance，PNA）、蛋白质分解代谢率（protein catabolic rate，PCR）、人体测量及主观综合性营养评估法（subjective global assessment，SGA）。

慢性肾衰竭时，随着肾功能的进一步减退，患者有自发蛋白质摄入减少及营养不良倾向。透析开始时营养欠佳，则腹透的效果亦差。因此，KDOQI 推荐 nPNA（标准化 PNA）为透析开始的一个指标。在腹膜透析时，随着透析剂量的增加，Kt/V 及 Ccr 随之增加，nPNA 也趋于增加，说明 nPNA 与肌酐或尿素清除率呈正相关。nPNA 与腹透患者的预后相关，nPNA >1g/（kg·d）患者与 nPNA <1g/（kg·d）患者比较，其住院率明显降低。

对于腹膜透析患者营养评估方法还包括一些生化指标，如血清蛋白质、血清前白蛋白、转铁蛋白、血清胆固醇、胰岛素样生长因子（IGF-1）等的测定，以及人体成分分析，如体重、臂周径（MAMC）、三头肌皮褶厚度、肌酐动力学、双能量 X 线吸收法（DEXA）、生物电阻抗分析（BLA）等，结合 nPNA、nPCR 及 SGA 等方法，进行综合分析，可对腹透患者的营养状态进行评估，了解患者的营养状态。

（三）水清除状况

水的清除在充分透析中的重要作用日益受到重视，与血液透析（HD）相比，CAPD 患者体液过多更常见。有研究表明，CAPD 患者与 HD 患者比较，对透析前伴有肺动脉压较高、水潴留、高血压及心功能衰竭者，HD 能获得更理想的溶质清除率和体液控制，因而心血管的死亡率下降而生存率增加。CAPD 对水的超滤明显低于 HD，特别是腹膜为高转运患者腹膜溶质清除充分，但容易出现水潴留，因而预后欠佳。很明显，充分透析标准与心血管死亡率之间的关系与体液平衡有关。充分透析时，除 Kt/V 及 Ccr 应达到靶目标外，也应没有水潴留，亦即达到"干体重"。

（四）透析充分性的新概念

以往的概念关于腹膜透析患者小分子溶质清除的指标，是建立在假定腹膜和肾溶质清除相等且两者可以相加的基础上的，早在加拿大美国腹透研究（CANUSA 研究）中已发现残余肾清除率对生存率的作用是不同的，不能 1 对 1 的互相替代，其中残余肾功能更有价值，远远不局限其对小分子溶质的清除作用，保留残余肾功能对确保透析充分性非常重要。

达到透析充分性的标准除了达到足够的尿素、肌酐清除率外，还应包括以下标准：足够的溶质清除率，包括小分子和较大的分子；达到足够的超滤，水和电解质平衡，纠正代谢性酸中毒，控制钙磷代谢的平衡及维持 PTH 正常水平；维持充分的营养；良好的血压控制；改善贫血，把贫血降低到最轻的程度；控制炎症和心血管疾病的发生。

五、常见并发症及其处理

（一）腹膜炎

近年来随着腹膜透析装置（包括拆卸式连接装置）的改进，透析技术不断完善，腹膜炎感染率有了明显下降，2010 年 ISPD 关于腹透相关性腹膜炎指南中提出，单中心腹膜炎发生率应低于 1/18 个患者月。

1. 腹膜炎诊断及鉴别诊断　具备下列 3 项中 1 项为疑似，2 项即可诊断：①有腹膜炎的症状和体征，包括腹痛、发热、有或无寒战、透出液混浊、大便习惯改变、腹部压痛和（或）反跳痛；②透出液混浊，白细胞计数 $>100 \times 10^6$/L，中性粒细胞 >50%；③透出液培养有病原微生物生长。

2. 鉴别诊断　当腹膜透析患者出现腹痛时，首先应排除腹膜透析相关腹膜炎，但即使在确诊腹膜炎的情况下，也应排除急性胆囊炎、急性胰腺炎、急性阑尾炎、消化道溃疡/穿孔、肠梗阻、肾绞痛等其他可能引起腹痛的疾病。当出现透出液混浊时，需与下列情况进行鉴别：①化学性腹膜炎：临床表现类似细菌性腹膜炎，但透析液内蛋白升高，细胞数升高相对较少，透出液培养无致病菌，常与透析液质量和 pH 不当有关；②嗜酸性粒细胞增多性腹膜炎：少见，常与腹透硅胶管过敏有关，表现为透出液嗜酸性粒细胞 >20%，多次透出液细菌涂片及培养阴性；③血性腹腔积液；④腹腔内恶性肿瘤；⑤乳糜性腹腔积液。

3. 治疗　一旦腹膜透析相关腹膜炎诊断明确，应立即开始抗感染治疗，包括经验性治疗和后续治疗。

（1）经验性治疗：①抗生素的选择：所选择的抗生素应覆盖革兰阳性菌和革兰阴性菌，并根据本地区常见的致病菌谱和药物敏感情况，结合患者既往腹膜炎病史选择药物。针对革兰阳性菌可选用第一代头孢菌素或万古霉素，针对革兰阴性菌可选用氨基糖苷类或第三代头孢菌素类等药物。②用药途径、用药方式及注意事项：腹膜炎时推荐腹腔内使用抗生素，可采用连续给药（每次腹膜透析液交换时均加药）或间歇给药（每天或每间隔若干天仅在1次腹膜透析液交换时加药）的方式。间歇给药时，加入抗生素的腹膜透析液至少留腹6小时。透出液混浊程度较重时，可在腹膜透析液中添加肝素（500U/L）以避免纤维素凝结阻塞腹膜透析导管，但已知存在配伍禁忌的抗生素和肝素不得加入同一袋透析液中。CAPD患者发生腹膜透析相关腹膜炎时腹腔内使用抗生素的推荐剂量见表12-3。通常腹膜炎症状在治疗开始后48小时内得到明显改善，治疗过程中应及时复查透出液细胞分类计数。临床症状和透出液细胞分类计数改善不明显的患者应及时获取微生物培养和药敏结果、调整治疗方案，必要时可重复进行培养，有条件的单位可利用抗生素清除技术提高抗感染治疗后的培养阳性率。

表12-3　CAPD患者发生腹膜透析相关腹膜炎时腹腔内使用抗生素的推荐剂量

	间断给药	持续给药
氨基糖苷类		
阿米卡星	2mg/kg	LD25，MD12
庆大霉素、奈替米星、妥布霉素	0.6mg/kg	LD8，MD4
头孢菌素类		
头孢唑啉、头孢噻吩、头孢拉定	15mg/kg	LD500，MD125
头孢他啶	1 000~1 500mg	LD500，MD125
头孢吡肟	1 000mg	LD500，MD125
头孢唑肟	1 000mg	LD250，MD125
青霉素类		
氨苄西林、苯唑西林	ND	MD125
阿莫西林	ND	LD250~500，MD50
青霉素G	ND	LD5万U，MD2.5万U
喹诺酮类		
环丙沙星	ND	LD50，MD25
其他类		
万古霉素	15~30mg/kg，每5天1次	LD1 000，MD25
替考拉宁	15mg/kg	LD400，MD20
氨曲南	ND	LD1 000，MD250
抗真菌药		
两性霉素B	NA	1.5
氟康唑	200mg，每24~48小时	
复合药		
氨苄西林/舒巴坦	2g，每12小时	LD1 000，MD100
亚胺培南/西司他丁	1g，每日2次	LD250，MD50

注：经肾脏清除的药物用于有残余肾功能患者（尿量≥100mL/d）时剂量需增加25%；ND=无数据；bid=每日2次；NA=不适用；LD=负荷剂量（mg/L）；MD=维持剂量（mg/L）。

（2）后续治疗：在获得透出液微生物培养和药敏试验结果后，应立即据此调整抗生素的使用。抗感染疗程至少需要2周，重症或特殊感染需要3周甚至更长时间。不同致病原导致的腹膜透析相关腹膜炎在病因、抗生素选择、疗效及预后等方面具有各自的特点。

4. 真菌性腹膜炎　真菌感染导致的腹膜透析相关腹膜炎多见于近期有采用抗生素治疗细菌性腹膜炎史的患者。真菌性腹膜炎预后差，病死率高。透出液涂片或微生物培养结果证实后强调立即拔管，并继续使用敏感药物（如卡泊芬净、氟康唑、伏立康唑）等治疗至少 10 天。

5. 腹膜透析相关腹膜炎的导管拔除和重置　腹透相关腹膜炎的治疗原则是挽救生命、保护腹膜，而非保留腹膜透析导管。当抗感染治疗效果不佳时应尽早拔管，以避免延长住院时间、进一步损害腹膜功能、增加发生真菌性腹膜炎的风险以及患者死亡。难治性腹膜炎、复发性腹膜炎、真菌性腹膜炎、药物治疗无效的分枝杆菌或多种肠道细菌导致的腹膜透析相关腹膜炎等须拔管，拔管后应进行腹膜透析导管残端培养和药敏试验以指导后续用药。

6. 腹膜炎的预防　应注意提高患者机体免疫力，预防出口处感染和隧道感染（腹透导管相关感染），及时对患处分泌物做细菌涂片培养，注意痂下隧道内脓液积聚形成脓肿，患处可有波动感，并每日更换敷料。加强对患者及家属卫生和操作宣教与培训，严格无菌操作，可明显减低感染率。鼓励患者多下地活动，消除心理忧郁因素，防止肠道感染等亦甚为重要。

（二）机械性并发症

1. 腹痛　发生原因有灌注或排出液体速度过快、透析管放置过深、透析液高渗或温度过低或过高、透析液 pH 偏低、腹膜炎等。发生腹痛时应仔细寻找原因，尤其需要除外腹腔内脏病变。

2. 导管功能障碍　见于下述情况：①隧道内导管扭曲，腹透液流入和排出均障碍，多由隧道太短或因皮下隧道瘢痕收缩所致，需重建隧道。②导管移位，导管末端可上翘，表现为入液无障碍而流出障碍，作腹部平片或 X 线荧屏下可见导管位置不当或漂浮，可交换体位或取半卧位，轻压腹部或插入不锈钢丝纠正，无效时应重新植管。③大网膜包裹，灌入腹透液后引起腹痛，且流出障碍，大网膜嵌入后 X 线下导管变短，末端见不透光物质堵塞，必要时拔去导管再植入。④纤维蛋白凝块堵塞腹透管，腹透液中可见白色纤维凝块，用肝素 10mg 或尿激酶 5 000 ~ 10 000U，加 0.9% 盐水 20mL 注入腹透管，保留 20 ~ 30 分钟仍不见腹透液流出，则可用金属导管丝疏通管路，去除凝块，如仍无效说明管路完全堵塞，应拔管再植管。⑤腹胀或腹腔气体过多，可服用缓泻剂，适当运动，促进肠蠕动，保持大便通畅。腹胀明显者可给小剂量新斯的明。

3. 腹透液渗漏　由于腹膜切口过大，或荷包缝合不严密，可引起腹水外漏及继发感染，表现为腹壁局部水肿和（或）腹透液在外生殖器、臀部、大腿部皮下的积聚。腹腔内注入造影剂，可以利用 CT 或闪烁扫描技术帮助发现渗漏所在位置。患者应予植管后多卧床，少活动。不剧烈咳嗽，每次灌入液量不超过 1L，以利伤口愈合。不宜过早拆线（一般 7 ~ 10 天），如发生腹透液渗漏，应暂停腹透 3 ~ 4 天。无效时应手术矫正。

4. 血性腹水　肾衰竭患者由于凝血机制障碍，置管术中易发生出血，皮肤切口或肌层大量出血，渗入腹腔出现血性腹水，可以局部作压迫止血，经腹透液灌洗后血性腹水可逐步转清，如出血不止应开腹寻找出血点，结扎止血。血性腹水的原因多种多样，有时并不很清楚，除外伤外，它可以因月经期、血小板减少、腹膜炎、卵巢肿瘤、多囊肾破裂等因素引起。

5. 疝　植入标准 Tenckhoff 导管 10% 的患者会发生腹疝。疝可发生在腹股沟、脐、上腹部，大约另一半疝发生在切口处或导管入口处。多见于原有腹疝、多次妊娠及多次腹部手术者。如腹疝发生在腹透后，需停止透析，作修补术，一般 4 周待伤口愈合后再进行腹透。有时不得不改行血透。

（三）代谢并发症

1. 低钾血症　腹透液不含钾，每天通过腹透清除钾 20mmol/L 左右，因此，长期不能进食、呕吐和腹泻患者，非常容易发生低钾血症，尤其在老年人。少数可发生严重低钾血症，导致短阵室性心动过速或心室扑动。可在腹透液中适当加钾或口服钾纠正。每升腹透液加入 10% 氯化钾 3mL，可使腹透液 K^+ 浓度提高 4mmol/L。

2. 水过多　在透析间期，水盐摄入控制不当、同时滴注药物过多或透析液引流不畅、失超滤等原因，可使患者水潴留加剧。容量过负荷不仅引起充血性心力衰竭、左室肥厚以及高血压，还可引起食欲缺乏和蛋白能量营养不良。因此，监测超滤效果、干体重、钠的摄入和其他反映容量状态的指标非常重要。通常可每 2 个月了解 1 次患者的腹透脱水情况、残肾功能以及血压控制情况；对有残肾功能的患者为达到干体重目标，给予利尿药较增加透析液糖浓度效果更好。同时应重视限制钠和水的摄入。

3. 糖、脂代谢紊乱　目前常用的腹膜透析液以葡萄糖为渗透剂，腹膜透析液留腹后葡萄糖通过腹膜被人体吸收。腹膜透析液糖浓度越高，葡萄糖吸收越多。腹膜高转运患者，葡萄糖吸收较多。CAPD平均每天吸收葡萄糖 100~200g（400~800kcal），这些热量的提供使透析患者体重增加。长期治疗增加糖负荷，导致胰岛素分泌的增加以及胰岛素抵抗，产生脂代谢紊乱。糖尿病腹透患者使用胰岛素时的给药途径存在争论。观察性研究发现腹腔给胰岛素导致腹膜炎发生率增加，而且胰岛素用量加大，且易导致血脂异常和肝包膜下脂肪变性，但也有研究发现腹腔给药能够更好地改善血糖控制。胰岛素腹腔内给药推荐的剂量为 1.5% 葡萄糖透析液者 4~5U/L，2.5% 葡萄糖透析液者 5~7U/L，而 4.25% 葡萄糖透析液者为 7~10U/L，并依血糖浓度调节。IPD 的最后一次透析可不加用胰岛素，以防发生低血糖反应。

4. 营养不良　腹透患者的营养不良发生率高达 50%~80%，主要与透析前长期低蛋白饮食、透析后蛋白质摄入不足、蛋白质及氨基酸从腹透液中丢失、透析不充分导致摄食减少、代谢性酸中毒、腹透液留置引起饱胀感、微炎症状态以及腹腔感染等有关。营养状况是决定维持性腹透患者预后的重要指标之一。1 次腹透交换可丢失氨基酸 0.5g 和蛋白质 1.0g，若有腹腔感染时丢失将更多，每日可丢失蛋白质达 20~30g。治疗上强调在充分透析基础上逐步提高患者每日热量至 2 000kcal 以上和补充蛋白质 80~100g，必要时补充支链氨基酸。此外要补充钙、水溶性维生素和活性维生素 D，并限制磷的摄入。

（四）心脑血管系统并发症

心脑血管并发症约占腹透死因的 50%，已成为影响透析患者生存的最大障碍。低血压、高钾或低钾均可诱发心律失常，如未能及时纠正，可导致死亡。CAPD 过程中部分患者血压控制不稳定，尤其是糖尿病患者，原因首先与高血容量有关。一般认为透析治疗的早期阶段，PD 控制血压作用优于 HD，但随着 PD 时间延长，血压控制不理想，其原因可能与腹膜的转运能力下降和残余肾功能丧失有关。其次重组人促红细胞生成素的广泛使用，也是引起高血压的重要原因。有人认为大量腹透液充盈腹腔也是原因之一。当出现容量超负荷时，可增加葡萄糖浓度增加超滤，并重新计算入液量；当血容量过多难以纠正时，应进行血液透析超滤。

其他还包括左心室肥大、瓣膜钙化、心包积液、脑出血和脑血栓形成等。

（五）超滤衰竭

在每吸收 1g 糖至少超滤 5.5mL 滤液时，认为腹膜超滤功能正常，否则为失超滤。超滤衰竭最常见原因是腹膜失功能，还有其他因素如淋巴过度重吸收、插管位置不正、液体无效腔或包裹。有研究证实在某些长期 CAPD 患者，水孔蛋白介导水转运损坏可引起超滤衰竭。发生超滤衰竭时，应根据腹膜平衡试验判定腹膜溶质转运情况，以帮助了解超滤衰竭的原因并指导治疗。

（六）硬化性腹膜炎和腹膜硬化

发生于长期腹透患者。目前认为除与反复发作腹膜炎有关外，尚与非生理性透析液长期刺激有关，包括低 pH 和高糖、高渗透浓度透析液、内毒素污染及腹腔内用药等。此外，透析液袋及透析管道高分子物质颗粒脱落在腹腔等也与之有关。腹膜病理改变常见为腹膜增厚变硬，灰白色纤维性组织遮盖在腹膜及盆腔内腔表面，包裹肠段偶引起肠狭窄，电镜下见胶原纤维及肌纤维母细胞。临床表现为体重减轻、腹痛、腹部不适，腹膜超滤减少或丧失，造成体液潴留、氮质血症加重。对硬化性腹膜炎治疗效果甚差，常需改血透或肾移植。

（张　莉）

第三节　血液透析

血液透析（hemodialysis，HD）是一种体外血液净化技术，将血液引出体外，经带有透析器的体外循环装置，血液与透析液借透析膜进行水和溶质的交换，血液中水和尿毒症毒素包括肌酐、尿素、钾等进入透析液而被清除，透析液中碱基（HCO_3^-）和钙等则进入血液，从而达到清除水和尿毒症毒素，维持水、电解质和酸碱平衡的目的（图 12 - 2）。

　　HD 早在 20 世纪 40 年代即用于治疗急性肾损伤，60 年代由于动静脉瘘的发明而被广泛应用于终末期肾病（end - stage renal disease，ESRD）治疗。经过近 50 余年发展，HD 已成为最常用的血液净化疗法，也是 ESRD 患者最常选用的治疗手段。我国自 20 世纪 70 年代临床应用血透救治 ESRD 以来，发展迅速，较大规模的透析中心相继建立，血透人数显著增加。以上海为例，每百万人口透析患者数 2000 年为 174.8，2011 年增长至 887.4，其中血透占 80%。但是与发达国家相比，我国 HD 患者的长期存活率和生活质量尚存一定差距；同时因经济发展不平衡，透析技术还存在较大的地域差距，这些均是我国透析治疗领域亟待解决的课题。

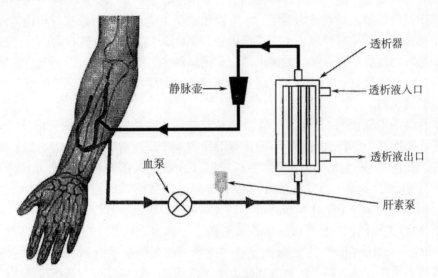

图 12 - 2　血液透析示意

一、水和溶质清除原理

（一）水清除原理

　　血透对水的清除主要为对流机制，通过在血液侧施加正压或透析液侧施加负压，促使水由血液侧向透析液侧移动，临床通常称为超滤。

（二）溶质清除

　　血透中溶质的清除主要为扩散机制，而超滤水过程中同时也伴随溶质的清除。

　　此外，血透过程中某些物质也可与半透膜表面发生吸附而被清除，但清除量较小，临床可忽略。

二、血液透析的主要设备

　　血液透析系统的关键设备包括血液透析机、透析器、透析用水制备设备（水处理设备）及透析液。

（一）血液透析机

　　按功能分三部分。

　　1. 体外循环控制系统　包括血泵、压力监测器、空气探测器及肝素泵等部件。其中血泵是驱动血液在体外循环的动力，通过调节血泵转速可控制血流量；血路管动、静脉端的压力监测器是用于监测血流压力，了解循环阻力；空气探测器是用于监测静脉回路血液中有无空气，防止含有气泡的血液流入体内；肝素泵则用于向体外循环的血液持续输注肝素，防止体外循环血液凝固。

　　2. 透析液供给系统　可在线配制透析液，主要负责将浓缩透析液与透析用水按一定比例混合，获得适当离子浓度的透析液，然后加热至 35 ~ 37℃，并驱动透析液按设定速度持续流动。期间对透析液的电导（反映溶液离子浓度）、pH 和空气进行监测，以保证治疗安全。包括加热、透析用水除气、配比、透析液流量控制、电导率监测、透析液旁路阀、漏血监测等装置。

3. 超滤控制系统 控制透析过程中水超滤的速度和总量，通过调节跨膜压（TMP）大小实现。TMP 调节方式有两种：一是通过控制透析液侧的负压来改变 TMP，从而产生相应的超滤量，称压力控制超滤；二是通过独立的超滤泵，直接从水路中抽取设定量的水，称容量控制超滤。反映在具体操作时，前者直接调节 TMP；后者则直接调节超滤量的设置。因超滤量不仅与 TMP 有关，还与其他许多因素有关，故压力控制超滤不能准确控制超滤量，目前已基本淘汰。

（二）透析器

透析器（dialyzer）为溶质和水交换的场所，是透析治疗的核心部分，由透析膜及其支撑结构组成。其中血液流经部分称为血室，透析液流经部分称为透析液室。透析器根据构型可分为中空纤维型、平板型和蟠管型，以中空纤维型透析器最为常用。中空纤维的壁为半透膜，血液在纤维内流动，透析液在纤维外流动。每个透析器有数千根纤维，中空纤维内径为 $200\mu m$ 左右。透析膜可分为纤维膜，如铜仿膜；改良纤维膜，如醋酸纤维膜；合成膜，如聚砜膜、聚丙烯腈膜、聚酰胺膜等。通常合成膜对水和溶质的清除效能高，且生物相容性好。另外，相同透析膜面积和透析膜材料，由于膜小孔数目和孔径不同，也可制成不同性能的透析器。

衡量透析器性能的指标包括 4 个方面：①溶质清除效能：以清除率为指标，指单位时间（min）内血液经透析器循环 1 次，能够将血中某一溶质全部清除的血浆或血清容积（mL）。透析器产品说明书上列出的清除率指扩散清除，不包括超滤清除，常以尿素（分子量 60Da）和维生素 B_{12}（分子量 1 355Da）分别代表小分子和中分子溶质。当血流量为 200mL/min 时，常用透析器的尿素清除率为 50 ~ 200mL/min，维生素 B_{12} 清除率为 30 ~ 160mL/min。透析器清除率主要取决于透析膜的特性和膜面积。临床常用透析器膜面积为 $1.0 ~ 1.6m^2$，少数可达 $2.0m^2$ 或更高。②水清除效能：以 Kuf 为指标，一般常用透析器 Kuf 为 2 ~ 60mL/（mmHg·h）。③生物相容性：指血液与透析膜等材料表面接触后所产生的反应，包括补体旁路系统的激活、炎症因子的释放和凝血系统激活等。这些反应与透析过程中的一些急性并发症及长期透析的远期并发症发生有关。④血室容积：常用透析器血室容积为 50 ~ 160mL。透析器血室容积大，则体外循环血量大，对机体血流动力学影响大。但体外循环血量还包括血路管部分的血液。

透析器对水和溶质的清除效能主要取决于透析膜面积及其性能。根据 Kuf 将透析器分为 3 类：低通量透析器，Kuf < 8mL/（mmHg·h）；中通量透析器，Kuf 8 ~ 20mL/（mmHg·h）；高通量透析器，Kuf > 20mL/（mmHg·h）。在溶质清除方面，Kuf 大小主要影响中、大分子的清除效能。

透析器通过一定的程序处理后可重复使用，处理程序包括冲洗、化学清洁和消毒。复用的透析器可减少过敏反应，提高生物相容性。但复用不当可增加感染、发生消毒剂反应等风险，因此临床需慎用。

（三）透析用水处理设备

1. 透析用水标准 血透患者血液每周需与大量透析用水（300 ~ 600L）接触，因此一旦透析用水含有害物质，将会带来严重后果。透析用水需去除原水中的有害成分及多余物质，主要包括三大类：①微生物及其产物：包括细菌、病毒和内毒素等；②化学物质：包括残余氯和氯胺，钠、钾、钙、镁等可溶性无机盐和硝酸盐、亚硝酸盐、亚硝胺、硫酸盐和氟化物等盐类，微量元素如铝、铜、锌、镉、砷、汞、铅、银、铁、硒、铬、硅和钡等；③不溶性颗粒和纤维。

为保证透析用水安全，卫生部在 2010 年颁布的《血液净化操作标准规程》中明确规定了透析用水的水质要求（表 12 - 4），并要求透析用水每月检测 1 次细菌培养、每 3 个月检测 1 次内毒素、每年检测 1 次化学污染物，其中对微生物检测所应达到的标准为细菌应 < 200CFU/mL，内毒素应 < 2EU/mL。

表 12 - 4 透析用水化学物质允许最高浓度

成分	mg/L
钙	2.00
镁	4.00
钠	70.0

成分	mg/L
钾	8.00
氟化物	0.20
氯（自由态）	0.50
氯胺	0.01
硝酸根	2.00
硫酸根	100.0
铝	0.01
铜	0.10
钡	0.10
锌	0.10
砷	0.005
铅	0.005
银	0.005
镉	0.001
铬	0.014
硒	0.09
汞	0.000 2
锑	0.006
铍	0.000 4
铊	0.002

2. 水处理装置 是对原水进行系统处理的设备，以去除原水中的有害和多余物质。包括预处理、精处理、后处理及消毒部件。其中预处理部分用于去除水中的大颗粒物质、活性氯、氯胺、有机物、臭味、染料、钙镁离子等有害物质；精处理部分是除盐、去除水中的细菌和内毒素，使水达到透析用水标准，其处理后的水为反渗水。后处理部分指供水系统，分直接和间接供水两种。直接供水是直接将反渗水输送至透析机等用水点；间接供水是反渗水先经过储水箱后再输送至使用点，此增加了反渗水的二次污染机会。消毒部分是对精处理设备和后处理设备进行消毒的装置，以减少这些部件的细菌和内毒素含量，使之达到卫生学要求。

3. 透析液 透析液（dialysate）是清除机体有害毒素、补充钙离子和碱基的重要介质。当前血透中所使用的透析液多为市售的透析浓缩液（或干粉）与透析用水在透析机内在线生成。

（1）透析液成分：当前普遍使用的透析液均为碳酸氢盐透析液，其主要成分见表12-5。

透析液钠浓度为135～145mmol/L，浓度过低易引起透析失衡、肌肉痉挛和透析低血压；浓度过高，可使患者钠负荷增加，引起口渴、容量负荷增加，导致顽固性高血压。钾浓度为0～4mmol/L。由于肾衰竭时尿钾排泄减少，故多选用2mmol/L。肾衰竭时常有低钙血症，透析液钙浓度为1.25～1.75mmol/L，低于血清总钙浓度而略高于血清游离钙浓度（1.25～1.5mmol/L），以纠正低钙血症。镁浓度为0.25～0.375mmol/L，低于正常血清镁浓度。氯浓度为98～124mmol/L，与血清浓度相近。葡萄糖浓度为0～11mmol/L。目前多采用无糖透析液，优点是易保存、不易滋生细菌等，缺点是透析中易发生低血糖反应。

表 12 - 5　标准碳酸氢盐透析液各成分浓度范围

透析液成分	浓度范围
Na^+（mmol/L）	135 ~ 145
K^+（mmol/L）	0 ~ 4
Ca^{2+}（mmol/L）	1.25 ~ 1.75
Mg^{2+}（mmol/L）	0.25 ~ 0.375
Cl^-（mmol/L）	98 ~ 124
Ac^-（醋酸根，mmol/L）	0 ~ 4
HCO_3^-（mmol/L）	30 ~ 40
glucose（糖）（mmol/L）	0 ~ 11
pH	7.1 ~ 7.3

透析液常用的碱基有碳酸氢盐和醋酸盐两种。醋酸根进入人体内由肝脏代谢生成碳酸氢根。因醋酸易引起恶心、呕吐、头痛、低血压等不适，且肝脏损害时易发生潴留，故目前多采用碳酸氢盐作为碱基，或以碳酸氢盐为主、加用低浓度醋酸盐。透析液 HCO_3^- 浓度为30 ~ 40mmol/L。

（2）透析液处方：①透析液流量：通常设定为500mL/min，高通量透析时可提至600 ~ 800mL/min。血透时增加血液和透析液流量，可最大限度保持溶质的浓度差，降低滞留液体层厚度，减少膜阻抗，提高溶质清除能力。通常透析液流量为血液流量的2倍最有利于溶质清除，如只增加透析液流量而不增加血流量，则不能提高溶质清除。②透析液温度：常为35 ~ 37℃。低温透析可增强心肌收缩力和肺的氧合作用、增加静脉张力、减少补体激活、减少透析低血压发生和增加超滤耐受力，因此对易发透析低血压、心肺血管功能不稳定者适用。

三、透析指征

（一）急性肾损伤

见相关章节。

（二）终末期肾病

对于 ESRD 患者，血透能替代部分的肾脏排泄功能，从而减轻临床症状，阻止或延缓并发症进展。透析指征的决定应考虑剩余肾功能状态和临床表现，包括并发症的情况。通常非糖尿病肾病患者 eGFR < 15mL/（min·1.73m²）、糖尿病肾病 eGFR 15 ~ 20mL/（min·1.73m²）时即可开始血透；当 eGFR < 6mL/（min·1.73m²），无论有无明显症状均应开始透析，为保证能够在 eGFR < 6mL/（min·1.73m²）之前开始透析，应该以 eGFR 8 ~ 10mL/（min·1.73m²）为开始透析的目标。当有下列情况时，可酌情提前血透：严重并发症，经药物治疗等不能有效控制者，如容量过多包括急性心力衰竭、顽固性高血压；高钾血症；代谢性酸中毒；高磷血症；贫血；体重明显下降和营养状态恶化，尤其是伴有恶心、呕吐等。

（三）急性药物或毒物中毒

如中毒药物、毒物的分子量低于透析器膜截留分子量、水溶性高、表观容积小、蛋白结合率低、游离浓度高者可作血透。这些药物包括：①安眠镇静药：巴比妥类、甲丙氨酯、甲喹酮、氯氮、地西泮、水合氯醛、氯丙嗪等；②镇痛解热药：阿司匹林、非那西丁、对乙酰氨基酚等；③三环类抗抑郁药：阿米替林、多塞平等；④心血管药物：洋地黄类、奎尼丁、普鲁卡因胺、硝普钠、甲基多巴、二氮嗪、苯妥英钠等；⑤抗癌药：环磷酰胺、5 - 氟尿嘧啶等；⑥毒物：有机磷、四氯化碳、三氯乙烯、砷、汞等；⑦肾毒性和耳毒性抗生素：如氨基糖苷类抗生素、万古霉素、多黏菌素等。其他药物透析清除效能差，宜作血液灌流。

（四）其他

难治性充血性心力衰竭和急性肺水肿的急救、肝肾综合征、肝性脑病、严重电解质紊乱、高胆红素血症、严重高尿酸血症、精神分裂症和银屑病等均有报道血透治疗有效。

（五）禁忌证

无绝对禁忌证，相对禁忌证包括：休克或未纠正的低血压、严重活动性出血、严重心脑并发症、严重心律失常、精神障碍不能合作等。上述情况如需治疗可选用其他血液净化技术或特殊抗凝方法。

四、血管通路

指体外循环血液引出和回流的通路。理想的血管通路要求有充足的血流量，一般在 250~400mL/min。血管通路类型和部位的选择应考虑患者心血管条件和特点、预期寿命、拟开始透析的时间、透析紧迫性等因素。需长期血透者应首选动静脉内瘘；急性透析则首选颈内静脉或股静脉临时插管。

（一）动静脉内瘘

适用于 ESRD 维持性血透患者。由动脉与邻近静脉吻合而成，最常选用桡动脉和头静脉，因该部位易于反复穿刺及维护。动静脉内瘘术后数周，静脉管壁因压力作用而增厚，可耐受反复穿刺。一般内瘘成熟需 6~8 周，有条件者最好于内瘘建立后 3~4 个月开始使用。对自身血管无法使用而需长期血透的 ESRD 患者，可进行自身血管移植或选用人造血管。动静脉内瘘引起动静脉短路，可使心脏负荷增加 1/10~1/5，因此尽可能在透析前择期做，时机可选择在 eGFR < 25mL/（min·1.73m^2）、预计 6 个月内将进行血透治疗时。

（二）中心静脉插管

适用于急性肾损伤等需紧急透析、ESRD 长期血管通路建立前或通路丧失功能而需继续血透时。常选择颈内静脉和股静脉作为插管部位，必要时也可选锁骨下静脉。具有操作简便、不易出血、不加重心脏负荷、对血流动力学影响小的优点。一般保留 2~3 周。常见并发症有血栓形成、血流量不足和感染，长期并发症有血管狭窄。

对于长期血管通路未建立或未成熟而急需血透、肾移植前或腹膜透析因并发症需暂停腹透等需血透过渡者、无法建立内瘘或预期寿命有限的 ESRD 患者等，也可选择带涤纶套的中心静脉导管（长期导管），与临时导管比较，具有感染发生率低、使用寿命长的优点。

（三）血管通路常见并发症及防治

1. 感染 多见于留置导管，包括导管出口部感染、隧道感染和血液扩散性感染。导管出口部感染可予局部消毒、更换敷料及口服抗生素处理，常无须拔管；隧道感染需使用有效抗生素至少 2 周，无效者需拔管。血液扩散性感染一旦确诊，临时导管应拔管，并选择有效抗生素治疗；长期导管可先以有效抗生素治疗和封管，如无效则应拔管。

2. 血栓 中心静脉导管血栓者可予尿激酶等溶栓治疗，如无效应予换管或拔管。内瘘血栓一旦诊断，可采取包括血管介入溶栓术、导管介入取栓术、手术取栓术等措施，如无法处理则应重新制作内瘘。

3. 血管狭窄 是中心静脉导管留置者常见的长期并发症；动静脉内瘘患者因反复穿刺也易发生。狭窄轻者无须处理，重者可采用腔内血管成形术或腔内血管成形术加支架术，短期疗效显著，长期疗效不理想。

4. 窃血综合征 见于动静脉内瘘者。术前严格评估及控制吻合口内径大小可有效预防。轻症者术后 1 个月左右可自行缓解，重者需重新手术以减少瘘口血流量。

5. 内瘘侧手肿胀 见于动静脉内瘘患者。因肢体远端静脉回流障碍引起。早期可通过握拳、抬高肢体增加回流以减轻水肿，重者或长期肿胀者需重新制作内瘘。

6. 内瘘瘤样扩张和真、假性动脉瘤 常于内瘘使用数月或数年后发生，多见于动脉化的静脉段和吻合口附近。通常可不予处理，但应避免在病变部位穿刺以防大出血。对移植物血管通路的假性动脉瘤,如迅速增大、超过移植物直径2倍、皮肤张力过高和有感染、表面皮肤溃破、有破裂危险和穿刺部位不够使用时,应切除动脉瘤或作间插式血管移植。

五、抗凝方法

血透时必须抗凝以防止体外循环血液发生凝固。常用方法有肝素抗凝法和枸橼酸抗凝法等,近来也有使用阿加曲班等新型抗凝法报道。

(一)肝素抗凝

最常用。根据肝素剂量和用法不同而有不同方法。

1. 常规肝素抗凝法　最为常用。因机体对肝素的敏感性和代谢速率存在较大差异,故肝素的应用必须个体化。肝素静脉注射后起效时间5分钟,达峰时间15分钟,半衰期约50分钟。于血透开始前5~15分钟静脉端注射肝素50~100U/kg,然后于血泵前持续输注1 000U/h,血透结束前1小时停药。为达到较好的抗凝作用而不致引起出血,血透时需监测凝血指标。肝素可引起出血、过敏和血小板减少等副作用。当发生出血时,可应用鱼精蛋白治疗。鱼精蛋白与肝素结合而抑制肝素的抗凝活性,两者的生物学效价比值为0.7~1.5。血透结束时相当部分肝素已被代谢,故鱼精蛋白用量为肝素总量的1/2。但鱼精蛋白半衰期较肝素短,故应用鱼精蛋白出血停止后可再次发生出血,称为反跳现象,此时可酌情再次给予鱼精蛋白。

2. 小剂量肝素抗凝法　适用于低中度出血倾向者。首剂肝素量为10~50U/kg,追加剂量为500U/h。

3. 体外局部肝素抗凝法　透析开始时于血路动脉端予肝素500U,然后500~750U/h持续滴注,静脉端予相应量鱼精蛋白中和。肝素与鱼精蛋白效价比值的个体差异较大,故透析中需监测凝血指标,及时调整两者用量,并在透析结束时再给一定量鱼精蛋白。本法只使体外循环血液抗凝,对体内血液凝血功能无明显影响,适用于重度出血倾向或活动性出血者。

4. 低分子量肝素抗凝法　与标准肝素比较,低分子肝素抗凝作用较强,不易引起出血,半衰期更长,达2小时左右。血透前静脉注射60~80U/kg,一般4~5小时的血透过程无须追加用药。适用于中、高危出血倾向者。

(二)局部枸橼酸抗凝法

该方法仅有体外抗凝作用,不影响体内血液凝血功能,故适用于活动性出血者。由于枸橼酸需经肝脏代谢生成碳酸氢根,故肝功能不全时慎用。此外,因枸橼酸螯合钙,并可代谢产生HCO_3^-,故有引起低钙血症、代谢性碱中毒等副作用。

(三)其他新型抗凝方法

如阿加曲班抗凝。该药可直接抑制凝血酶而达到抗凝作用,主要在肝脏代谢,故肝功能不全者慎用。标准用法是首剂250μg/kg,追加剂量2μg/(kg·min),使APTT延长1.5~2倍,治疗结束前0.5~1小时停用。适用于高危出血倾向者。

六、透析剂量及透析充分性

(一)透析充分性评价

充分的透析是指患者依靠透析而获得较好的健康状况、较高的生活质量和较长的生存期。衡量透析充分性的指标包括患者的临床情况如食欲、血压、心功能、贫血、营养状况等,实验室检查如血清肌酐、尿素氮、电解质、酸碱平衡情况等。由于透析最主要的作用之一是清除尿毒症毒素,故临床主要以溶质清除情况作为评价透析充分性的量化指标。

目前常用的透析充分性评估方法有两种。一种是以尿素清除指数(Kt/V)来测定。其中K代表透析器对尿素的清除率,t为单次透析时间,V为尿素在体内的分布容积。Kt/V反映的是单次透析清除尿素量占患者体液中尿素总量的比例。目前临床最常用的是单室Kt/V(single pool Kt/V,spKt/V),其推荐计算公式为：spKt/V = – ln［透后血尿素/透前血尿素 – 0.008 × 治疗时间］+［4 – 3.5 × 透后血尿素/透前血尿素］×（透后体重 – 透前体重）/透后体重。其中 ln 为自然对数，治疗时间单位为小时。其他尚有平衡 Kt/V（equilibrated Kt/V，eKt/V）和每周标准 Kt/V（standard Kt/V，std – Kt/V），均由 spKt/V 推算得到。其计算公式分别为：eKt/V = spKt/V ×（1 – 0.6/t）+ 0.03［采用静脉导管通路者 eKt/V = spKt/V ×（1 – 0.47/t）+ 0.17］，其中 t 单位为小时；std – Kt/V =［10 080 ×（1 – e$^{-eKt/V}$）/ t]/［（1 – e$^{-eKt/V}$）/spKt/V + 10 080/（N × t）– 1］，其中 t 单位为分钟，N 为每周透析频次。

另一种评估方法为尿素下降率（urea reduction ratio，URR），指单次透析清除尿素的分数，反映溶质下降百分率，与 Kt/V 有一定相关性，URR65% 相当于 spKt/V1.0 ~ 1.2。计算公式为：URR（%）= 100 ×（1 – 透析后尿素/透析前尿素）。

上述评价溶质清除的指标均是以尿素为代表，主要反映小分子尿毒症毒素的清除情况，不能反映中、大分子毒素的清除，有其局限性。事实上在尿毒症众多病理生理紊乱发生中，中大分子毒素起重要作用。

（二）透析剂量

临床上透析剂量的决定主要根据患者临床状况和透析充分性指标。前者包括血压控制，消化道症状，营养状况，水、电解质及酸碱平衡情况，体重和剩余肾功能等；后者美国肾脏病基金会 K/DOQI 指南推荐的透析剂量为：当残肾尿素清除率（Kru）< 2mL/（min · 1.73m^2）时，每周血透 3 次者，每次透析 spKt/V 需至少达到 1.2；对于治疗时间 < 5 小时者，URR 至少应达到 65%。为达到上述目标，每次透析目标值应为 spKt/V 1.4 或 URR 70%。见表 12 – 6。

表 12 – 6　不同残肾功能和透析频率时 spKt/V 的最低要求

透析频率（次/周）	Kru < 2mL（min · 1.73m^2）	Kru < 2mL（min · 1.73m^2）
2	不推荐	2.0*
3	1.2	0.9
4	0.8	0.6
6	0.5	0.4

注：Kru：残肾尿素清除率；*：一般不推荐每周 2 次透析，除非 Kru > 3mL/（min · 1.73m^2）。

（三）透析处方

指为达到设定的溶质和水清除目标所制订的各项透析方案，包括透析器的选择、血流量、透析液流量、脱水量和速度、抗凝剂应用、透析频率和每次透析时间等。一般要求每周血透 3 次，每次 4 ~ 6 小时，每周透析 12 ~ 15 小时。体重大、食欲好、剩余肾功能差时，应选较大透析膜面积的透析器，并提高血流量和透析液流量。透析超滤量和速度由透析间期体重的增长、心功能和血压等决定。一般单次透析超滤量为干体重的 3%，不超过 5%。由于透析间期水钠潴留仅部分在血液，其余部分在细胞间液和细胞内，而血透清除的水直接来自血液，当脱水速度明显超过细胞间液进入血液的速度时，可引起有效血容量不足和血压下降。心功能不全、低蛋白血症时，透析间期潴留液体在细胞间液的比例升高，透析超滤应更慢。

（四）透析不充分的处理

应定期对血透患者进行透析充分性的评估，一旦发现存在透析不充分，应寻找原因，并根据原因予以纠正。常见原因有：①透析处方未完成，如治疗时间缩短、透析液流量和血流量过低等；②采血不规范或实验室检查误差；③血管通路，如内瘘狭窄、治疗中动静脉反接等；④透析器，如发生凝血、复用时再生不充分等。其处理见图 12 – 3。

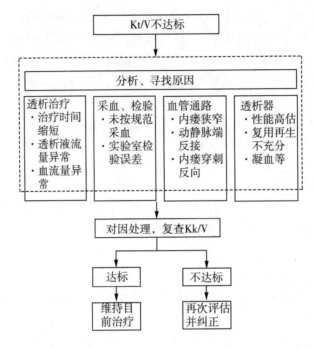

图 12 - 3　Kt/V 不达标处理示意

七、透析并发症及其处理

（一）急性并发症

指透析过程中或结束后早期发生的并发症，严重时可危及生命。

1. 失衡综合征　指血透中或透析后不久出现的以神经精神症状为主要表现的临床综合征。轻者仅有焦虑不安、头痛，可伴恶心、呕吐、视物模糊、脉压增宽和心率减缓等颅内高压症状；中度者可有肌阵挛、震颤、定向力障碍、嗜睡等；重者可表现癫痫样发作、昏迷，甚至死亡。发病机制是由于血液透析快速清除溶质，导致患者血液溶质浓度快速下降，血浆渗透压下降，血液和脑组织液渗透压差增大，水向脑组织转移，从而引起颅内压增高、颅内 pH 改变。临床上多见于急性肾损伤、透析前血尿素和肌酐水平高、初次或诱导透析、透析间期过长的 ESRD 患者，需与高血压脑病、硬脑膜下血肿、脑卒中、低血糖、透析高钙血症及硬水综合征等鉴别。另有报道以急性肺水肿为表现的肺型失衡综合征。

一旦考虑本症，轻者予吸氧、静注高渗溶液等对症治疗。重者应停止透析治疗、输注甘露醇，并及时给予生命支持措施，一般 24 小时内可好转。预防措施包括：首次透析者采用低效透析方法如缩短透析时间、减慢透析液和血液流速、选用小面积透析器等；维持性透析者应规律和充分透析，增加透析频率、缩短每次透析时间，或采用钠浓度曲线透析液序贯透析等。

2. 透析低血压　是指透析中收缩压下降 >20mmHg 或平均动脉压降低 10mmHg 以上，并有低血压症状。透析中低血压常见。多因超滤过多、过快引起有效血容量不足所致，也见于透析膜破裂或其他原因引起的出血、严重心律失常、心肌梗死、心包出血和急性左心衰竭。可发生于透析各阶段。一旦出现，轻者应暂停超滤，采取头低脚高位；重者需补充生理盐水、高渗盐水或白蛋白溶液。如由心脏疾病引起应停止透析，并积极治疗原发病。预防措施包括及时调整干体重，减慢超滤速度，延长超滤时间，改用序贯透析，使用钠和钙浓度较高的碳酸氢盐透析液，低温透析，增加透析频率并减少每次超滤量，透析前不用降压药等。

3. 高血压　多见。多于透析开始 1~2 小时后出现，重者可引发心力衰竭和脑出血等。多见于透析液钠或钙浓度过高、透析失衡综合征、紧张恐惧、水处理故障而致硬水综合征等。急性处理可予舌下含服硝苯地平、卡托普利等药物；严重者需静脉使用降压药，如予乌拉地尔、酚妥拉明、硝普钠等；如处理无效应中止透析，并积极予以对症处理。防治措施包括调整透析方案、重新评价和确定干体重、调整降压药治疗方案等。

4. 肌肉痛性痉挛　多出现在透析的中后期。原因包括透析低血压、低血容量、超滤速度过快、应用低钠透析液治疗、血电解质紊乱和酸碱失衡等。多发生于小腿、足部，上肢或背部肌肉偶见。处理可根据诱因酌情采取措施，如快速输注生理盐水、高渗葡萄糖或甘露醇溶液，对痉挛肌肉进行外力挤压按摩也有一定疗效。预防措施包括控制透析间期体重增长、减慢超滤速度、采用高钠透析或序贯钠浓度透析、加强肌肉锻炼等。

5. 透析器首次使用综合征　分 A 型和 B 型。A 型为快速的变态反应，常于血透开始后 5 分钟内发生，少数迟至 30 分钟。临床可表现为皮肤瘙痒、荨麻疹、咳嗽、喷嚏、流清涕、腹痛、腹泻，重者可出现呼吸困难、休克、死亡等。一旦诊断应立即停止血透，并夹闭血路管，丢弃体外循环血液，并予抗组胺药、糖皮质激素或肾上腺素药物治疗；如出现呼吸循环障碍，需予心脏、呼吸支持治疗。透析器复用、停用环氧乙烷方式消毒可减少其发生。

B 型反应常于血透开始后 20 ~ 60 分钟出现，发作程度常较轻。病因不清，透析器复用可减少发生风险。处理仅需吸氧等对症措施，常不必终止透析。预防措施包括透析器使用前充分预冲洗、复用透析器、选择生物相容性好的透析器等。

6. 心力衰竭　主要见于容量过负荷、顽固性高血压、心功能减退、严重贫血者；或因血透中发生严重心律失常、心包炎或心脏压塞、急性心肌梗死而致。处理首先应去除诱因和常规处理，对容量过多者，可改用单纯超滤；对非容量过负荷者必要时应中止透析。

7. 心包炎和心脏压塞　常见于原有尿毒症性心包炎，应用肝素后加重。表现为透析中突发剧烈胸痛、低血压、交替脉、心音遥远等心脏压塞征象，应停止透析；必要时心包穿刺引流，改行腹膜透析。透析前常规进行心脏检查，有心包积液和心包炎者应减少肝素剂量，或改用低分子肝素、无肝素透析等抗凝方法。

8. 心绞痛和急性心肌梗死　血透患者因存在左室肥厚、心肌纤维化、冠脉病变、血管内皮功能异常和自主神经病变，主动脉顺应性下降尚可使舒张期心内膜下灌注不足，故易于透析中发生心肌缺血。发病者常有严重贫血、糖尿病史、超滤过快、严重心律失常和低血压等诱因。一旦发生即应予平卧、吸氧、心电监护、降低血流量和超滤率、硝酸甘油含服（无低血压者）等措施；持续心绞痛者应中止透析。如考虑心肌梗死，应按心肌梗死处理。

9. 严重心律失常　透析中常见，可无症状，常见于血电解质紊乱（包括透析中血钾浓度下降过快，但血钾值在正常范围）、酸碱失衡、器质性心脏疾病等。

透析患者因饮食和治疗不当，可发生严重高钾血症，引起窦房阻滞、房室交界性心律、室性自主心律、房室传导阻滞并束支传导阻滞、窦室传导阻滞等致死性并发症。因此应特别关注血钾、心电图和透析液钾浓度等情况。服用洋地黄类药物者尤应注意防治低钾血症。

有症状或一些特殊类型心律失常如频发室性心律失常，需予抗心律失常药物治疗，此时应注意肾衰竭导致的药物蓄积问题，合理调整剂量。重度心动过缓及潜在致命性心律失常者可予安装起搏器治疗。

10. 脑出血　为我国 ESRD 维持性血透患者的重要死因，与原有脑动脉粥样硬化、高血压控制不佳、肝素抗凝等有关，少数系脑血管畸形所致。头颅 CT 或磁共振检查是确诊的有效手段。治疗措施与普通人群相似，对于急性出血期患者，有条件时建议改行连续性肾脏替代治疗或腹膜透析过渡，以避免治疗本身引起颅内压波动，加重出血。

11. 发热　可出现在透析中，表现为透析开始后 1 ~ 2 小时内出现，也可出现在透析结束后。一旦血液透析患者出现发热，应首先分析与血液透析有无关系。如由血液透析引起，则应分析原因，并采取相应的防治措施。发病原因包括：①透析管路和透析器等复用不规范导致微生物、致热源或消毒剂残留、透析液受污染等；②透析时无菌操作不严，可引起病原体进入血液、动静脉穿刺部位或静脉插管部位感染；③其他少见原因如急性溶血、透析机控温系统故障等也可出现发热。处理包括：①对症处理，包括物理降温、口服退热药等，并适当调低透析液温度。②考虑细菌感染时做血培养，并予抗生素治疗。通常由致热源引起者 24 小时内好转，如无好转应考虑是感染引起，应继续寻找病原体证据和抗生素治疗。③考虑非感染引起者，可以酌情应用小剂量糖皮质激素治疗。预防措施包括：①在透析操作、透析管路和透析器复用中应严格规范操作，避免因操作引起致热源污染；②有条件可使用一次性透析器和透析管路；③透析前应充分冲洗透析管路和透析器；④加强透析用水及透析液监测，避免使用受污染的透析液进行透析。

12. 溶血　原因包括透析液温度过高，透析液误配致渗透压过低，透析用水中氯铵、硝酸盐、铜离子过高，异型输血或输入含抗体的血液等。表现为胸痛、胸部压迫感、呼吸急促、腹痛、发热、畏寒等，此时血液呈深红色或葡萄酒色，血细胞比容明显下降，常伴高钾血症。一经发现应立即处理，包括终止透析，夹闭血路管，丢弃管路中血液；纠正贫血，必要时输新鲜全血；严密监测血钾，避免高钾血症等。预防措施包括避免采用过低钠浓度透析及高温透析，严格监测透析用水和透析液，严格消毒操作，避免透析液污染，透析中严密监测血路管压力等。

13. 空气栓塞　罕见但严重。多因泵前管道破损、注射装置漏气、空气捕捉器松脱和透析结束时回血不慎等引起。少量空气呈微小气泡状进入体内常无症状，若快速进入大量空气，可因气栓致死。一旦发现大量空气进入，应立即阻断静脉回路，面罩吸氧，左侧卧位并取头胸部低位，从而使空气聚集在右心房；心脏骤停等严重患者，除心肺复苏外应施心房穿刺抽气术、高压氧治疗等。

（二）远期并发症

指 ESRD 患者长期接受血透治疗过程中出现的并发症，包括心脑血管并发症、贫血、感染、营养不良、骨关节病变等。

1. 心脑血管并发症　占透析患者死因的 50% 左右，包括左室肥厚、左室功能异常、缺血性心脏病、心力衰竭、外周血管病变、脑卒中等。发病危险因素除传统因素外，还包括尿毒症毒素、贫血、高同型半胱氨酸血症、甲状旁腺功能亢进、氧化应激、慢性炎症、营养不良等尿毒症相关危险因素。防治关键在于充分透析，有效控制发病危险因素，并定期进行心血管疾病评估。

2. 贫血　原因包括促红细胞生成素生成不足、红细胞寿命缩短、出血（失血）、慢性炎症、缺铁、继发性甲状旁腺功能亢进等。补充促红细胞生成素是最主要治疗手段。一般情况下，血红蛋白低于 100g/L 时即应治疗，治疗靶目标是使血红蛋白达到 110～120g/L，可皮下或静脉给药。起始剂量在皮下给药者 80～120U/（kg·w），静脉给药者 120～150U/（kg·w），分 2～3 次使用；剂量调整依血红蛋白的变化进行，如每月增加 >30g/L 或已达标，则用量减少 25%。维持剂量约为起始量的 2/3。在促红细胞生成素治疗的同时应补充铁剂，以使患者转铁蛋白饱和度维持 >20%，血清铁蛋白维持 ≥200ng/mL，首选静脉补铁。

血透患者贫血防治的关键措施包括充分透析、合理规范使用促红细胞生成素和铁剂治疗、减少活动性失血、加强营养、纠正继发性甲状旁腺功能亢进、避免铝中毒发生等。

3. 矿物质和骨代谢障碍　是常见并发症，主要表现为低钙血症、高磷血症、甲状旁腺激素分泌异常（继发性甲状旁腺功能亢进），以及由此引起的肾性骨病、软组织钙化等。治疗的关键是纠正高磷血症，包括控制饮食中磷的摄入、根据血钙水平选用合适的磷结合剂、充分透析等。对于轻中度甲状旁腺功能亢进者可应用活性维生素 D 治疗，但应密切监测血钙、血磷水平，避免发生高钙血症和高磷血症；有条件者也可应用抑制甲状旁腺激素分泌药物如钙敏感受体激动剂。重症甲状旁腺功能亢进者，特别是存在甲状旁腺腺瘤者可采取外科手术或无水酒精介入治疗。最终使患者的血清校正钙水平维持在正常低限，2.10～2.37mmol/L（8.4～9.5mg/dl）；血磷水平维持在 1.13～1.78mmol/L（3.5～5.5mg/dl）；血钙磷乘积维持在 55mg^2/dl^2 及以下；血 iPTH 维持在 150～300pg/mL。

4. 感染　是血透患者的第二位死因。透析患者由于免疫功能低下、营养不良、合并糖尿病、使用临时血管通路、复用透析器、透析液或供液管路污染等因素，易发生感染。包括感染性疾病和血源传染性疾病，前者以肺部感染和败血症最为常见而严重，充分透析、加强营养等有利于预防感染。

肝炎病毒感染易出现于血透治疗，与患者的免疫功能低下、透析操作不当、消毒不严格（尤其复用透析器时）、输血等因素有关。感染后多数患者无明显症状，少数可出现食欲缺乏、恶心、黄疸等。

治疗应根据病毒复制程度、肝功能情况等决定，目标是抑制病毒复制，延缓肝病进展，防止肝硬化和肝癌发生，可采用干扰素或抗病毒药物治疗。预防是关键，包括严格执行消毒隔离制度、严格透析器复用程序、避免输血、注射乙肝疫苗等。

5. 营养不良　维持性透析患者的常见并发症，可增加患者的死亡率和住院率、增加感染风险。主要与营养摄入不足、丢失过多、微炎症和尿毒症毒素等导致蛋白质分解代谢增加有关。应定期评估患者营养状态，并进行饮食指导，一旦发生或可能发生营养不良，即应寻找原因，加强营养支持，严重者可予鼻饲、透析中胃肠外营养、甚至全静脉营养。充分透析，特别是采用高通量透析对患者的营养改善有益。

6. 其他　心理障碍如抑郁、焦虑等在透析患者多见，需要给予心理治疗，家庭和社会的关心也十分重要，必要时应给予药物治疗。

（张　莉）

第四节　血液滤过与血液透析滤过

一、血液滤过

与血液透析利用扩散原理清除溶质不同，血液滤过（hemofiltration，HF）利用对流方式清除溶质和水分。HF 对中分子尿毒症毒素的清除及血流动力学的影响方面优于 HD，但因超滤量限制，对小分子尿毒症毒素清除则逊于常规 HD。

（一）原理

HF 模仿肾单位的滤过重吸收原理，将患者血液引入膜面积与肾小球滤过膜面积相当的血液滤过器中，在跨膜压力差作用下，血浆水分及其溶质经由滤过膜上侧孔大量滤出，整个过程模拟肾小球滤过功能，以清除潴留于血中过多水分和尿毒症毒素。为了补偿被滤出液体和电解质，保持机体内环境平衡，需要在滤过器后或前同步输入与正常细胞外液成分相仿的等量或略少于超滤量的置换液，以代替肾小管重吸收功能。由于模拟了肾小球滤过和肾小球重吸收过程，所以 HF 是一种更接近于生理状态的肾脏替代疗法。

HF 通过对流作用清除水分及部分溶质，其溶质清除率取决于超滤量及滤过膜的筛系数，分子体积小于滤过膜侧孔的溶质均能被清除，清除量与溶质的血浆浓度呈正比，而与溶质的分子量无关，也即滤出液的溶质浓度与血浆浓度相等，故又称为等渗超滤；而 HD 则是通过扩散作用清除溶质，其溶质清除率与溶质的分子量成反比，因此超滤液中小分子溶质的浓度远高于血浆，故又称为高渗超滤。HD 比 HF 有更高的小分子溶质清除率，而 HF 对中分子溶质清除率高于 HD。同时，HF 等渗清除水和溶质，不降低血浆渗透压，有利于细胞内液和组织间液再灌注到血液中，治疗期间对患者的血流动力学影响较小。因此，HF 尤其适合于需要清除过多中分子毒素、心血管功能差不能耐受 HD 治疗的患者。

（二）方法

HF 需要具有良好通透性及生物相容性的滤过膜及血液滤过器、无菌置换液及配备精确容量平衡控制系统的血液滤过机。

1. 血液滤过器　目前血液滤过器的构造与透析器相同，主要为空心纤维型，滤过膜是由高分子聚合材料制成的非对称膜，即由微孔基础结构支持的超薄膜，膜材料包括聚砜、聚醚砜、聚丙烯腈、聚酰胺等。血液滤过器及滤过膜应该具备以下要求：①水分通透性高，超滤系数（Kuf）≥50mL/（h·mmHg）；②溶质转运面积系数（KoA）及溶质清除率高，尿素清除率＞600mL/min，β_2-微球蛋白清除率＞60mL/min；③膜表面积大（1.5m² 以上）；④截留分子量明确，使代谢产物（包括中分子物质）顺利通过，而白蛋白等仍留在血液内；⑤由无毒、无致热原，具有与血液生物相容性好的材料制成；⑥物理性能高度稳定。

2. 置换液　HF 时由于大量血浆中溶质和水被滤出，故必须补充相应量置换液。置换液必须无菌、无病毒、无致热原，内毒素 < 0.03EU/mL，细菌数少于 1×10^{-6}CFU/mL。电解质成分应与血浆相当，并可调整钠、钙等浓度，以适应个体化治疗需求。常用置换液配方为：钠 135 ~ 145mmol/L、钾 2.0 ~ 3.0mmol/L、钙 1.25 ~ 1.75mmol/L、镁 0.5 ~ 0.75mmol/L、氯 103 ~ 110mmol/L、碳酸氢盐 30 ~ 34mmol/L。置换液的获得可通过联机法（on－line）制备、使用市售置换液袋装成品或采用静脉输液制剂配制。

3. 容量平衡控制系统　可自动调节超滤量与补液量平衡，避免血容量不足或过多。置换液补充方式包括前稀释置换法（置换液在血滤器之前输入）、后稀释法（置换液在血滤器之后输入）和混合稀释法（置换液在血滤器前及血滤器后同时输入）。前稀释法由于血液稀释，可滤过溶质的浓度减低，清除率下降，但血浆白蛋白、凝血因子和纤维蛋白原等不易在滤膜上形成覆盖层，故随着滤过时间延长不至于降低超滤速率，缺点是补充置换液量较多；而后稀释法主要优点为可滤过物质清除率高，但血浆蛋白易在滤膜上形成覆盖层，影响超滤速率。目前多使用后稀释法。

4. 治疗参数　HF 用于治疗终末期肾病时，通常每周 3 次，每次 4 ~ 5 小时，建议血流量大于 250mL/min。采用前稀释置换法所需置换量大，每次不低于 40 ~ 50L。高危出血倾向患者对抗凝治疗有顾虑时，可选择前稀释法。后稀释法置换液用量较前稀释法少，每次为 20 ~ 30L，但高凝状态患者易导致滤器凝血，故有高凝倾向的患者不宜选用本方式。HF 治疗时抗凝方案与血液透析治疗相似，但采用前稀释置换法时抗凝剂量应适当减少。

为防止超滤后血液过度浓缩，增加滤器凝血风险及降低滤膜通透性，置换液补充方式及速度需根据血浆流速及超滤速度进行调节。粗略估算方法为前稀释置换法时，置换液流速低于血浆流速的 1/2，而后稀释置换法时，置换液流速低于血浆流速的 1/3。

（三）临床应用

HF 时血浆中溶质浓度变动小，血浆渗透压基本不变，清除大量水分后，血浆蛋白浓度相对升高，有利于周围组织水分进入血管内，从而减轻水肿。HF 时还能在细胞外液中保持较高水平钠浓度以维持细胞外液高渗状态，使细胞内液向细胞外转移，即使在总体水明显减少情况下，仍能保持细胞外液容量稳定。因此，HF 对血流动力学影响小，是较为安全有效的肾脏替代治疗方法。此外，HF 对大、中分子量物质的清除显著优于 HD，可以清除较多甲状旁腺激素及其他中、大分子尿毒症毒素，有助于减轻终末期肾病伴严重甲状旁腺功能亢进患者的肾性骨营养不良。

1. 适应证　HF 适用于终末期肾病和急性肾损伤患者，特别是伴有下列情况者：①终末期肾病患者采用常规维持性 HD 不能控制的体液过多、顽固性高血压和心力衰竭；②常规 HD 期间或透析后易发生低血压和失衡综合征；③明显高磷血症或严重继发性甲状旁腺功能亢进；④尿毒症神经病变；⑤心血管功能不稳定、多脏器功能障碍及病情危重的急性肾损伤患者。

2. 禁忌证　同 HD。

3. 风险与副作用　HF 除可出现与 HD 相同的并发症外，还因大量超滤液丢失一定量氨基酸、蛋白质、某些对人体有用的生物活性物质及一定量体内必需的微量元素，故接受 HF 治疗的终末期肾病患者应保证营养，提高饮食中蛋白质摄入量。此外，由于 HF 时需输入大量置换液，如果置换液发生污染，可出现发热甚至脓毒症。故需定期检测反渗水、置换液的细菌及内毒素含量，定期更换内毒素过滤器，临时配制置换液必须严格无菌操作。一旦出现发热，应同时做血液和置换液细菌培养及置换液内毒素检测，并积极抗感染治疗。

二、血液透析滤过

（一）原理

血液透析滤过（hemodiafiltration，HDF）可同时通过扩散和对流两种机制清除溶质，是 HD 与 HF 的结合，从而兼具 HD 和 HF 两种疗法的优点，在保留 HD 对小分子毒素清除能力的同时，增强了对中分子毒素的清除作用，对血流动力学的影响也小于单纯 HD。此外，目前的 HDF 机大多配有内毒素滤器，具有在线联机制备置换液功能，将透析液通过能滤过细菌和致热源的内毒素滤器，生成超纯置换液后直接使用，操作简便，因而比单纯 HF 更为常用。

（二）方法

1. 机器　采用血液滤过机，并配备透析液配制系统。

2. 透析滤过器　HDF 所用透析滤过器与 HF 所用血液滤过器相同，均为高通透性、高生物相容性的滤器，HDF 治疗应根据患者体表面积选择相应滤器膜面积。

3. 置换液与透析液　联机 HDF 的关键是超纯透析液和置换液制备，透析液需达到超纯水程度，要求细菌生长数 <0.1CFU/mL，内毒素 <0.03EU/mL。HDF 所需置换液与 HF 治疗时相同。

4. 治疗参数　HDF 治疗常需要较高血流量及透析液流量，以达到最佳清除效果。一般设定血流量 >250mL/min、透析液流量 600~800mL/min，每周 3 次，每次 4 小时。

（三）临床应用

HDF 较 HD 能更好地清除中分子尿毒症毒素，血流动力学影响小；较 HF 有更好的小分子毒素清除，其临床应用将更为广泛。

1. 适应证　HF 适用于终末期肾病和急性肾损伤患者，特别是伴有下列情况者：①终末期肾病患者采用常规维持性 HD 不能控制的体液过多、顽固性高血压和心力衰竭；②常规 HD 期间或透后易发生低血压和失衡综合征；③明显高磷血症或严重继发性甲状旁腺功能亢进；④尿毒症神经病变；⑤心血管功能不稳定、多脏器功能障碍及病情危重的急性肾损伤患者。

2. 禁忌证　HDF 治疗禁忌证与 HD、HF 相似。

3. 风险与副作用　HDF 治疗风险主要是透析液、置换液污染及反超滤。每次 HDF 治疗，多达数十升的液体与血液间接接触或直接输入体内。如果透析液或置换液发生污染，大量致热原进入患者血液，可引起发热、低血压、心动过速、呼吸困难、胸痛、腹痛等急性反应，少量细菌来源的颗粒反复多次进入患者血液，也会导致慢性微炎症状态而引起并发症，但较常规 HD 相关并发症轻微。此外，采用高超滤系数的透析滤过器，或 HDF 期间静脉压、超滤率较低时，靠近透析滤过器出口处的血液压力可能低于透析液侧，引发反超滤，严重者可致肺水肿。预防措施包括设定适宜的跨膜压（100~400mmHg），提高血流量（常 >250mL/min），补液同时增加超滤率等。

HDF 副作用主要与血液中有用成分丢失有关。高通量合成膜可造成可溶性维生素、微量元素、小分子多肽及蛋白及部分药物的丢失，尤其是采用后稀释法。因此长期进行 HDF 治疗的患者，应适当补充相关营养素，并调整部分用药方案。

（张　莉）

第十三章

肾移植

第一节 肾移植概述

肾移植的最初研究是开创于 20 世纪初叶的动物实验研究，当时医学学者们对这一工作的研究重点仅仅局限在推进实验及临床外科技术的进展，尤其是血管外科技术的革新。但经过 100 多年的不断发展和完善，肾移植技术已经逐步走向成熟并步入了迅速发展的快车道。回顾肾移植的发展史大致可归纳为 4 个阶段：动物实验的探索阶段→人类肾移植技术的开创阶段→人类肾移植技术的发展与成熟阶段→人类肾移植技术的快速发展阶段。

我国肾移植起步较晚，从 1956—1958 年间才开展了肾移植的动物实验。1960 年初，吴阶平等首先在国内开展了 2 例肾移植，手术后移植肾有功能存活了 3 ~ 4 周，后因免疫抑制剂的缺乏而失败。1972 年广州中山医学院首先在国内开展了首例活体亲属肾移植，术后受者存活了 1 年以上，后因肝炎死亡。到 70 年代中期肾移植才开始了较快发展，开展肾移植的单位及移植数字逐年增长，国内一些大的移植中心先后派出学者赴美国、德国、加拿大等国家进行了参观学习，将国外发达国家的先进移植技术及经验引入国内。此后我国肾脏移植数量逐年增多，成功率逐步提高，截至 1984 年共实施肾脏移植 4 300 余例次，一年存活率达 50% 以上。80 年代早期新的免疫抑制剂环孢素 A（CsA）应用于临床，开创了肾移植的新时代，也就是环孢素 A 时代，这一时期的肾移植存活率逐年增加，多数移植中心肾移植受者的 1 ~ 2 年存活率已达 90% 及 80% 左右，到 1989 年以后全国每年肾移植总数已超过 1 000 例次。在这一阶段国际标准 6 位点 HLA 配型技术已逐渐获得推广，北京、武汉、广州、上海等地的移植中心均已开展了 PCR 检测技术，进行 HLA Ⅱ 类抗原配型，各主要移植中心也都相继开展了各种环孢素血药浓度监测，以便能够更好地调整药物剂量。1989 年全国有 40 余个单位共行肾移植 1 000 余例，1990 年底全国肾移植单位增至近 70 个，肾移植总数已达 6 000 余例次，并且出现了一大批存活超过 5 年、10 年的病例。1993 年我国引入了新一代 CsA 即新山地明（Neoral），此后骁悉、普乐可复、雷帕霉素等新型免疫抑制剂也相继应用于临床，由此极大地提高了肾移植的成功率，延长了移植肾的存活时间。到 1994 年底，全国肾移植总数累计 13 000 余例，年度超过 100 例的医院在 5 个以上。到 1998 年底全国累计肾脏移植数量已超过 25 000 例，移植肾 1 年存活率达 90% 以上，5 年存活率达 70% 以上，在数量和质量上已跨入世界先进行列。进入 21 世纪以后，尤其近几年来，我国肾移植的发展更是突飞猛进，每年肾移植数量已达 10 000 例次，仅次于美国，居全球第二。截至 2006 年年底，据不完全统计我国累计开展肾脏移植总数量大约 80 000 余例次，并且近期生存率和生存质量等疗效指标已达到甚至超过国际水平，但在肾移植的基础理论研究和对新方向的探索方面与美国等发达国家相比还存有较大差距。然而由于长期受到国际大环境的不良影响，供体的获得越来越困难，尤其进入 2007 年以来，供体极其匮乏，肾移植数量较前有了明显下降。借此机会，国家卫生部对器官移植行业进行了规范化管理，施行了行业准入制度，包括心、肝、肾、肺在内的全国 160 余家医院获得了移植准入资格，自此后没有获得准入资格的医院不能从事器官移植工作。经过上述整顿，移植行业的混乱无序的局面得到了彻底有效的遏制。与此同时，因为供体的缺乏，国内许多医院都开展了活体肾移植，使活体肾移植数量较前大量增加，彻底打破了我国长期以来活体移植数量占整个移植数量 1% ~2% 的比例，部分医院甚至超过 50% 的比例，但也应该清醒地看到，由于水平不等，我们活体移植供受者的并发症较多，成功率有待于进一步提高。

总之，我国肾移植技术水平、移植数量及质量已跨入了国际先进行列，但围绕着移植的相关社会工作问题，如脑死亡立法、器官的捐赠与共享等问题正亟待解决，我们任重而道远。在今后还需要广大器官移植工作者与移植相关工作者一道为我国的器官移植事业做出更大的努力。

（李玉峰）

第二节 肾移植供、受者的选择和准备

一、供者选择和处理

肾移植技术的成熟和普及，使得肾源短缺问题越来越突出，供者的选择范围有逐步放宽的趋势，甚至提出利用"边缘肾"的理念。尽管如此，仍有 90% 以上的尿毒症患者因肾源短缺而失去肾移植机会。因此，珍惜供体，共享资源，有效利用，应该是全社会的协作课题。

供者来源有两类四种，有或无心跳尸体供者，是或非亲属活体供者。实践证明，移植肾的存活率，尤其是长期存活率，与供肾来源有关。按存活率高低排序，四种供肾依次为，亲属活体供肾，非亲属活体供肾，有心搏尸体供肾，无心搏尸体供肾。肾移植术后 5 年人/肾存活率，有心搏尸体供者为 77%/55%；无心搏尸体供者为 75%/54%。活体肾移植与尸体肾移植对比，术后肾存活率，1 年高 10%，5 年高 17%，10 年高 21%。活体供者移植效果明显优于尸体供者，其原因不仅是 HLA 相容性好，还有术前准备从容，肾缺血时间短等优势。

供者的选择要从免疫学和非免疫学两个方面考虑。前者是通过免疫方法，选择与受者组织相容性好，受排斥反应影响小的供肾；后者是通过非免疫学方法，选取形态和功能符合移植要求的供肾。

（一）免疫学选择

免疫学选择是分子水平的选择，是选择供者的基础，无论尸体或活体供者的其他条件如何，都必须首选符合免疫学相配的条件。主要有 ABO 抗原的检测、HLA 抗原和抗体的检测。

1. 红细胞 ABO 抗原的检测　供者与受者 ABO 血型应该相同或相配。值得注意的是，O 型供肾，移植给 A 或 B 或 AB 型受者，存活率更高。日本等国家已尝试供受者血型不配肾移植，他们对受者术前行双滤过血浆置换并应用抗 – CD20 等药物进行严格的预处理，已取得与血型相配肾移植同样高的存活率，并在此方面积累了丰富的临床经验，值得关注。

2. 白细胞 HLA 抗原的检测　供者与受者 HLA – A、B、DR 位点理论上应该无错配。但实际上，由于供体严重短缺，加之 HLA 的高度多态性，小样本的人群里，很难达到供受者完全无错配的理论标准，只能寻求 HLA 位点相配越多越好的目标。HLA 配型的临床应用价值越来越值得商讨，有望被一种新的配型策略，HLA 氨基酸残基配型标准取代。

3. 淋巴细胞 HLA 抗体的检测　即淋巴细胞毒交叉配合试验，检测受者体内是否预存针对供者 HLA 抗体，方法是将供者的淋巴细胞与受者血清混合，淋巴细胞表面的 HLA 与相应的抗体反应，导致细胞死亡。死亡百分比小于 10% 为阴性，11% ~20% 为弱阳性，21% ~40% 为阳性，大于 40% 为强阳性。小于 10% 方可作为供者。

（二）非免疫学选择

非免疫学方法主要是选择，供者种类、供者年龄、健康状况、供肾条件等；相对免疫学选择来说，其中不可控的多变因素，对肾移植效果同样至关重要。

1. 活体供肾的选择与处理　如何选择活体供肾，首先需要对活体供者进行评估。

（1）供体全身情况：有意向作为活体供肾者，对其评估（表 13 – 1），初步条件应包括血型相配、肾脏解剖和功能正常，然后考虑年龄、肥胖、肾血管、动脉硬化及骨骼畸形问题。经初步筛选合格者，应详细了解病史、体格检查和相关实验室及特殊检查。血清学检查排除存在感染性疾病，静脉肾盂造影和动脉造影了解未来有无潜在发展成高血压和肾脏疾病的危险。活体供肾标准（表13-2）。如患过癌症、高血压、肾病、糖尿病或全身性疾病可能涉及肾脏者。物理检查也要注意相类似情况，如高血压、慢性心脏疾病、慢性肺病、慢性感染或恶性肿瘤。年轻者单纯心电图检查和胸部透视已足够了解心肺状态；老年人有心血管病危险因素者，应做心脏负荷试验和超声心动图；血糖升高或有糖尿病家族史，必须做糖耐量试验，测定糖基化血红蛋白 A、C（HbA、C）。50 岁以上者排除存在肿瘤，推荐腹部彩色 B 超、大便潜血试验、女性乳房造影、宫颈拭子（女性）、血 PSA（男性）。

表13-1 活体供肾者的评估

实验室
病毒试验（CMV、EBV、HBV、HCV、HIV）
全血常规
心血管（ECC，胸部 X 线，其他）
腹部超声
乳房造影、大便潜血、PSA
血糖、胆固醇、转氨酶、胆红素
肾脏检查
CCr（二次）
BUN、血浆电解质
尿常规、尿妊娠试验
超声检查肾、膀胱及前列腺
肾连续闪烁显影
IVP
肾血管造影（有些单位用螺旋 CT 代替）

表13-2 活体供肾的标准

健康志愿者、家庭成员、同胞或朋友
正常的肾功能
一般情况下 ABO 血型相容
淋巴细胞毒试验阴性
肾解剖学正常或者可接受

（2）活体供者禁忌证：①HIV 及肝炎活动期绝对禁忌，活动性肝炎经治疗后无活动性感染才考虑。②供者颈静脉怒张、近期心肌梗死、房性或室性期前收缩、主动脉狭窄或全身情况欠佳者禁忌，因易增加术后心血管并发症。③糖尿病者有可能发展成糖尿病肾病。④>40 岁的高血压患者，只用一种降压药，无高血压心脏病、视网膜病或肾病，可考虑为合适供者。⑤过度肥胖者在做切取肾脏手术上困难，术后易并发肺不张、伤口感染及深静脉感染，必须减肥、禁烟酒后才可考虑。

（3）肾脏情况：一般检查无法了解双肾形态和功能特征。有创主动脉造影可以显示双侧肾动脉解剖状态，但有 1.4% 的并发症，包括穿刺区出血、血肿及动脉裂伤、血栓形成、造影剂反应或诱发急性肾小管坏死，个别发生心绞痛、神经损伤。现今采用 CT、磁共振血管造影（MRA）或 64 排螺旋 CT 可更简单的了解肾脏血管解剖，经计算机软件编辑处理后将资料组成三维成像。通过静脉注射造影剂，而不是注入动脉内，除了过敏反应外，不会发生其他并发症，可更正确地显示多支肾动脉、重复输尿管、血管硬化斑块和钙化、迷走或反常后位或环绕主动脉的肾静脉。延迟 MRA 显影可免除 IVP 检查。

1）肾脏疾病：男性无血尿且不伴反常情况可作供者，女性单纯血尿很少逐渐发展成肾功能衰竭。母亲是否作供者视年龄和有无别的反常情况而定，女性无血尿可作供者，纵使有轻度血尿也不排除可使用。

2）肾解剖反常情况：肾静脉和左肾动脉过短在肾移植术后会造成一定的并发症。肾动脉弯弯曲曲呈串珠样，支持纤维肌肉增生，禁忌使用。

3）孤立性血尿：成人供者镜下血尿需小心评估，年轻成人，特别是女性，如果超声检查正常，癌肿可能性少，男性 45～50 岁需警惕，并小心检查，用相差显微镜检查有帮助，如 >75% 为畸形红细胞，支持肾小球疾病，正形的红细胞支持非肾小球疾病，如感染、结石、尿路畸形、血管病变、肿瘤等。发热、剧烈运动、尿路感染可见镜下血尿，年轻成人 30% 有血尿史，4% 无症状血尿来源于前列腺、尿路结石和尿道狭窄。40 岁以上血尿必须排除恶性肿瘤，无症状镜下血尿作供者，应做系统全面检查，包括肾活检，肯定血尿为良性。

4）蛋白尿：如果多尿状态，一般常规蛋白尿查不出来，必须集 24h 行定量检查，健康人 >150mg/24h（或尿蛋白分泌 >30mg/24h），此值之下，不伴镜下血尿、高血压或脓尿，不禁忌做供者。边缘型蛋白尿（尿蛋白 150～300mg/24h）或（白蛋白尿 30～300mg/24h）常为年龄偏大伴血管病，如高血压、糖尿病，不主张做供者。

5）白细胞尿：普通泌尿系感染可出现脓尿，也可见于慢性肾盂肾炎、肾小管间质性病或肾实质病，长期白细胞尿，必须做详细肾内、外科系统检查。

6）肾功能：个别单位不单独依据 CCr，考虑多种因素影响 CCr，包括食物、肌肉量及是否正确集尿。GFR 与年龄相关性大，30～40 岁以上逐渐下降。

7）肾结石：肾石病史供者为相对禁忌证，保留肾脏有可能复发结石，导致尿路阻塞、感染和损害肾功能。肾结石 5 年复发率为 50%，仅有单次肾绞痛史，排除存在形成结石的代谢因素后可考虑作供者。

（4）肥胖：肥胖供者主要是呼吸道问题，易发生肺功能损害和导致心血管意外。此外，容易形成血栓、伤口愈合差，并为手术显露和止血带来困难。对于合适做供者的肥胖者术前应减肥。

（5）年龄：目前，供者的最大年龄限制尚未达成共识，活体供者的年龄上限常常是 55 岁。然而，最近有研究报道，利用年老活体供者的肾移植也可获得很好的肾存活率和功能。但是，年老供体甚至那些符合各种捐献标准的供体可能有亚临床的肾小球硬化，余下的肾出现代偿性肥大的可能性降低，因此，必须考虑其肾功能储备。我们已经有超过 70 岁以上的供肾移植取得很好的效果，但是，某些移植中心活体供肾移植的回顾性研究仍提示，供体年龄超过 60 岁后，受者移植物存活率降低。因此当前对于选择年老供体应持谨慎态度，同时应告知这些供受者可能因为供者年龄太大而导致移植肾功能不太理想。另外儿童或精神状态不稳定的活体供者也不能接纳。

2. 尸体供者选择和处理　尸体供肾目前仍然是肾移植的主要来源。国外主要是脑死亡者或有心跳尸体供者，而国内则主要是无心跳尸体供者。两种尸体供者选择标准一致，但取肾前的处理不同。

尸体供肾的基本标准是：①年龄最好不超过 50 岁，但根据尸体实际生理状况可放宽至 60 岁。②无高血压、糖尿病、肾疾病。③无全身性细菌或病毒感染性疾病。④肾功能正常，无尿路感染。⑤热缺血时间不超过 10 分钟。

由于肾源短缺，针对上述标准，近年来提出"边缘肾"的概念。边缘尸体供肾属临界合格供肾，建议双肾同时移植。边缘尸体供肾的判断标准是：①年龄大于 60 岁的老年人或小于 5 岁的儿童。②有动脉性高血压或轻度肾病、糖尿病。③近期血肌酐升高，或 CCr 为 60～80mL/Mm。④肾血管或肾盂输尿管畸形。⑤肾热缺血时间 15～30min，或冷缺血时间超过 24h。⑥女性尸体供肾。边缘肾的概念、判别标准、可信用度，学界意见不完全统一，有待实践完善。

有心跳尸体供者的处理，首要问题是要确定其脑死亡。各国脑死亡标准不同，但基本符合以下标准：①确认有明确的脑死亡病因并排除类似脑死亡的可逆性昏迷。②深昏迷，对疼痛无任何反应性协调动作。③无脑干反射。④无自主呼吸。⑤脑电图呈静止状态。⑥判断脑死亡必须有两位以上非移植专业的医生参与诊断。当确定为脑死亡并获准取肾后，立即将供者送入手术室，并保持理想的呼吸与循环功能。维持收缩压在 90mmHg 以上，尿量超过 0.5mL/（kg·h）。若不能达到上述标准，而中心静脉压大于 15cmH$_2$O 时，可用多巴胺 <15μg/（kg·min）微量泵入，不会引起肾血管痉挛。血容量不足，应避免使用强效血管收缩药物。若扩容或升压不能利尿，可静脉给呋塞米 1mg/kg 或甘露醇 1g/kg，保持尿量在 1.5mL/（kg·h）以上。若心动过缓对多巴胺或小剂量去甲肾上腺素无反应，可置入暂时性心脏

起搏器。手术开始前可考虑静脉注射肝素 25 000U 防止肾血管凝血。取肾方法有两种，原位灌注后双肾整块切取，或分别切取双肾后再灌注。

无心跳尸体供者的处理，关键是如何缩短热缺血时间。我国传统的死亡标准仍然是"呼吸心跳停止"，心跳刚刚停止条件下取得的肾脏，肾功能正常和接近正常，但在低温灌注前肾仅能生存 30 ~ 45min。此类尸体无法术前检查，须取肾后行相关检验，要获得高质量或活力好的肾难度相对较大。有条件者可在心跳停止前静脉注射肝素 25 000U。可原位灌注后双肾整块切取，也可分别切取双肾后再灌注。

尸体肾灌注和保存条件：肾灌注和保存温度 4℃；灌注压 100 ~ 120cmH$_2$O，灌注总量不超过 500mL；冷缺血时间 16h 内为宜，最好不超高 24h，否则肾功能延迟恢复等并发症发生率会明显增加。

二、受者的选择和准备

近年来，由于免疫抑制剂的研发，外科技术的成熟，实验室监测设备的发展，使得肾移植的适应证逐步放宽，原则上任何不可逆的终末期肾病均可考虑肾移植，甚至可以考虑多器官联合移植，如胰肾联合移植、肝肾联合移植等。但是由于器官严重短缺，必须珍惜有限的资源，对受者进行严格的筛选和充分的准备，努力延长人/肾存活期，希望有限资源得到极限利用。

（一）适应证与禁忌证

一般来说，慢性肾功能衰竭终末期，达到透析的标准也就达到了肾移植的标准，适应证如下：①肾脏或全身性疾病导致的不可逆转的慢性肾衰。②心、肺、肝功能可耐受肾移植手术及术后用药。③无活动性感染如肝炎、结核等。④肿瘤术后随访 2 ~ 5 年无复发倾向。⑤无活动性消化溃疡。⑥无心理障碍或精神疾病史。⑦年龄以 10 ~ 65 岁为宜。

患者的年龄大于 70 岁，如心脏、肺脏及肝脏器官功能正常，血压平稳，精神状态良好者，也可考虑做肾移植术。国内有的移植中心受者最大年龄放宽至 75 ~ 80 岁，移植后依然生活良好。而对下列患者，移植后会加重病情，甚至危及生命，应视为肾移植的禁忌证：①顽固性心衰竭。②慢性呼吸衰竭。③进展性肝脏疾病。④严重全身血管病变。⑤活动性结核、肝炎。⑥转移性恶性肿瘤。⑦活动性消化溃疡。⑧持久性凝血障碍。⑨心理障碍或精神病患者。⑩淋巴细胞毒抗体或 PRA 强阳性。

（二）受者的选择与评估

选择受者要基于对患者的全面评估，使移植带给患者的益处，应大于并发症带来的相对危险性。主要应从 4 个方面考虑，一是受体原发疾病对移植肾的影响，二是移植术后免疫抑制剂对受体原有疾病的影响，三是受者的健康状况和预期寿命，四是受者的社会和家庭状况。

1. 受者的年龄　移植受者的年龄对人/肾的长期存活有较大的影响，目前年龄范围较以往扩大。4 ~ 15 岁的儿童移植后存活率已与青年受者相仿，儿童行肾移植较维持性透析更有利于的身心发育，但药物对发育仍有一定的影响。年龄的上限已无明确的界定，既是年龄在 70 岁以上，只要仔细的做好个体化选择和处理，同样可以获得满意的效果。但个体化不等于一般化，总的来说，随着年龄增大，尤其是 50 岁以上的受者存活率并不明显高于透析者，60 岁以上的受者长期存活效率更低，多死于肺部感染、心脑血管意外等疾病。老年患者，移植相对于透析来说，只能改善生活质量，不能明显提高生存期。因此，受者的年龄应该根据具体情况，做个体化选择，对预期寿命小于 5 年的应维持透析，一般认为 15 ~ 50 岁较理想。在我国，肾移植受者年龄在 9 ~ 75 岁，多数在 21 ~ 40 岁范围内，约占 76%，50 岁以上仅占 5%。

2. 受者的原发疾病　不同原因所致之终末期肾病，均可选择肾移植，但由于有些原发病有使移植肾复发的倾向，或肾病是全身病变的一部分而全身病变未能控制时，往往不宜选择肾移植。肾衰竭的原因，在美国糖尿病占 36%；高血压肾硬化占 30%；慢性肾小球肾炎占 24%；多囊肾占 12%。儿科组（<18 岁）肾衰竭，先天性肾脏疾病（肾积水，肾萎缩）是主要原因（占 45%）；而在我国，肾小球肾炎占 70% ~ 90%，其次是慢性肾盂肾炎，间质性肾炎、囊性肾病、高血压性肾硬化等。

（1）肾小球肾炎：近年来选择受者原发病的范围虽有所扩大，但最常见的适合做肾移植受者的原发病仍以肾小球肾炎为主。对于移植后有复发倾向的肾脏疾病，大多数医者建议延缓移植。如抗肾小球基底膜病变应在 Anti - GBM 抗体阴性后 6~12 个月后再做移植；局灶性肾小球硬化、免疫球蛋白 A 肾病（IgA 肾病）、系膜增生性肾小球肾炎、膜性肾炎等，应在病情稳定、非活动期做肾移植。移植后如出现复发性肾小球肾炎，常难与慢性排斥反应相鉴别。

（2）慢性肾盂肾炎：移植前必须彻底控制感染，当肾盂肾炎有反复发作者，可考虑在移植前切除无功能的双肾。

（3）间质性肾炎：应查清何种原因，如感染、毒性物质损害、缺血、代谢异常、物理因素、尿梗阻、肿瘤、遗传性疾病等，应在原发病控制后再考虑移植，以防移植肾复发。

（4）遗传性肾病：包括多囊肾、Alport 综合征等。多囊肾体积较大易感染，因而术前应切除原肾；多囊肾发展至肾衰竭时年龄较大，移植后存活率相对下降。

（5）血管性疾病：高血压性肾硬化，是全身病变的一部分，但据近年随访发现，移植后复发者不多。

（6）代谢性疾病：糖尿病性肾病近年来移植数逐渐上升，曾有报道糖尿病性肾病患者做肾移植已占 25%，而且有不少移植中心做胰肾联合移植。年轻糖尿病性肾病患者肾移植后存活率并不比其他原发病种低；但高龄晚期糖尿病肾衰竭患者，由于糖尿病并发症较多，因而选择透析治疗比移植效果更好。

（7）自身免疫性疾病：狼疮性肾炎所至肾衰竭，应在全身其他脏器病变被控制后施行移植。近年来这类患者移植数逐年增加，原发病的治疗与肾移植后应用免疫抑制剂相一致，移植后复发率并不多见，但移植肾存活率低于原发性肾小球疾病。

（8）药物中毒：药物性肾衰竭，包括应该引起重视的中药导致的慢性肾衰竭，移植效果可能较差。

3. 受者的健康状况　在选择受者时，应注意患者全身各方面的健康状况，以减少移植后的并发症。

（1）心血管病：大多数晚期透析患者患有不同程度的高血压，其中 90% 以上为水钠潴留型，5% 左右与肾素活性增高、前列腺素分泌减少有关，若患者经足够透析不能被纠正，考虑为肾素血管紧张素增高所致，移植前需做自体双肾切除。移植前如有脑血管意外、心肌梗死、远端肢体缺血，心力衰竭等症状未完全治愈，应慎重对待，暂时不应考虑肾移植。

（2）溃疡病：移植后应用大量免疫抑制剂，可引起消化性溃疡出血、内脏穿孔，增加移植受者的死亡率。因此，对准备做移植的受者必须详细了解病史，做好消化道检查，如发现重度溃疡，应先行切除再考虑移植，对轻度胃溃疡可于移植前预防性应用保护胃黏膜、降低胃酸分泌的药物。

（3）感染：活动性感染是肾移植的绝对禁忌证。移植后应用大量免疫抑制剂，使患者的免疫功能减低，易加重感染。因而移植前必须详细检查患者的呼吸道、泌尿道等有无感染病灶存在，如细菌培养呈阳性，应用抗生素治疗；如有结核史，至少应抗结核治疗一年后确定已彻底治愈方可考虑；如系腹膜透析患者，需详细检查腹透管周围有无感染；血液透析者应注意动静脉瘘处有无炎症，如发生感染应予以治愈。巨细胞病毒（CMV）抗体测定，受者若呈阴性，最好给予巨细胞病毒阴性的供肾。

肝炎病毒感染的受者，当无活动性肝炎，肝功能正常，HLA 配型极吻合的情况下，可考虑做肾移植，且术后应慎重使用硫唑嘌呤和环孢素。近年来乙型及丙型肝炎病毒感染者逐年增多，肾移植存活 5 年以上，乙型、丙型肝炎病毒感染引起的慢性肝脏疾病是主要致死原因之一。

（4）恶性肿瘤：活动期恶性肿瘤是肾移植的绝对禁忌证，因为免疫抑制剂能使微小转移病灶加速生长。实体肿瘤切除后，如果经过足够的随访期，证明没有转移和复发的危险，可以安全接受肾移植。肿瘤切除后肾移植的安全等待时间，应根据肿瘤的分期和分级而定，转移可能性小的等待 1~2 年，转移危险性高的等待 5~6 年。但 Penn 报道大部分肿瘤在移植后的两年内复发。

肾衰竭患者若合并前列腺结节，前列腺特异抗原增高（PSA > 4.0ng/mL），或有低级前列腺癌病史（A1 期），肾移植前应做前列腺六点穿刺活检。PSA > 10.0ng/mL 或活检阳性（大于 A1 期）的患者，或许不应接受肾移植。

（5）心理或精神状态：心理障碍或精神疾病的患者，缺乏对肾移植程序或治疗措施的必要理解能力，或不服从治疗，肾移植有极高的失败风险。应预先给予治疗，等患者接受和服从医疗程序时再实施肾移植。

4. 受者的家庭和社会状况　肾移植受者，虽然同样是家庭和社会的一员，但其牵动的人力、财力和持续的时间都非同一般，对于中国普通家庭，肾移植受者带来的幸福和不幸是相伴行的。因此，肾移植前尤其是亲属供肾活体肾移植前，评估受者的家庭和社会状况，取得家庭成员甚至是社会关系的知情同意或认同支持，也是保证肾移植患者长期存活的关键因素之一。

（三）受者的准备与处理

受者的术前准备和处理，主要目的是纠正体液平衡失调，纠正贫血，改善心功能；改善氮质血症，控制感染，治疗心血管、呼吸及消化等系统并发症；使受者内环境趋于稳定、全身情况明显改善；以提高手术耐受力，增加手术成功率，减少术后并发症。

1. 病史和体格检查　肾移植受者术前的病史和物理检查要详细和全面，不能仅局限于 ESRD 的原因、症状和体征。因为术后强效免疫抑制剂的应用，可能诱发全身各系统或器官潜在的病变，出现致命性危险。特别应注意口腔、腹膜透析管、血透插管或动静脉瘘处有无炎症现象。成人巨大多囊肾受者，必须估计其下腹部是否有足够间隙容纳移植肾。心脏、腹主动脉及颈动脉杂音可初步了解动脉硬化程度。触摸足背和胫后动脉搏动的力度，可估计髂血管血流情况，判断移植肾血流开放后下肢是否会缺血。直肠指检可初步排除前列腺癌和直肠肿瘤。对女性受者应做常规妇科检查。

2. 免疫和辅助检查

（1）免疫学检查：受者的免疫学检查，常用的有 ABO 血型、群体反应性抗体（PRA）、淋巴细胞毒交叉配合试验及 HLA 的组织配型。总的原则是要求受者与供者的免疫学尽可能相配，即受者与供者的 ABO 血型相同或相容，PRA、淋巴细胞毒交叉配合试验为阴性，HLA 位点相配越多越好。

（2）病原学检查：移植前受者均需做艾滋病病毒（HIV）、巨细胞病毒（CMV）、单纯疱疹病毒（HSV）、肝炎病毒的检查。对可疑的病原菌或感染病灶，尤其是泌尿系的可疑感染，需行需氧菌、厌氧菌、霉菌或结核菌培养。

（3）其他项检查：血常规及凝血功能检验，肝功能和血生化全套检验，尿液常规和病原学检验。泌尿、心血管、呼吸、消化系统等各种相关的功能学和影像学检查。

3. 透析与肾移植时机　终末期肾病患者一般都有氮质血症、低蛋白血症、酸中毒、水钠潴留和高血钾等，在等待肾移植过程中可能需要透析纠正，以维持内环境相对稳定，为肾移植创造理想条件。一般血透每周 2~3 次，每次透析 4~5h，血肌酐维持在 300~600mmol/L 较理想，在移植术前 24h 内可增加透析一次。腹膜透析者，一般持续至术前，但术前需排掉透析液。无论是血透还是腹透都可以过渡到肾移植，并不影响肾移植效果，术后存活率基本相同；所不同的是腹透的心肌损害少于血透，而术后感染的机会则高于血透，主要是腹腔感染。因此有腹腔感染倾向者，应改为血透等待肾移植。

以往认为应维持透析 3~6 个月后行肾移植，这样可以使受者全身状况得到改善，体内免疫抗体水平降低，移植肾存活率提高。但近年临床观察到，未经透析的肾移植，人/肾存活率相当于甚至优于透析后肾移植；透析时间越长，移植后人/肾存活率越低。因此尿毒症患者达到透析的条件即达到了肾移植的条件，透析非但不是肾移植受者术前必经的治疗阶段，而且一旦决定接受肾移植，就应该尽量缩短透析等待时间。只要患者一般状况较好，能够耐受手术，遇有合适的供肾，就应该直接进行肾移植，完全不必经过透析过渡。

4. 输血和纠正贫血　以前认为术前输血可以提高移植肾的存活率，减少排异反应的发生。现在由于使用了强效的免疫抑制剂，排异发生率明显下降。同时由于输血可使患者致敏产生抗 HLA 抗体，还增加巨细胞病毒（CMV）感染、病毒性肝炎、疟疾、艾滋病等传染病以及发生血清病等并发症的机会。因此目前主张，肾移植术前应尽量避免输血。但终末期肾病患者多伴有贫血，需予以纠正，用促红细胞生成素、补充铁剂、叶酸及维生素 B_{12} 等效果较好。如仍严重贫血，血红蛋白在 60g/L 以下，可考虑输红细胞悬液。

5. 控制感染　终末期肾病患者由于体质弱、抵抗力低，容易并发各种感染。术前要清除潜在感染病灶，需进行包括皮肤、口腔牙齿、耳鼻咽喉、肝胆、胃肠及泌尿生殖道等处的检查。致病菌可以为普通细菌，亦可为结核、真菌和病毒，后者多为 CMV。因此可行痰、咽拭子、中段尿、腹透液及阴道分泌物的细菌及真菌培养，加强血液病毒学的实验室监测。长期低热患者应定期胸片检查，同时作结核菌PCR 检测，以排除肺部及肺外结核。对于感染要做到早期诊断，及早采取措施控制，减少移植术后感染的发生。术前可选用广谱抗生素预防，如头孢菌素类等。对受者或供肾有 CMV 感染者，可选用更昔洛韦等抗病毒药物治疗。

间质性肾炎和肾盂肾炎主要是由尿路解剖异常或尿路感染引起，术前应确定感染的原因，必须彻底纠正或控制，以防术后移植肾发生感染。对于肾盂肾炎反复发作或感染，不能有效控制的患者，应在肾移植术前切除病肾。

有过结核病史的患者，施行肾移植手术应慎重。由于术后大量应用免疫抑制药物，机体的免疫力显著降低，结核病灶可由稳定变为活动甚至出现血行播散，这是造成肾移植者死亡的重要原因之一。因此，有活动性结核病灶者禁忌肾移植，最少要经过 6 个月的正规、有效抗结核治疗，并经检查证实结核病灶已稳定，方可考虑行肾移植手术，术后还应给予 1~2 年的抗结核药物治疗。

6. 溃疡病的治疗　消化性溃疡病史已不再是肾移植的禁忌证，但由于移植术后大量应用免疫抑制药物，尤其是皮质类固醇激素，消化道溃疡出血及穿孔的发病率仍较高，是肾移植受者死亡的重要原因之一。因此，对肾移植受者应详细了解其是否有溃疡病及消化道出血的病史，必要时行消化道造影和内镜等检查。对消化道溃疡患者需要进行系统治疗，待大便潜血检查多次为阴性，消化道内镜检查证实溃疡已治愈、溃疡病变已完全稳定半年以上，再考虑行肾移植术，对严重溃疡病患者可先手术治疗溃疡，然后再行肾移植。

7. 控制血糖　近年来，肾移植治疗糖尿病肾衰取得较好效果，但糖尿病患者与非糖尿病患者相比，肾移植术后存活率仍有较大差异。术前糖尿病病程越长，术后死亡率越高。因此肾移植术前应对糖尿病进行积极治疗，应用降糖药物，必要时可应用胰岛素。经肾脏排泄的降糖药物需减量，如二甲双胍，在肾小球滤过率（GFR）下降超过 50% 时禁用。对老年人晚期糖尿病患者，血糖应控制在 11mmol/L 以下，尿糖应在（＋＋）以下，应严密监测患者的血糖和尿糖变化，及时调整胰岛素的用量，预防心血管并发症发生。过度控制血糖可导致低血糖的发生，其后果要比高血糖更严重。尿毒症本身导致的轻度葡萄糖耐受不良不需特殊治疗，主要是对胰岛素敏感性降低及葡萄糖利用障碍所致。糖尿病合并尿毒症患者除了控制血糖外，还需用广谱抗生素及抗真菌药物，预防感染发生。对 1 型糖尿病合并尿毒症患者，可考虑行胰肾联合移植或肾胰岛细胞移植。

8. 病毒性肝炎的治疗　血透患者乙肝发生率高达 20%，其中约有 30% 转为慢性肝炎，而肾移植后由于长期应用免疫抑制剂，几乎 100% 转为慢性肝炎。皮质类固醇可增加 HBV 复制，其他免疫抑制剂的肝毒性也加重肝功损害，肝炎还可诱发排异反应，因此肾移植者患慢性肝炎死亡率高。目前主要采用抗病毒药物、提高机体免疫力及改善肝功能的药物联合治疗。对有 HBV 复制的慢性乙型肝炎患者，即 HBeAg（＋）、HBV－DNA（＋）、ALT 升高及肝活检有肝炎证据者，采用 α－干扰素治疗约 35% HBeAg 消失，HBV－DNA 转阴，20% 可诱导产生抗 HBe－Ab。拉米夫定能抑制 HBV 反转录酶活性，是一种有效的抗 HBV 药物，需长期使用，停药常反跳。干扰素及拉米夫定均为一线用药，但拉米夫定单独应用易引起病毒变异，干扰素不引起病毒变异，因此联合应用优于单一用药。

血透患者丙肝发生率较正常人群高，一般经过 10~20 年，将有 20% 的丙肝患者进展为肝硬化，对以后移植及免疫治疗影响很大。目前对丙型病毒性肝炎缺乏特效治疗，可采用单剂干扰素或联合病毒唑治疗。α－干扰素治疗效果差，约 90% 复发。α－干扰素联合病毒唑是治疗慢性丙肝首选措施。由于病毒唑经肾排泄，尿毒症患者应禁用。目前对尿毒症丙肝患者常采用中药如苦参素治疗，部分患者有效。

病毒性肝炎和免疫抑制药物是肾移植受者术后肝脏功能损害的主要原因，对长期存活可能有不利影响。因此，对于病毒性肝炎患者（包括乙型、丙型肝炎病毒携带者）应慎重移植，对于肝炎活动期、肝脏功能异常者近期应禁忌肾移植，待肝脏功能恢复正常后再行肾移植手术。

9. 心血管病的治疗　尿毒症患者高血压发病率可高达 80% 以上，多由于水、钠潴留和高肾素引起，促红细胞生成素也可升高血压。另外贫血、动静脉瘘以及血液透析等因素，均可造成血容量变化及高输出状态，加重左室负担，影响血压。同样，尿毒症患者存在的高血压、高血脂、高同型半胱氨酸血症等危险因素，可致冠状动脉粥样硬化和外周血管疾病；高血脂和高凝状态则增加血管闭塞的危险，尤其是尿毒症患者中糖尿病及老年人的比例增加，更加重了该群体的心血管危险。尿毒症患者心肌梗死和卒中的发生率较正常人群高，50% 以上的尿毒症患者因心血管疾病死亡。因此，应调整饮食，控制水、盐摄入，严格控制血压、血脂、血糖，并使其维持在正常范围内，药物或手术干预是非常重要的措施。

对血容量过多引起血压高的患者，可通过强化超滤将血压维持在正常范围，未透析者可给予利尿治疗。存在高肾素者，除严格限制水盐摄入及超滤外，一般患者需服用多种降压药，包括 ACEI、钙通道阻滞药、β 受体阻滞药等药物。急进性或恶性高血压可静脉注射硝普钠等快速降压药物。尽管可选择各种降压药物，但应仔细考虑血压升高的原因，合理用药，同时需考虑药物的不良作用，如 ACEI 类可使双侧肾血管病变患者 GFR 急剧下降；强效血管扩张药如肼苯哒嗪、长压定虽可降压，但会加重心肌肥厚。对高同型半胱氨酸血症可给予叶酸 1～5mg/d 治疗。饮食疗法不能控制的高脂血症，可考虑用吉非诺齐等降脂药物。尿毒症并发心血管疾病的患者除高血压外往往无症状，常规体检与心电图检查也不能发现，对高危患者如糖尿病尿毒症患者术前行冠状动脉血管造影，造影显示有一支或多支冠状动脉堵塞 70% 以上，患者移植术前可行冠脉成形术或冠脉搭桥术。

10. 免疫学处理

（1）免疫抑制预处理：免疫抑制预处理目的是降低患者的免疫力，减轻术后排斥反应。但由于大多数受者一般状况较差，如贫血、低蛋白血症、抵抗力低下等，免疫抑制预处理可能增加感染的概率，应慎重施行。常用的免疫抑制剂，如环孢素、FK506、骁悉、ATG/ALG、OKT3、巴利昔单抗/达利珠单抗等均可用于移植前的免疫抑制诱导治疗。但是用药时间和剂量，各移植中心没有统一的标准。

（2）血浆置换：对肾移植高敏受者，移植前行血浆置换可去除体内因输血、妊娠等原因预存的针对 HLA 抗原的淋巴细胞毒抗体，降低高敏者排异反应的发生率。对 ABO 血型错配的受者，行血浆置换是治疗措施之一。另外对移植后可能复发肾小球疾病者，通过血浆置换可达到预防复发的目的。因为这些肾小球疾病的发生与血浆中某些致病物质如抗肾小球基底膜抗体、抗 DNA 抗体、循环免疫复合物等有很大的关系，血浆置换可清除这些物质。

血浆置换多采用膜式血浆分离器，每日或隔日置换血浆一次，治疗 5～10 次，置换液采用白蛋白溶液或新鲜冰冻血浆。血浆置换对清除患者体内细胞毒抗体虽然有一定的作用，但可能只是在短时间内降低抗体效价，故仅适用于抗体水平高的患者，而不是肾移植术前的常规治疗措施。必要时血浆置换结合静脉注射高效价免疫球蛋白（IVIG）效果更好，IVIG 可降低患者 PRA，使高敏患者能够接受肾移植。可每周应用 1 次，0.5g/kg，4 周为 1 个疗程，疗程结束 3 周左右 PRA 达到最低状态，1 个疗程 PRA 降幅不满意，还可进行 2～3 个疗程的治疗。

（3）脾切除：曾认为脾切除可减轻术后排异反应，提高移植物的存活率。但随着新型强效免疫抑制剂的使用，排异反应发生率明显减少，脾切除已无意义。近年来发现脾脏有很多功能，如增强免疫、造血、抗肿瘤等。脾切除会引起诸多并发症，严重者可引起严重感染和败血症，死亡率明显增加，故现已基本摒弃此种预处理方式。仅少部分有脾功能亢进的患者（有明显白细胞减少等）可行脾切除术。但对 ABO 血型不相容的肾移植患者，可行脾切除，配合血浆置换及抗淋巴细胞球蛋白（ALG/ATG）治疗可以取得一定效果。

11. 病肾切除　尿毒症者的原肾仍有一定的生理功能，包括排泄、内分泌及代谢等。即使肾失去了有效排除废物的能力，仍能排出一定量的尿液，少量尿液可起到预防膀胱挛缩及减少膀胱内感染的作用。肾是产生促红细胞生成素的场所，双肾切除的尿毒症患者，其贫血程度较未切肾者明显加重。尿毒症者的原肾切除的危险性大、并发症及死亡率较高。因此原肾切除并不是肾移植术前的常规手术，应慎重。

肾移植受者中真正需要原肾切除的仅占 10%。仅下列情况才考虑原肾切除：①肾潜在感染病变，如肾积水、膀胱输尿管反流或复杂性肾结石合并感染者；严重的肾盂肾炎、持续菌尿状态者，为避免术后发生感染及败血症，肾移植术前应将原肾切除。②恶性肾素依赖性高血压，经有效透析及降压药物治疗，血压难以控制，需行原肾切除。③多囊肾伴有明显腹痛、囊肿感染、囊肿出血、囊肿过大引起腹部症状或影响肾移植手术操作者，需行原肾切除。可选择切除囊肿过大侧或囊肿出血侧的肾，保留对侧肾。④肾恶性肿瘤、严重肾结核、双侧肾静脉血栓形成，以及严重的血尿或蛋白尿应行病肾切除。另外，还有再次移植前的移植肾切除。需要外科手术处理的患者应尽量在移植前进行，病肾切除术2~3个月后，待患者彻底恢复再考虑行肾移植手术。

12. 解除下尿路梗阻　若患者有尿道狭窄、尿道瓣膜、前列腺肥大，以及因结核、血吸虫病及严重的膀胱间质炎症导致的膀胱挛缩、僵硬和纤维化等，应在移植前予以处理，以解除排尿障碍。对于神经源性膀胱引起的肾功能衰竭患者，在行肾移植术前应先做好尿流改道手术，或在移植手术的同时行输尿管皮肤造口术及膀胱造瘘术，以防移植肾功能受损。

（李玉峰）

第三节　尸体与活体供肾切取方法

一、尸体供肾的切取

尸体肾的利用增加了供肾来源，可分为脑死亡者供肾和无心跳尸体供肾两种。脑死亡者供肾是在供体维持呼吸和循环的条件下取肾，而无心跳尸体供肾是在心跳刚停止而死亡的情况下取肾。国外使用脑死亡尸体供肾者约90%，国内绝大多数使用无心跳尸体供肾。年龄以青壮年为好，40岁以上少用。以下疾病禁用：传染性疾病、全身血管疾病、高血压、血液病、糖尿病、结核、肝炎、恶性肿瘤、肾脏病患者等。

为了防止供肾血管内凝血，以及扩张供肾血管的目的，可在摘取器官之前2h肌内注射肝素12 500U，苯苄胺100mg。

（一）脑死亡尸体供者取肾法

1. 先灌注后切取肾法　一般采用腹部十字切口进入，从升结肠外腹膜切口下延至盲肠向内上，至肠系膜根部切开后腹膜，或从左侧腹膜切口向上，切开脾结肠韧带，向右切开后腹膜，游离推开结肠和小肠，游离双肾和输尿管，于主动脉分叉处切断输尿管，仔细分离并注意保护好输尿管周围血管。通过左髂总动脉插入灌注管，以气囊注水堵住主动脉近端，经右髂总静脉向下腔静脉插入多侧孔的引流管，在分叉以上分别结扎。用0~4℃肾灌注液原位灌注，压力不超过13.3kPa，灌注液经下腔静脉引流管流出。肾很快冷却，分别切取或做主动脉、下腔静脉连同双肾整块切取。

2. 先切取肾后灌注法　腹部十字切口进入，切开两侧的侧腹膜，将两侧肾充分游离后，解剖肾动、静脉和输尿管，再阻断血流，同时或分别切下双肾，立即灌注和冷保存。

（二）无心跳尸体供者取肾法

目前我国98%以上的供肾来源于无心跳尸体供者。在心跳停止情况下取肾要求迅速，为减少肾的热缺血时间，应在10min内完成，并立即用肾保存液进行冷灌注保存。可分为先灌注后取肾法和先取肾后灌注法两种。

1. 先灌注后取肾法　是目前应用最多的方法。

（1）体位：仰卧位，背部垫高。皮肤消毒，铺灭菌巾单。

（2）切口：腹部大十字切口。上至剑突，下达耻骨联合，肋缘下横切开，两侧达腋后线。

（3）进入腹腔后，先找到腹主动髂总动脉分叉处，在分叉平面稍上切开腹主动脉前壁，逆行向上插入双腔气囊导管。在肾蒂平面上气囊充水扩张，腔静脉远心端剪开，作为灌洗液流出口。然后用0~4℃肾保存液立即开始灌洗双肾，使双肾立即灌注降温。

— 171 —

（4）在灌洗的同时，上推肠管，先游离左肾、输尿管，再游离右肾、输尿管。在髂血管平面分别切断左右侧输尿管，并再次游离左肾，将左肾送至右侧。

（5）在腹主动脉分叉处上方，用长血管钳夹住腹主动脉、腔静脉，远心端切断。然后提起血管钳，紧贴着脊柱前缘，锐性向上分离，在肾蒂平面上方贴近膈肌处作弧形切开，离断腹主动脉、腔静脉，双肾整块摘除。

立即放置于 0～4℃肾保存液内，等待修整。

（6）原位灌洗的最大优点是可以缩短肾热缺血时间，切取肾的时间比较充分，从而提高供肾的质量。但缺点是灌洗过程中，双肾动脉外的血管分流，需要大量的灌洗液才能完成。

2. 先取肾后灌注法　在取肾的顺序上可分为左右肾分别切取和双肾整块切取两种方法。左右肾分别切取的优点是快速、游离容易。双肾整块切取的优点是肾血管保留完整、灌注方便、保证双肾有相同的质量，但要求熟悉解剖结构。

（1）左右肾分别切取法：①体位。②切口，同上述。③先切左肾：首先切开结肠脾曲、降结肠侧腹膜，然后将肠管推向右上方。充分游离左肾，避免用力挤压牵拉。保留输尿管系膜，于髂血管平面离断输尿管。寻找并游离肾动脉、静脉至腹主动脉及下腔静脉，在靠近腹主动脉及下腔静脉壁旁钳夹并切断肾动脉及肾静脉。离体肾立即放置于 0～4℃肾保存液内，肾动脉插入硅胶管，并立即开始灌洗至肾色泽变白为止。④再切右肾：将肠管推向左侧，切开升结肠侧腹膜并向左侧牵拉。游离右肾，切断输尿管同左肾切取步骤。右肾静脉切取必须带腔静脉片，右肾动脉要靠近腹主动脉出口处离断。⑤离体肾立即灌洗。取肾时应注意多支肾血管并予以保护。

（2）双肾整块切取法：①体位。②切口，同上述。③进入腹腔后，先将肠管推向右侧腹腔，在结肠脾区及降结肠外侧沟剪开后腹膜。游离左肾、输尿管，在髂血管平面用蚊钳夹住输尿管壁提起，远端离断后向上游离至肾下极，注意保护输尿管血供。④当左肾及输尿管游离完毕后，再将肠管推向左侧腹腔，将右侧升结肠及盲肠外侧后腹膜剪开，同样方法游离右肾及输尿管。⑤然后，在肠系膜根部剪开能足够通过左肾的孔。于腹膜后将左肾及输尿管通过此孔移至右侧，可以在肾上极平面切断主动脉和下腔静脉，紧贴椎体前缘向下游离主动脉和下腔静脉达肾下极平面，切断主动脉和下腔静脉，取下双肾。⑥也可在肾窦平面下 4～5cm 处，用一把长弯血管钳夹持腹主动脉及下腔静脉，并在该钳下方切断大血管，随即提起夹有大血管的长血管钳，紧贴椎体前缘向上锐性游离，直到超过肾蒂平面上 2～3cm 处，即腹腔动脉和肠系膜上动脉根部的上方。切断大血管近心端，便可整块切取双侧肾和输尿管、肾蒂血管及与肾动脉、静脉相连的腹主动脉及下腔静脉，立即迅速放入 0～4℃肾保存液中。⑦将整块双肾翻转向上，从腹主动脉背面纵行剪开，左右肾动脉开口清楚可见，插入硅胶管，使用 0～4℃肾保存液，立即开始灌洗。液体高度以 1m 为限。通常供肾灌注 3～6min，肾表面变为苍白色，即可放入已准备好地盛有冷肾保存液的肾缸内，再将其置于盛有冰屑的冰箱内待运。

（三）尸体供肾的肝肾联合切取法

1. 供体原位插管低温灌注　首先做腹部大"十"字切口进入腹腔，切口上到剑突，下达耻骨联合，左右约至双侧腋中、后线交界处。向上推开肠管，在骶骨前切开后腹膜，分离并显露腹主动脉下段，以 7 号丝线结扎远心端，在结扎线近心端剪开腹主动脉，插入有 3～4 个侧孔的 22 号 Foley 氏导尿管，插入深度为气囊至腹腔动脉开口平面以上约 20cm，将气囊内迅速注入 30mL 生理盐水以阻断胸主动脉，结扎固定导尿管开始快速灌注肾保存液即 HCA 液，灌注压力约 100cmH$_2$O。同时迅速切开下腔静脉上端后插入粗硅胶管以引流灌注液。

提起横结肠，在距肠系膜根部 2cm 左右分离出肠系膜上静脉，结扎其远端后切开近端并插入 18 号硅胶管，插入深度大约 3cm，以丝线结扎固定。将硅胶管接上 HCA 灌注液，进行灌注。腹主动脉和肠系膜上静脉一共灌注 HCA 灌注液 3 000mL。

在进行低温灌注的同时，剪开肝镰状韧带探查肝脏。如供肝无硬化、损伤、脂肪肝或其他异常，且适用于移植时，则向肝表面撒上碎冰屑以降温。打开双侧肾周脂肪囊，检查确认双肾灌注良好且温度降低，否则调整灌注压力及灌注管道并再致冰屑降温。如一侧肾灌注不良，应检查是否存有由腹主动脉插管结扎线的远端发出的副肾动脉。

放置纱布保护好胆囊周围，剪开胆囊底部，挤尽胆囊内的胆汁，插管并以 0 ~ 4℃ HCA 液约 500mL 持续冲洗胆道。肠系膜上静脉和腹主动脉插管灌注 HCA 液完成后再分别灌注 UW 液 1 000mL。

2. 供肝及双侧肾的整块切取　灌注完毕后，切断肝圆韧带、镰状韧带、冠状韧带、左右三角韧带，向左右剪开膈肌至膈肌脚。用手指触摸肝胃韧带，检查有无肝左动脉或副肝左动脉，如出现应保留，切断肝胃韧带。打开十二指肠外侧腹膜并紧贴其上缘向上分离，将十二指肠及胰头翻起，贴近十二指肠将十二指肠与胰头用剪刀断开。与肠系膜上静脉结扎线的远端离断肠系膜上静脉和肠系膜上动脉。提起升结肠、回盲部及小肠系膜，切开升结肠外侧腹膜，将切口延长至回盲部，向内上至肠系膜根部，剪断肠系膜下动脉、胃结肠韧带、降结肠系膜及乙状结肠系膜，将所有肠管翻出腹腔外。至此，腹腔内只剩下已灌注好的肝、双肾、腹主动脉及下腔静脉。

在肾脂肪囊外侧游离双侧肾及输尿管。近心房处离断肝脏上方腔静脉及胸主动脉，提起胸主动脉断口远端，与主动脉后方用剪刀贴近脊柱将胸、腹主动脉、下腔静脉、髂总及髂内外动静脉、肝及双肾输尿管整块切取下来。将肝及双肾置于 0 ~ 4℃ UW 保存液内，并自胆管插管再次用 UW 液 100mL 冲洗胆道。

3. 供肝供肾的分离　沿腹主动脉后壁纵向剖开，辨清腹腔干、肠系膜上动脉及双侧肾动脉开口后，在肠系膜上动脉开口下缘横断腹主动脉，在肾静脉开口上缘横断下腔静脉，分离肝及双肾。将原腹主动脉及下腔静脉插管远端的腹主动脉、髂总动脉、髂内动脉及下腔静脉、髂总静脉、髂内外静脉切取以备肝移植使用。

4. 肝肾整块联合切取时保证供肝供肾质量的要求

（1）腹主动脉的插管及灌注需快速，气囊尿管的气囊阻断胸主动脉要准确。

（2）采用在下腔静脉近髂血管处插管引流，避免下腔静脉、肾、肝静脉压力过高，以保证灌注液能够顺利进行灌注，有利于器官迅速降温及防止器官灌注不良的，同时也保证了术野非常清楚干净。但下腔静脉插管不能超过肾动脉平面以上，以免压迫右肾动脉及影响双肾静脉的回流。

（3）整块切取完供肝供肾后，采用切开腹主动脉后壁，与肠系膜上动脉开口于双肾动脉开口之间离断腹主动脉，不易损伤供体肝肾血管。

（4）在完成插管并对腹主动脉及门静脉的灌注后，应及时在肝及双肾的周围撒上碎冰，有利于保证器官快速降温，迅速缩短器官的热缺血时间。

二、活体供肾的手术方法

1. 麻醉　持续硬膜外麻醉或全身麻醉。

2. 术前准备　在供体选择时即进行全面查体，术前须禁烟和停用避孕药，至少术前 2 周应停用抗凝药，术前晚静脉滴注 5% 葡萄糖注射液 1 000mL，术前半小时静脉滴注常规量抗生素。

3. 手术步骤

（1）体位：活体供肾一般选择左侧，因为左肾蒂易于暴露，且左肾静脉较长，便于肾移植手术操作。供肾者选择左侧标准的肾手术体位。

（2）切口：第 12 肋缘下经腰斜切口或经第 11 肋间切口，依层切开，仔细止血，达肾脂肪囊。用 1% 利多卡因注入肾脂肪囊内使其弥散浸润。其目的是利于肾周分离，同时利多卡因浸润肾蒂，可防止肾动脉痉挛。

（3）肾蒂处理：剪开肾脂肪囊，肾周分离，避免损伤肾包膜。①用 1% 利多卡因溶液再次浸润肾动脉周围。②充分显露肾动、静脉，并分别结扎肾上腺、精索或卵巢静脉。③保留肾门脂肪，保证输尿管血供。④在髂血管平面切断输尿管，远端结扎，保留输尿管系膜，保证血液供应，向上分离达肾门处。⑤用或不用 20% 甘露醇 150 ~ 250mL，呋塞米 20 ~ 40mg 静脉快速滴注。在利尿情况下，分别在肾动、静脉起始部给予双重结扎、切断。肾动脉残端再次贯穿缝合结扎，然后移除供肾。⑥摘除的供肾立即浸入 2 ~ 4℃ 的肾保存溶液内，经肾动脉插管，并立即开始灌洗。⑦肾极动脉小于 1mm 者可予以结扎，否则应与主支动脉吻合，确保供肾质量。

（4）缝合切口：缝合切口前，应再次检查术野，确证无活动性出血后，肾窝处放置引流，经皮肤戳孔引出，然后依层缝合切口。

（5）术后处理：同一般肾切除术。

（6）右肾摘取手术操作与摘取左肾相同。但因为右肾静脉较短，在分离及切断右肾静脉时需特别注意，以免引起大出血。如果需带腔静脉片，腔静脉切口要用 5－0 无损伤缝线仔细缝合。

三、供肾的修整

供肾摘取经初次灌洗后，要进一步对其修整，此操作需在手术室进行。修肾期间，供肾与空气接触，因此室温不能过高，在 20℃ 左右为宜。修肾操作步骤如下：①2～4℃袋装肾保存液悬吊于 1m 高处，利用其重力，每分钟 60～80 滴速度持续灌注供肾。②供肾放置于消毒盆内，倒入 2～4℃肾保存液 250mL 及肾保存液冰块，用纱布棉垫将肾与冰块隔开，以免冻伤肾脏。③如果是整块摘取，此时应将左右肾分开。

（一）左肾修整

1. 分离肾静脉　先小心、仔细解剖分离肾静脉。分别结扎肾上腺、精索或卵巢静脉。

2. 分离肾动脉　在腹主动脉肾动脉起始处，解剖分离主支肾动脉。其分支不要随便结扎，一定要分离至末梢处，确定不是进入肾实质时再处理。

3. 保留输尿管血供　保留肾门及肾下极脂肪组织，保留输尿管系膜，避免因过多修剪而破坏输尿管血液供应。然后可迅速剪除肾周多余的脂肪组织。在肾上或下极处，切取一小块肾组织，立即送冰冻切片，进行组织学检查，确保供肾质量。

4. 检查肾静脉　最后用手捏住肾静脉残端，快速滴注灌注液，使肾静脉充盈，再次检查肾静脉是否有破口，并给予仔细缝合。

5. 供肾多支血管的处理

（1）供肾多支动脉的处理方法

1）1 主支动脉加上极动脉：1 主支肾动脉均与髂内动脉对端吻合，上极动脉均予以结扎。

2）1 主支动脉加下极动脉：1 主支动脉均与髂内动脉对端吻合，下极动脉结扎。或行下极动脉与主支肾动脉端－侧吻合；下极动脉与腹壁下动脉对端吻合。

3）1 主支动脉加上、下极动脉：1 主支动脉均与髂内动脉对端吻合；上极动脉结扎，下极动脉与主支动脉端－侧吻合；上、下极动脉均予以结扎。

4）2 主支动脉：上支动脉与下支动脉端－侧吻合，然后再与髂内动脉对端吻合。下支动脉与上支动脉端－侧吻合，然后再与髂内动脉对端吻合。上、下支动脉分别再与髂内动脉分支对端吻合。2 主支带腹主动脉片与髂外动脉端－侧吻合。2 主支带腹主动脉片与髂内动脉主干对端吻合。2 主支带腹主动脉片与髂内动脉分支膨大处对端吻合；下支动脉与腹壁下动脉对端吻合。2 主支动脉合并成"裤衩"状，然后与髂内动脉对端吻合。2 主支动脉加上极：上极支结扎，2 主支分别于髂内动脉分支对端吻合；上极支结扎，下支与上支端－侧吻合，然后与髂内动脉对端吻合。上极支结扎，2 主支动脉带腹主动脉片与髂内动脉膨大处对端吻合。

5）主支动脉加下极动脉：下极支结扎，2 主支带腹主动脉片与髂内动脉分支膨大处对端吻合。下极支结扎，2 主支合并成"裤衩"状，然后与髂内动脉对端吻合。下极支结扎，下支与上支动脉端－侧吻合，然后再与髂内动脉对端吻合。

6）3 主支动脉：3 主支带腹主动脉片与髂外动脉端－侧吻合。3 主支带腹主动脉片与髂内动脉分支膨大处对端吻合。上、下支动脉与中间动脉端－侧吻合，然后再与髂内动脉对端吻合。上、中支"裤衩"状缝合，下支与中支端－侧吻合，然后再与髂内动脉对端吻合。

7）4 支肾动脉：上 2 极支动脉分别结扎，下 2 主支带腹主动脉片与髂内动脉分支膨大处对端吻合。

8）5 支肾动脉：上 2 支带腹主动脉片与髂内动脉分支膨大处对端吻合；中间细支结扎；下 2 支先

缝合成"裤衩"状，然后与上支端－侧吻合。

（2）供肾多支静脉的处理方法

1）2 支肾静脉保留 1 主支与髂外静脉端－侧吻合，其余均予以结扎；5 支肾静脉的主支肾静脉与髂外静脉端－侧吻合，其余静脉均结扎。

2）右肾静脉延长方法：对右肾静脉短于 2.5cm 者均予延长。

（二）右肾修整

同左肾。如肾静脉过短，要用腔静脉片延长，以利于吻合。

（李玉峰）

第四节　肾移植手术

一、移植位置

（一）原位肾移植

肾窝原位移植，多选在左侧。先要切除病肾，然后利用受者自身留下的肾动脉、肾静脉、输尿管残端，分别与供肾动脉、静脉、输尿管端对端吻合，手术操作较简单，而且使移植肾位于正常解剖位置。另外，也可将供肾动脉与脾动脉或腹主动脉吻合，供肾静脉与下腔静脉吻合。原位移植的优点是：在同一个手术切口内，既切除了病肾，移植肾又安放在正常的解剖部位。适应于患者心理上、生理上的要求，患者乐于接受。但其缺点是肾移植手术前必须先做自体肾切除，增加了麻醉和手术时间，患者承受较大的风险；其次是位置较深，手术操作有一定困难；而且术后对供肾发生排斥反应时，出现并发症不易观察。因此，目前已不再作为肾移植的首选部位。

（二）异位肾移植

1. 髂窝部肾移植　髂窝部肾移植为目前所公认的常规首选部位。常规的手术方式是供肾的动脉与受者的髂内动脉做对端吻合，供肾静脉与受者的髂外静脉做端－侧吻合，供肾输尿管与受者的膀胱直接吻合。该手术方式的优点是部位较浅，切口暴露比较容易，局部解剖关系比较清楚，手术操作简便易行；供肾种植于腹膜外，对患者干扰少，术后全身情况恢复快，不影响患者的自由活动；术后可在下腹部清楚的摸到供肾，了解其大小、软硬度变化，也利于进行超声及肾组织穿刺检查；当供肾发生自发破裂、出血、尿瘘、尿路梗阻以及感染等并发症时，便于处理。

髂窝部位移植的缺点是供肾位置表浅，易受外伤。因此，要谨慎保护，防止发生意外。

根据左、右侧肾脏的动脉、静脉、肾盂的位置排列不同，过去肾移植医师认为左侧供肾应植于右髂窝，而右侧供肾应植于左侧，这样交换位置放置供肾可以使血管的吻合较为满意。随着手术技术的改进和熟练，目前临床上大多数医师认同，即无论供肾是左侧还是右侧，第一次移植部位均选放在右侧髂窝。因为左侧髂窝动、静脉位置较深，尤其是髂外静脉大多深埋在髂外动脉的深处，血管吻合不如右侧方便；左侧乙状结肠系膜过长，并常压在此部位，局部解剖显露不甚理想；左侧髂窝移植肾脏，最好选用肾静脉较长的左侧供肾，如果使用右侧供肾，最好延长肾静脉使其有足够的长度，以利于吻合。否则，由于供肾静脉过短，与较深的左侧髂外静脉吻合时，血流易受阻，影响其血液回流。

2. 下腰部肾移植　当成人供肾移植于儿童或成人第三次移植时可选用此部位。手术切口采用下腹"L"形切口或腹直肌旁切口。进入腹腔后，切开下腰部后腹膜，供肾动脉与受者髂总动脉或腹主动脉端－侧吻合，供肾静脉与髂总静脉或下腔静脉端－侧吻合，供肾输尿管与受者膀胱直接吻合。移植肾放置于腹膜后，其前面可有盲肠覆盖。

二、手术步骤

1. 切口　常规肾移植，第一次手术采用右下腹弧形切口，上端起自髂峰内上方 3cm，斜向右下腹，下达耻骨联合上缘3cm。

2. 暴露精索或卵圆韧带与腹壁下血管　切开皮肤、皮下组织,电灼止血。切开腹外斜肌腱膜及其上端的肌纤维,切开腹内斜肌,暴露腹壁下动、静脉,以及精索或卵圆韧带。如果有碍手术操作,可以切断结扎腹壁下动、静脉,尽量保护精索,以免术后影响睾丸血液回流。腹膜向上向左推开,注意防止撕破。

3. 暴露髂血管　翻转后腹膜,将右侧回盲部向内上推开,进入腹腔后间隙,使用三翼牵开器充分暴露术野。髂血管前有一层薄的纤维结缔组织,其内包含有神经纤维、淋巴管和淋巴结。对髂血管只做部分分离,以利于达到血管吻合目的即可,不必做过多分离,髂血管前纤维组织一定要分束仔细结扎,以免切断的淋巴管术后形成淋巴囊肿。

4. 暴露髂内动脉　首先在髂内外动脉分叉处切开血管鞘,然后向下分离髂内动脉,直达其远端分支,暂不结扎。

5. 供肾静脉与髂外静脉端 – 侧吻合　供肾从冷冻保存缸内取出,放入用纱布棉垫做成的"肾袋"内,夹层内添入冰屑,保持肾表面低温,保证肾质量。或经供肾动脉插入硅管,使用2～4℃ HCA肾保存液持续灌注。可使供肾在低温状态,有效地保证肾质量,同时使供肾静脉断端流出灌注液呈张开状态,以利于与髂外静脉缝合。

可在髂外静脉前壁的纤维膜上做一针牵引缝合向外侧适当牵开,以利于供肾静脉与髂外静脉吻合操作。髂外静脉切开部位要尽可能避开静脉瓣,否则会将静脉瓣剪除,避免影响静脉回流。

髂外静脉切开部位,应选在静脉壁的前外侧,先用心耳钳部分阻断血流。然后,根据供肾静脉端的口径,用直角剪相应地剪除静脉壁一块,而不要仅做纵行切开,避免静脉回流受阻。用肝素生理盐水冲洗静脉切口。

在供肾静脉上、下端使用5 – 0聚丙烯无损伤针线,与髂外静脉切口的上、下端做两针外翻褥式定点缝合。之后连续缝合内侧壁静脉,然后将供肾提起并倒向内侧,再连续缝合外侧壁静脉。当最后一针缝线收紧前,于供肾静脉内注入肝素生理盐水,使之充盈,再打结,完成供肾静脉与髂外静脉端 – 侧吻合。在近肾门处,用无损伤血管钳暂时阻断肾静脉,然后开放心耳钳,恢复髂外静脉血液回流,并检查吻合口、肾静脉壁,仔细止血。

当供肾静脉过短时,可采用供肾静脉与髂总静脉端 – 侧吻合,其方法与髂外静脉吻合相同。短于2.5cm的右肾静脉最好利用腔静脉壁延长。延长多少,可根据实际情况而定。

6. 供肾动脉与髂内动脉端 – 端吻合　在髂内动脉根部,用小心耳钳阻断髂内动脉,其远心端用7号丝线双重结扎后切断。然后用肝素生理盐水冲洗血管腔。有动脉硬化斑块时,要做动脉内膜斑块切除术。最好从髂内动脉根部起始处完整切除,避免开放血流后,残留的斑块脱落形成栓子,阻塞肾动脉,引起移植肾动脉栓塞。

肾动脉与髂内动脉断端要分别裁剪成适当斜面,保证恰当的吻合口径。动脉断端的外膜予以剪除,避免缝合时将外膜带入血管腔内,动脉缝合方法如下。

(1) 连续缝合法:用聚丙烯6 – 0无损伤针线两断端外翻褥式定点缝合,然后再分别连续缝合血管前后壁。

(2) 间断缝合法:用尼龙单丝5 – 0无损伤缝合针线,先作两端定点缝合,然后前后壁分别间断缝合。

(3) 钛轮钉机械吻合法:选用与血管断端管径相适应的钛轮钉,将两端血管套入轮钉然后内膜外翻,利用机械力量使两断端外翻的内膜相对合,完成供肾动脉与髂内动脉对端吻合。

当完成动脉吻合之后,应检查动脉吻合口,可在肾动脉近肾门处用无损伤血管钳钳夹,试行开放肾动脉血流,仔细检查吻合口,如有渗出血,可用热盐水纱垫压迫3～5min,出血大多可自行停止,一般不做补针缝合。

7. 恢复移植肾血流　当患者麻醉成功后,开始静脉滴注5%葡萄糖溶液250mL,内加甲基泼尼松龙500mg,在动脉吻合完毕之前输注1/2剂量。当移植肾血流恢复之后,再继续缓慢滴完剩余的1/2剂量。

当肾动脉吻合即将完毕之前，静脉快速滴注 20% 甘露醇 250mL，呋塞米 100mg。

移植肾血流恢复的步骤是先开放阻断肾静脉的钳子，然后除去阻断肾动脉的钳子。此时移植肾立即恢复血循环，其色泽迅速转为红润、饱满，并有明显的搏动感。

用热盐水纱垫包裹移植肾使之继续复温，并开始仔细检查渗出血情况，一一结扎出血点。肾门处要仔细检查，因为该处有被离断的小动脉，由于冷冻保存可能暂时收缩闭合，如不仔细检查处理，术后可能发生继发性出血。如果吻合口有活动性出血，可在直视下给予补针缝合，而不要重新完全阻断血流，以免引起移植肾再度热缺血而导致急性肾功能衰竭。

恢复血流后数秒，即可见输尿管开始蠕动，一般在 3～5min 即有尿液排出。有时需轻轻挤压输尿管，见有胶状乳冻淡黄色条状物排出之后，随即有明显的尿液持续流出。

将移植肾平稳地放置于髂窝，并检查肾动、静脉是否有扭曲、成角。有时需调整移植肾位置，才能使静脉回流通畅。

8. 尿路重建　肾移植术在血管吻合完毕之后，需重建移植肾尿路，可根据情况选用以下几种方法：

（1）供者输尿管与受者膀胱直接吻合：有以下两种方法。

1）纵行切开膀胱浆肌层法：①在膀胱排空状态下，裁剪输尿管的长度，避免输尿管被剪短。顺其走向，勿使其扭曲，保留输尿管血管，其残端血管要用 5－0 无损伤针线缝合结扎，防止术后发生血尿。输尿管残端的后唇向上剪开 5mm 使其成"马蹄"形状，扩大其口径，以利于膀胱吻合。②膀胱在充盈状态下，在其顶部右侧纵向切开膀胱浆肌层 3mm，使膀胱黏膜膨出。然后在切口的下端切开黏膜 5～7mm，排空膀胱。③吻合口用 4－0 可吸收线间断缝合输尿管全层与膀胱黏膜肌层共 6 针。不要只缝合膀胱黏膜，而要缝合膀胱黏膜肌层，防止被撕裂漏尿。然后用 1 号丝线间断缝合膀胱浆肌层三针，包埋输尿管，形成膀胱黏膜下隧道抗反流。④输尿管末段系膜与膀胱浆肌层使用 5－0 无损伤针线缝合固定两针，防止由于手术后大量尿液排出，而促使输尿管蠕动加快牵拉、撕脱输尿管与膀胱吻合口，而导致膀胱吻合口发生尿漏。⑤一般情况下，应放置双 J 管内引流，半个月后拔除。

2）横行切开膀胱浆肌层法：①在膀胱顶部偏右侧，做 2 个长约 2.5cm 的横行切口，其间隔相距不超过 3mm。②在膀胱浆肌层下做黏膜分离，然后自切口下端拖出输尿管。③输尿管与膀胱吻合方法同上述。

（2）供者输尿管与受者输尿管吻合：当供肾输尿管过短时，采用此种方法：①受者输尿管于髂血管水平部位切断，向下稍做游离，注意保护血管供应。②供、受者输尿管残端裁剪成"马蹄"形状，扩大吻合口内径，防止吻合口狭窄。③吻合口用 4－0 可吸收线上、下端先做两定点黏膜外翻褥式缝合两针，然后间断、全层缝合输尿管前后壁。④输尿管内需放置支撑管，可选用双 J 管，一般术后 4 周内拔除。⑤受者输尿管近心端结扎，该侧肾脏如无特殊变化，可不必切除。

（3）供者肾盂与受者输尿管吻合：需放置支撑管引流移植肾尿液，4 周内拔除。

（4）供者肾盂与受者肾盂吻合：需放置支撑管引流移植肾尿液，4 周内拔除。

（5）供者输尿管与受者膀胱上提吻合：如果供者输尿管较短，根据相差距离，可将膀胱顶部游离、上提，其后壁与腰大肌前筋膜固定数针，避免其回缩，保证输尿管与膀胱吻合无张力。

（6）供者输尿管与受者膀胱瓣吻合：移植肾输尿管较短者，根据其短缺长度，可采用 Boari 膀胱瓣成形法。

（7）肠段替代输尿管：根据输尿管缺失长度，选取一段带血管供应的回肠段。其近心端与输尿管吻合，远心端与膀胱吻合。

（8）回肠段尿流改道：患者膀胱严重挛缩或尿道严重狭窄者，可选用一段带血管的游离回肠段，其近心端与供肾输尿管吻合，远心端经皮肤造口尿流改道。

9. 移植肾包膜切开　由于移植肾热缺血、冷冻与保存，当移植肾血流恢复后肾肿胀而压力增高，为减轻肿胀压力而影响肾功能恢复，可做肾包膜切开。其方法是沿移植肾的外侧凸缘做纵行切开达上、下极处。切开肾包膜容易渗血或出血，要耐心使用热盐水棉垫压迫等待止血或外用止血纱布包绕。

目前，一般不做肾包膜切开，避免术中由于切开肾包膜引起的渗出血。

10. 缝闭切口及放置引流　关闭切口前，应再一次检查移植肾的位置，肾动、静脉吻合口情况，输尿管蠕动情况。要仔细检查出血点并给予彻底止血。

引流管一定要放置在输尿管的后方，避免引流管压迫输尿管，导致梗阻。其头端应位于移植肾上极，尾端经皮肤戳口引出，并妥善固定。

最好使用硅胶管引流，尾连接负压球囊，保证有效地引流，记录24h引流液量，观察引流液颜色，以利于病情的观察。

术后拔除引流管，需根据创腔引流情况而定，一般于术后3～5d即可拔除。

（李玉峰）

第五节　肾移植术后处理

肾移植术后的各项常规工作颇为烦琐，本节主要讨论肾移植术后早期的观察和常规检查、外科处理、水电解质平衡的维持。

一、术后观察和常规检查

（一）观察体温、脉搏、血压和呼吸（T、P、BP、R）

体温是观察排斥和感染的敏感指标，高热提示排斥或感染的可能，但有时体温不升高也要重视，因为应用大剂量免疫抑制药亦可导致体温调节异常。在术后早期，脉搏增快而血压下降，提示有出血的可能，脉搏增快而血压升高，提示有发生左心力衰竭的可能。在后期，脉搏、血压的变化是观察排斥和水电解质平衡的重要指标。出现呼吸频数，应警惕术后发生心力衰竭和肺部感染的可能。术后肺部感染是肾移植后死亡的主要原因之一，一定要对肺部感染加以重视。

（二）记录出入水量和测体重

记录出入水量是移植后特护人员的最重要的工作之一，液体过多可致水肿及心力衰竭，过少则影响移植肾的血流灌注，故应严格掌握出入水量，记录24h出入量和每天测体重。因估计不显性失水量不易精确，故测体重是良好指标。尿量测定不但对观察水平衡是重要的，也是反映移植肾功能最直接的指标。

（三）观察移植肾区

观察移植肾区不容忽视，尤其是在术后3个月内更为重要。主要观察移植肾区有否隆起、触痛、移植肾大小及硬度。移植肾大小及硬度是提示排斥反应的重要指标。

（四）肝、肾功能及生化测定

电解质和肾功能测定能直接反映体内水、电解质平衡状况，是氮质血症的改善程度、移植肾功能恢复状况以及是否需要血液透析的重要指标。因环孢素A、硫唑嘌呤对肝功能有一定影响，术后也应定期监测肝功能变化。

（五）检查血常规

血常规检查可以反映全身状况，如白细胞升高提示有感染或排斥倾向。免疫抑制药硫唑嘌呤可引起骨髓抑制，引起白细胞下降，故在应用硫唑嘌呤时检查血常规更为重要。

（六）B超监测

B型超声波监测移植肾是不可缺少的项目，尤其是彩色多普勒超声可以提示移植肾血供及排斥情况，是一种非常有效的无创检查。

二、外科处理

（一）引流管处理

术中放置在移植肾周围、膀胱前间隙的烟卷引流管或负压引流管，需根据引流情况决定放置时间。如拔得太早，血液、尿液积聚会成为感染的温床；引流时间太长，细菌逆行侵入，同样易招致感染。具体拔管时间应视引流液的颜色和量决定，一般在术后48～72h拔除。

血性引流液是观察术后并发出血的最直接指标。若引流血液不止，且出现局部血肿，并有扩大趋势，同时脉搏增快、血压下降，可能发生了肾血管吻合口漏血或破裂出血，应立即紧急手术处理。如术中修补困难，应果断地将移植肾切除，等待第二次移植。若引流液呈乳白色，乳糜试验阳性即为淋巴漏，淋巴漏可自愈，还可注射药物或手术治疗。引流出尿液是漏尿的佐证，应进行必要的检查和相应处理。腹水外渗，常常易误诊为漏尿，此时可取液体做生化和常规检查予以鉴别。少量的漏尿通常经留置导尿管而停止，肾盂瘘或输尿管膀胱吻合处裂开致漏尿控制较难，应立即手术做相应处理。

（二）支架管处理

输尿管与膀胱黏膜吻合，提倡放支架管。可缩短吻合时间，防止吻合口狭窄，避免输尿管狭窄、梗阻和漏尿。支架管放置时间不宜过长，一般半个月后拔除。

（三）导尿管处理

采用输尿管膀胱吻合术者常规应在尿道留置气囊导尿管，不做耻骨上膀胱造瘘。由于硅胶导尿管刺激性小，一般不会引起尿道感染、尿道狭窄。导尿管多在术后4～5d拔除。导尿管应保持通畅，防止堵塞。一旦堵塞，可予冲洗或更换导尿管。对膀胱输尿管吻合处或膀胱切开处出血处理无效时，应立即采取相应处理。应预防性应用抗生素防止感染发生，一般不超过7d。

三、水、电解质平衡的维持

移植肾一般在恢复血循环后1～10min开始排尿，由于受者存在不同程度的水钠潴留，血尿素氮高引起渗透性利尿，术中使用甘露醇和利尿药，以及移植肾缺血和降温损害肾小管而影响重吸收等原因，术后24～48h患者大都会出现多尿现象，每小时可达800～1 200mL，排出尿液内含有较高浓度的钠（98～127mol/L）和钾（12～29mol/L），氯化物则较少（40～110mmol/L）。此期如处理不当，势必引起低血钾、低血钠综合征以及严重脱水等并发症，甚至危及患者生命。因此，在移植术后多尿期要严密注意水、电解质平衡。据临床经验，当排尿量在每小时300mL以下时，可给予与排尿量相等的补液。一般采用循环补液的方法，具体方案各中心略有不同，但都包括葡萄糖、盐水、钾、钙、碳酸氢钠，按顺序输入，基本做到量出为入。尿量在每小时1 000mL以上时，补液量应控制在每小时比排尿量少100mL水平。随时监测血生化结果来调整补液是重要的，个别具体情况应具体处理。

（李玉峰）

第六节　移植肾排斥反应及其治疗

排斥反应是一种典型的免疫反应。肾移植后的排斥反应是异体移植肾抗原引起受者体内发生的免疫反应，分细胞免疫及体液免疫反应两种。除了同卵双胞之间相互移植之外，所有的异体肾移植术后都会发生排斥反应，包括活体亲属、兄弟、姐妹、父母子女之间的移植，需终生服药来防止其发生。排斥反应是目前导致移植肾术后失败的主要原因。根据排斥反应发生的机制、病理、时间和过程的不同，可将排斥反应分为超急性、加速性、急性和慢性排斥反应4种类型。

一、超急性排斥反应

超急性排斥反应是一种发生在移植肾血液循环恢复后数分钟或数小时、甚至24～48h的不可逆的体液免疫反应。

临床上多由于受者体内预先致敏，即存在抗 HLA 抗原的细胞毒抗体，与供者 T 淋巴细胞表面的 HLA 抗原或 B 淋巴细胞发生反应所致。这些抗体可能是由于反复输血、长期血透、多次妊娠或以前接受过移植产生，也可能与某些感染致敏有关。除此，ABO 血型不相容、术前未加处理，冷凝集素和抗内皮细胞抗体的存在也会发生超急性排斥反应。

1. 病理变化　主要是移植肾毛细血管与小血管壁多形核粒细胞浸润、血栓形成、血管壁纤维素样坏死，继而发生肾皮质坏死，最后造成肾动、静脉血栓等不可逆的反应。

2. 临床表现　超急性排斥反应多发生在手术台上，移植术中肾血流恢复后，输尿管开始蠕动，已经变硬、变红并已开始分泌尿液的移植肾，在数分钟内逐渐变软，搏动消失，颜色逐渐加深，呈紫褐色，输尿管蠕动消失，尿液分泌停止。此时需排除肾动脉吻合口狭窄、肾动脉内栓塞、肾静脉扭曲等原因引起的肾脏变化。术后 24～48h 内发生的超急性排斥反应表现为突然出现血尿、少尿或无尿，移植肾区胀痛，血压升高，血肌酐升高并伴有寒战、发热等全身症状。少尿要与以下原因相鉴别：输尿管狭窄、尿漏、急性肾小管坏死、加速性排斥反应、肾周围出血、低血压和水电解质平衡紊乱。彩色多普勒超声超检查提示肾内几乎无血液灌注，肾内各级动脉阻力指数接近 1；核素扫描肾灌注消失；MRI 示肾皮、髓质界线模糊；疑难病例可以通过肾活检来区别。

3. 治疗　对超急性排斥反应尚无有效的治疗方法，一旦确立诊断，应立即行移植肾切除，以免坏死的肾脏留在体内引起大出血、感染及强烈的排斥反应。如有条件，可经充分准备，行再次肾移植术。目前多主张移植肾切除术后短期内进行再次肾移植。术前应做好 ABO 血型鉴定、交叉配合试验、群体反应性抗体（PRA）检查。高敏患者如 PRA > 50% 很容易发生排斥反应，应避免行肾移植。若 PRA < 50%，可通过提高 HLA 抗原匹配，避免选择具有致敏受者针对特异性抗原的供肾，术前应用特异性单克隆抗体预处理，以减少排斥反应的发生。

二、加速性排斥反应

是发生在肾移植术后早期（2～5d 内）的剧烈排斥反应，本质上有些类似于超急性排斥反应，是一种严重的急性体液性排斥反应，病程进展快，常使移植物功能迅速丧失，以往多数学者认为是不可逆的。其发病机制尚未明了，可能与体内轻度预先致敏有关，多见于反复输血、长期血透、多次妊娠和再次移植患者，也有认为与体内某些感染，如巨细胞病毒的感染有关。

1. 病理变化　为小动脉炎症、血管壁纤维素样坏死、间质出血、大量炎性细胞浸润，是早期引起明显血尿的原因之一。

2. 临床表现　移植后最初 2d 肾功能良好，随后突然出现尿少，或几天内发展为无尿，多有明显的血尿，出现高血压、发热，有时可达 39℃ 以上，肾区胀痛，伴有乏力、恶心、腹胀。检查肾区常饱满、压痛，个别患者可发生移植肾破裂，随时需要透析治疗。在少尿、肾功能丧失的情况下需做进一步检查，如 B 超、彩超、MRI、核素检查以及肾穿刺活检或细针抽吸细胞学检查。加速性排斥反应在以上检查中表现为：阻力指数升高，肾血管界线模糊，核素肾图为蓄积型或转为无功能肾图。注意应与急性肾小管坏死、CsA 肾毒性鉴别。

3. 治疗　加速性排斥反应多发生在早期大量激素冲击治疗过程中，因此，对皮质类固醇再加大剂量冲击治疗常无明显反应，如用甲基泼尼松龙 0.5g/d 治疗 3 天，如无效，应尽早使用抗淋巴细胞制剂（ATG、ALG、OKT3）治疗。有应用血浆置换或免疫吸附法治疗的报道，疗效不肯定。加速性排斥反应的发生时间及剧烈程度与超急性排斥有差别，目前在早期诊断、及时正确治疗的情况下，绝大多数病例能够逆转。对于极少数治疗无效的病例，确诊后应尽早摘除移植肾，恢复血透治疗，以保患者生命安全。

三、急性排斥反应

急性排斥反应是临床上最常见的排斥反应，发生率为 30%～40%，一般发生在术后 1 周～2 个月内，主要是细胞免疫反应，属于迟发型致敏反应，常可以逆转，目前逆转成功率可达85%以上。免疫抑制剂量不足或停用将促使其发作。但体液免疫也共同参与。

1. **病理变化**　表现为间质水肿和大量淋巴细胞浸润，随后巨噬细胞、单核细胞浸润。排斥反应发生在术后1~2个月以上者，血管病变较为突出，表现为中、小动脉内膜炎、内皮细胞空泡变性及管壁纤维素样坏死，同时间质也有单核细胞浸润。肾脏的外观可见体积增大，充血水肿，呈紫红色，肾皮质脆而易出血，严重时可出现小的坏死灶。这种以体液免疫反应为主的排斥称为急性血管性排斥反应；而术后10~20d内发生者，主要是以炎性细胞浸润为主的细胞免疫反应，称为急性细胞性排斥反应。

2. **诱发因素**　常见诱因是肾移植术后免疫抑制药物用量不足，其他有细菌或病毒感染、手术刺激等。有妊娠诱发移植肾急性排斥反应的报道。

3. **临床表现**　为体温突然升高，尿量减少，体重增加，血压升高，肾区肿大、质硬、压痛伴有不同程度的乏力、疲劳、四肢关节酸痛、头痛、腹胀、心动过速及烦躁等全身症状。尿量减少是急性排斥反应的主要指标，也是最早出现的症状，约占80%。患者少尿，对大量补液及利尿剂的反应较差。少尿的结果必然引起患者的体液潴留，造成体重增加，晨起眼部肿胀，活动后下肢水肿或出现腹水等情况。近半数的患者在排斥反应时出现血压升高，但突然升高的血压对降压药物反应较差。患者体温升高也出现较早，一般从低热开始，在37.5~38.5℃，除了儿童的排斥反应，一般较少达39℃以上。患者感觉肾区胀痛，检查可见肾肿大，肾周界限不清，质地变硬，压痛。一旦发生肾破裂，会出现剧痛、休克。

4. **辅助检查**

（1）实验室检查：尿常规检查蛋白、尿红细胞、尿淋巴细胞、肾小管上皮细胞、尿脱落细胞及碎片增多；血肌酐增高；血清B微球蛋白增高；内生肌酐清除率下降；T细胞亚群的检测CD4/CD8的比值增高；白介素-2（IL-2）及其受体IL-2R升高。

（2）核素检查：肾灌注减少，呈斑块状；肾图显示排泄段延迟；MRI可见到肾皮髓质界线消失，肾锥体明显扩大。

（3）多普勒彩超检查：此项检查愈来愈得到广泛应用，其检查方便，诊断正确率高。急性排斥反应时彩超上可以看到肾动脉及弓形动脉图像的改变，肾动脉阻力指数增加，血流速度加快，还可观察肾动脉各分支及肾静脉流量的情况。是目前较为理想的非创伤性诊断手段。

（4）细针抽吸细胞学检查（FNAB）：FNAB是安全、有效的诊断手段，并可动态地反复进行观察。还可与急性肾小管坏死、CsA中毒、感染等疾病做鉴别，可以与肾活组织检查配合分析，增加诊断的正确性，但应用此方法需要掌握一定的技术，特别是细胞学观察和识别的能力。

（5）肾活组织检查：通过经皮移植肾穿刺活检取得肾组织，是目前确定急性排斥反应最可靠的方法。一般取肾上下两极，避开大血管，要取到肾皮质的多个肾小球和肾小管。排斥反应时，间质组织出现明显的炎性细胞浸润，伴有水肿，肾小管周围淋巴细胞积聚，肾小球血管丛内有单核细胞浸润，以及血管内膜炎的改变和小血管坏死。但此项检查有一定的创伤，会引起血尿和局部出血，严重时可造成肾破裂等并发症，应引起注意。

绝大部分急性排斥反应在积极抗排斥治疗下能够逆转，并恢复正常的肾功能，关键是早期诊断，尽早治疗，在选择用药时应考虑急性排斥反应发生的时间及程度、患者的心肾功能、有无合并感染及患者的血白细胞和血小板计数情况。

5. **治疗**

（1）首选甲基泼尼松龙冲击治疗：首次冲击剂量一般为0.5~1g/d静脉滴注，用药3~5d，但1个疗程的冲击剂量一般不超过3g。甲基泼尼松龙冲击治疗对于急性细胞性排斥反应疗效较好，如急性排斥反应在短期内连续发生，1个月内的冲击剂量应严格控制在5g以内，否则易发生严重的感染性并发症，而且多次冲击治疗往往效果较差。

（2）抗淋巴细胞抗体：可应用ATG、ALG或OKT₃等治疗，尤其是对于强烈的急性排斥或激素冲击治疗效果较差的病例，应立即应用抗淋巴细胞抗体治疗，根据排斥程度应用同一种制剂7~14d。由于抗体类制剂极易发生致敏反应，所以不能重复使用，如用 ATG、ALG 无效者，可改用 OKT$_3$ 治疗。应用前需做皮肤试验，为防止过敏和减轻其反应可先用地塞米松 5~10mg。不良反应有发热、寒战、呼吸困难、低血压、关节酸痛等。

（3）免疫抑制剂调整：目前大部分患者都用 CsA 的二联或三联治疗，因此，发生急性排斥反应可能是 CsA 的剂量不足或其他原因，需调整用药量，去除引起排斥反应的可能因素。如应用 Aza + Pred 常规治疗的患者发生急性排斥反应，可以加用 CsA 常会得到控制，对于停用 CsA 发生的急性排斥反应，应再复用，控制一段时间后再考虑停用，停用时要慢慢减量，并密切观察 2~3 个月。对难治性排斥反应加用 MMF 或 FK506 治疗，可收到一定的疗效。

（4）环磷酰胺：剂量为 200mg/d 静脉滴注，每两天 1 次，应用 3~5 次，有一定的疗效。需注意白细胞下降及出血性膀胱炎等副反应。目前已较少应用。

（5）局部放疗：由于目前甲基泼尼松龙及 ATG、ALG 等应用效果较好，局部放疗已较少应用。局部^{60}Co 照射，每次 200Gy，每两天 1 次，连续 3~5 次。约 60% 的患者局部放疗后肾体积缩小，排斥反应逆转。局部放疗可引起移植肾破裂等并发症，应引起注意。

有应用血浆置换和免疫吸附治疗急性血管性排斥反应的报道，因其价格昂贵、疗效不确切，目前临床应用较少。

四、慢性排斥反应

慢性排斥反应是以体液免疫反应为主的排斥反应，临床上大多发生在肾移植术后 3~6 个月以后，是影响患者长期存活的重要因素。详细的发病机制仍不太清楚，有类似于慢性肾炎的发展特点和变化，通常是一种不可逆的变化，病变早期可看到轻度的间质纤维增殖、淋巴细胞和浆细胞的浸润、轻度肾小球炎，并逐渐加重，发展成广泛的间质纤维增殖，肾小球基底膜增厚、硬化、透明样变，继而闭塞，肾小管萎缩退化。

临床上的主要表现是肾功能渐进性损害，血肌酐逐渐升高，并伴有蛋白尿、高血压、进行性贫血，以后尿量减少、水肿、移植肾缩小变硬。B 超检查显示肾体积缩小，皮质变薄，肾结构消失，回声增强。核素扫描肾图显示灌注减少；MRI 示肾缩小，形态不规则，皮髓质分辨消失。在确定慢性排斥反应时，首先要除外慢性 CsA 中毒、反流性肾病、梗阻性肾病、肾血管疾病，特别是慢性肾炎在移植肾的复发，常难以完全区分开，通常需要通过肾活组织检查才能确认。肾移植半年以后多种原因均可引起移植肾功能减退，并且与慢性排斥反应难以鉴别，近年提出慢性移植肾失败的概念，总称肾移植后晚期各种原因引起的移植肾功能的慢性不可逆丧失。

目前尚无逆转慢性排斥反应的有效方法，一些治疗措施仅希望减缓其发展的速度，是否有效还难肯定。不应再用大剂量激素的冲击治疗，应适当调整 CsA 用量，加用 MMF 或改用 FK506 治疗，予低蛋白饮食，适当选用一些抗凝剂及抗血小板药物，并积极处理和防治高脂血症及高胆固醇血症。如无逆转可能，应停免疫抑制药，恢复血透治疗，等待再次移植。若移植肾萎缩，无发热、无血尿、大量蛋白尿以及无移植肾区不适，可保留移植肾，否则应予切除。

（李玉峰）

第十四章

肾脏疾病的中西医结合治疗

第一节　急性肾小球肾炎的中西医结合治疗

一、概述

急性肾小球肾炎（简称急性肾炎）是肾小球疾病中常见的一种类型，为原发性肾小球肾炎，多起病较急，临床以血尿、蛋白尿、水肿、高血压为主要表现。病程大多为 4～6 周，少数成人患者可长达半年至 1 年。发病前 1～4 周多有上呼吸道感染、皮肤感染等病史，基本病理变化为肾小球弥漫性增生性改变，与免疫复合物的沉积关系最为密切。预后大多良好，约有 30％的成年人患者迁延不愈，转为慢性肾炎，极少部分重症患者可导致急性心力衰竭、高血压脑病、尿毒症而危及生命。本病属于中医的"水肿"、"尿血"范畴。

二、病因病理

本病多由感受风、湿、毒邪，而致肺脾肾功能失司。风邪外袭，内舍于肺，若为风寒，则肺气郁闭；若为风热，则肺失清肃。均使水之上源受阻，肺失宣降，上不能宣发水津，下不能通调水道，疏于膀胱，以致风遏水阻，风水相搏，风鼓水溢，内犯脏腑经络，外浸肌肤四肢，出现水肿等症。水湿内侵致脾为湿困；肾为湿遏，失其温煦、开合、固摄之能，水湿之邪泛溢肌肤，水谷精微暗渗于下，而致四肢浮肿，尿液混浊。肌肤疮疡，湿毒浸淫，未能及时清解消散，由皮毛内归脾肺，水液代谢受阻，亦可发生上述病理变化。风湿毒邪内郁，皆可酿热化火，若损伤肾之脉络，致使血溢，沿尿路下渗而见尿血；若夹湿毒上攻凌心、潴留脾肾，耗气伤阴，乃至枯竭，则可呈现神昏衰竭等危重状态。

总之，诸多病因虽可单独致病，但大多兼夹为患，且相互转化，使其病机复杂化。证情虽有轻重的不同表现，但终不越风、湿、毒三因和肺、脾、肾三脏，临床诸证皆缘于此。

三、诊断

（一）临床表现

初起少尿多见，多有程度不等的水肿，轻者仅面部、下肢水肿，或仅在早晨起床时见到眼睑水肿，重者可为全身明显水肿，甚至出现腹水和胸腔积液。初起血压呈轻度或中度升高，大部分收缩压在 24kPa（180mmHg）以下，且波动性大，持续时间较短，常有全身不适、乏力、腰酸、头痛、恶心、呕吐等症状，重者可有剧烈头痛、视力障碍、喘促气急等表现。

（二）实验室检查

1. 尿常规　多数为镜下血尿，亦有肉眼血尿者。蛋白尿程度不等，多数为＋～＋＋＋之间，亦有微量者。多数有红细胞、白细胞和颗粒、上皮等各种管型。

2. 肾功能检查　少尿超过 1 周，即可出现肾功能不全表现，但多不严重，随尿量增加，程度可逐渐减轻。

3. 血常规　轻度血红蛋白降低，为水钠潴留、血液稀释的结果。白细胞一般不增多，或仅轻微增高，嗜酸性粒细胞有时稍增多，血沉常增快。

4. 其他　血清总补体 CH_{50}、C_3、C_4 呈一过性下降，抗"O"滴定度升高，去氧核糖核酸酶 B 常增加，血浆白蛋白降低而 α_2 球蛋白升高。

四、鉴别诊断

（一）与发热性蛋白尿鉴别

在急性感染发热期间，出现蛋白尿、管型尿，有时为镜下血尿，易与不典型急性肾炎相混，但前者无水肿及高血压，热退后尿异常消失。

（二）与急性肾盂肾炎鉴别

急性肾盂肾炎常有腰部不适、血尿、蛋白尿等类似肾炎的表现，而急性肾炎的少尿期亦常有排尿不适感，但前者一般无少尿表现，而发热、尿频、尿急明显，尿中白细胞增多，有时可见白细胞管型，尿细菌培养阳性，多数无水肿及高血压，抗感染治疗有效。

（三）与慢性肾炎急性发作鉴别

慢性肾炎急性发作多有肾炎史，每于上呼吸道感染后 3～5 天出现症状，潜伏期短，贫血、低蛋白血症及高脂血症往往较明显，尿少而比重低，肾功能呈持续性损害等。

五、并发症

在治疗不当或病后不注意休息的儿童，有时可发生急性充血性心力衰竭，少数发生高血压脑病、急性肾衰竭。

六、辨证施治

（一）风寒束肺

主症：起病急骤，眼睑先肿，继则四肢及全身皆肿，微恶风寒，咳喘，骨节酸痛，溲少便稠。舌质淡，苔薄白，脉浮滑或紧。

治法：疏风散寒，宣肺利水。

处方：麻黄汤合五皮饮加减。

麻黄 10g，杏仁 10g，桂枝 10g，甘草 6g，生姜皮 15g，桑白皮 15g，陈皮 10g，大腹皮 30g，茯苓皮 15g。

方用麻黄汤解表散寒，开利肺之郁闭；五皮饮利水消肿，二者相合，可奏祛风寒，利肺气，行水湿之效。兼呕恶欲吐者，加苏叶、藿香；尿中有白细胞者，加白花蛇舌草、半枝莲；红细胞较多甚至肉眼血尿者，加小蓟、三七。若恶风有汗者，加白芍，酌减麻黄之量。本证发于起病之初，临床并不少见，只是由于一般多运用西药利尿等法，而为医者所忽视。临床运用时，可于本方加入石膏，取越婢汤意，用麻黄、石膏相伍，一宣一清，使肺布散有度，水气自消。麻黄、石膏用量比以 1 ：（3～5）最佳。

（二）风热犯肺

主症：突然眼睑和面部浮肿，血尿明显，发热恶风，咽喉肿痛，口干而渴，小便短赤。舌边尖微红，苔薄而黄，脉浮数或沉数。

治法：疏风清热，宣肺利水。

处方：桑菊饮加味。

桑叶 12g，菊花 9g，桔梗 6g，连翘 12g，杏仁 9g，甘草 3g，薄荷 6g，蒲公英 15g，紫花地丁 15g，金银花 12g，益母草 15g，桑白皮 30g，茯苓皮 30g。

方以桑菊饮辛凉疏表，宣散肺热；又以蒲公英、紫花地丁清热解毒；银花合连翘透邪清热，发表肃肺；桑白皮肃肺走表，散表湿；茯苓皮淡渗行水湿。佐以益母草活血利水，取血行气畅而水去之义。诸药合用，共奏宣肺清热利水之效。肺热甚，咳嗽重者，可加黄芩；咽喉痛甚者，加僵蚕、射干；尿痛者，加生地、瞿麦；血尿者，加鲜茅根、地榆。

上述风邪外袭两个证候，均见于急性肾炎初起，风水搏击，起病急骤，病情变化迅速，治疗用药同中有异，宜细审之。

（三）湿毒浸淫

主症：眼睑浮肿，延及全身，小便不利，身发疮痍，甚则溃烂。舌质红，苔薄黄腻，脉濡数或滑数。

治法：祛湿消肿，清热解毒。

处方：麻黄连翘赤小豆汤合五味消毒饮加减。

麻黄 12g，连翘 15g，赤小豆 15g，桑白皮 15g，杏仁 10g，生姜皮 12g，金银花 15g，菊花 12g，蒲公英 15g，紫花地丁 15g，紫背天葵 15g。

此证气候炎热地区多见。多由于皮肤湿疹疮毒或外感表证已解，湿郁化热而引起。方中麻黄、杏仁、生姜皮发表逐邪，宣降肺气，调畅水道；连翘、赤小豆、桑白皮苦寒性善下行，清利肺热，又能清热解毒，行血排脓；金银花、蒲公英、菊花味苦性寒，与紫花地丁、紫背天葵共为疗疮肿脓毒之良品；甘草、大枣和胃缓中。此方可发表利水，消肿解毒。若湿热壅盛，皮肤糜烂者，加苦参、土茯苓；风盛夹湿而瘙痒者，加白鲜皮、地肤子疏风利湿止痒；血热红肿甚者，加丹皮、赤芍；肿势重者，加大腹皮、茯苓皮。

（四）水湿浸渍

主症：肢体浮肿，延及全身，按之没指，小便短少混浊，身重困倦，胸闷纳呆，泛恶。苔白腻，脉沉缓。

治法：行气利水，渗湿消肿。

处方：中满分消丸加减。

厚朴 12g，枳实 10g，黄连 6g，黄芩 9g，知母 12g，半夏 12g，陈皮 9g，茯苓 12g，泽泻 12g，猪苓 12g，砂仁 6g，干姜 6g，党参 12g，白术 9g。

本型出现于急性肾炎以肾病综合征表现为主的患者。水势弥漫，内外交困，外肿肌肤，内肿脏腑，极易出现多种并发症。故当以利水为第一要务。方用李东垣的中满分消丸，集行气燥湿利水于一体，使脾气振奋，水湿得除。若上半身肿甚者，加麻黄、杏仁；下半身肿甚者，加防己、薏苡仁；若身寒肢冷、脉沉迟者，加附子、干姜。

（五）肾虚湿热

主症：血尿、蛋白尿迁延不愈，水肿时起时消，全身疲乏，口干口苦口腻，纳食不佳，夜有盗汗，五心烦热。舌质红，苔腻或厚，脉细弱或滑数。

治法：清利湿热，和阴益肾。

处方：八正散合二至丸加减。

车前子 12g（包煎），黄柏 12g，萹蓄 15g，瞿麦 15g，茯苓 12g，蒲公英 15g，紫花地丁 15g，金银花 15g，连翘 15g，白花蛇舌草 15g，旱莲草 12g，女贞子 12g。

此型为急性肾炎急性期过后，主症已不显著，但尿液检查仍未转阴，临床似乎是无证可辨。此时不可早进温补，免致滋腻生湿留热之弊。方用车前子、茯苓利湿于下窍，配以萹蓄、瞿麦泄热利湿，蒲公英、紫花地丁、白花蛇舌草苦寒，清热解毒，以肃清残余之热。用二至丸益肾阴，扶助被邪耗伤之阴。此型属正虚邪恋，治宜标本兼顾。

（六）肾络瘀阻

主症：血尿、蛋白尿持续不愈，水肿大部消退，腰膝酸痛，或有肢体麻木。舌质紫黯，脉细涩。

治法：活血化瘀，利水泄浊。

处方：益肾汤加减。

当归12g，川芎9g，白芍12g，生地12g，益母草30g，白茅根15g，丹参12g，泽兰12g，红花6g。

本型常见于本病的后期，有转化成慢性肾炎之趋势，为水湿潴留，三焦气滞，血行不畅与水湿相合而致，病难速愈。方以四物汤养血和血，益母草、丹参、泽兰活血利水，红花活血化瘀，白茅根凉血止血，共成祛瘀活络之效。

七、西医治疗

采取对症和支持疗法，主要环节为预防和治疗水钠潴留，控制循环血容量，从而达到减轻症状（水肿、高血压）、预防致死性并发症（心力衰竭、脑病）及防止各种加重肾脏病变因素、促进病肾组织学和功能修复的目的。

（一）消除感染病灶

对尚留存体内的前驱感染灶及隐蔽病灶，均主张用青霉素（过敏者用红霉素）常规治疗2周。

（二）对症治疗

1. 利尿　控制水、盐摄入量后，水肿仍明显者，应加利尿剂，常用噻嗪类利尿剂，必要时可用强利尿剂，如呋塞米（速尿）等。襻利尿剂于肾小球滤过功能严重受损，内生肌酐清除率（Ccr）<5%时仍有利尿作用。还可应用各种解除血管痉挛的药物以达到利尿的目的，常用利尿合剂（20%～25%葡萄糖注射液200mL，普鲁卡因0.5g，咖啡因0.25g，氨茶碱0.25g）静滴。利尿治疗中应注意维持水、电解质及酸碱平衡。

2. 降压　积极控制血压，预防心脑血管并发症，常用药有肼屈嗪等血管扩张药与利舍平综合使用，必要时可用甲基多巴，如需快速降压者可用硝普钠等。合并惊厥者，降压治疗同时可加用10%水合氯醛灌肠，或异戊巴比妥肌内注射或静脉注射。

3. 控制心衰　主要措施为利尿、降压、减轻心脏前后负荷，可用α受体阻滞剂如酚妥拉明、襻利尿剂如呋塞米。洋地黄类不作常规使用。仍不能控制可应用血液滤过脱水治疗。

4. 其他　如肾上腺皮质激素及免疫抑制剂一般无须使用。

5. 具有下列情形之一者，应及时行肾活检以助确诊　急性期出现大量蛋白尿；少尿持续1周以上或进行性尿量减少，血清肌酐水平持续增高，要警惕急进性肾炎的可能；持续性低补体血症超过1个月。

八、饮食调护

根据水肿、肾功能损害程度及高血压情况，合理控制饮食。蛋白质以乳类及鸡蛋为最好，盐类应加以限制，在水肿及高血压时每日食盐以1～2g为宜，过分限盐会促使食欲减退。糖类及维生素应充分供给，每日液体摄入量也应限制。很多食物具有祛湿利水消肿的功效，饮食中可适当选用。如薏苡仁、绿豆、赤小豆、蚕豆、芹菜、西瓜、冬瓜、黄瓜、鸭肉、乌鱼、鲫鱼等。

在疾病的不同阶段，可配合一些食疗方。

1. 苡仁杏仁粥　薏苡仁30g，杏仁10g（去皮），冰糖少许。将薏苡仁加水适量武火烧沸，再改文火煮至半熟，放入杏仁，继用文火熬熟，加入冰糖即成。适于风水为患，时有咳嗽者。

2. 大蒜蒸西瓜　大蒜60～90g，西瓜1个。先在西瓜上挖一小洞，将大蒜去皮后纳入瓜内，把口封好，洞口向上置于碟中，隔水蒸熟，吃蒜及瓜瓤，趁热服下。适宜于湿热内盛，烦热口渴明显者。

3. 荠菜粥　新鲜荠菜250g，粳米90g。将荠菜洗净切碎，同粳米煮粥服食。适宜于急性肾炎、出血、水肿、血尿。

（杨光辉）

第二节　慢性肾小球肾炎的中西医结合治疗

一、概述

慢性肾小球肾炎是指由多种原发性肾小球疾病所导致的较长病程的疾病，临床以蛋白尿、水肿、血尿、高血压或伴肾功能减退为特征，成年人常见，除小部分有急性肾炎史外，多数起病缓慢，呈隐匿性经过。根据其临床表现，本病可归于中医的"水肿"、"虚劳"、"尿血"等范畴。

二、病因病理

慢性肾炎主要是由于外邪入侵，饮食不节，劳倦内伤，调摄失宜及禀赋不足诸因素致脏腑内虚后，复受邪袭，迁延日久而成。其病位主要与肺、脾、肾有关，亦可累及心、肝，致病之邪主要是外感六淫，也包括由于脏腑失调而产生的病理产物，如瘀血、湿浊、湿热等。其中正虚是发病的基础，邪实是发病的条件。

肺失通调，脾失健运，肾失开合，可致三焦水道失畅，水液停聚，泛滥肌肤而成水肿；脾肾不固或邪浊停蓄，迫精外泄均可致精微不摄，而成蛋白尿；脾失统摄，肾络受损可出现血尿；水不涵木，肝肾不足，湿浊瘀血阻络均可致阳亢无制，而出现高血压。本病早期多出现水湿潴留之证，渐至脾肾渐亏，湿化为热，湿热耗伤气阴，使正气更虚，日久必致阴阳气血俱亏，邪浊更甚，终于脾肾愈衰，邪浊愈重，而归于脾肾衰败，浊邪壅闭的重症。正气不复，易使邪气留恋，而邪气留恋，导致正气更难恢复，此为本病邪正消长，标实本虚的病理特点，亦构成其迁延不愈和逐渐进展的病理基础。

三、诊断

（一）临床表现

1. 水肿　患者均有不同程度的水肿，轻者仅面部、眼睑和组织松弛部水肿，甚至可间歇出现，重者则全身普遍性水肿，并可有腹（胸）水。

2. 高血压　一部分患者有高血压症状，血压升高可为持续性，亦可呈间歇性，以舒张压升高［高于12kPa（90mmHg）］为特点。

3. 尿异常表现　此为必有症状，尿量变化与水肿及肾功能情况有关，水肿期尿量减少，无水肿者尿量多正常，肾功能明显减退；浓缩功能障碍者常有夜尿，多尿，尿比重偏低（<1.020），尿蛋白含量不等，多在1~3g/24h，亦可呈大量蛋白尿（>3.5g/24h），尿沉渣中可见颗粒管型、透明管型，伴有轻中度血尿，偶可见肉眼血尿（为肾小球源血尿）。

4. 肾功能不全　主要指肾小球滤过率（GFR）降低，就诊时多数患者内生肌酐清除率（Ccr）尚未降到正常值50%以下。

5. 贫血　有轻至中度以上正常细胞正色素性贫血。水肿明显者可轻度贫血，可能与血液稀释有关。

（二）实验室检查

除上述尿常规及肾功能检查外，还有其他检查有助于诊断及预后判断。

1. 尿液检查　尿 C_3 测定、尿纤维蛋白降解产物（FDP）测定、尿圆盘电泳、尿蛋白选择指数，有助于分析其原发病的病理类型。

2. 血液检查　血清补体测定、免疫球蛋白测定、β微球蛋白，对分析病理类型及预后有参考价值。

3. 超声检查　观察肾脏形态学改变，以供诊断参考。

4. 肾脏活体组织检查　直接观察慢性肾炎之原发疾病病理类型，对其诊断、治疗和预后都有很重要的意义。

四、鉴别诊断

（一）本病普通型和慢性肾盂肾炎鉴别

泌尿系感染史，尿沉渣中白细胞经常反复出现，甚至有白细胞管型，尿细菌学检查阳性，均可提示慢性肾盂肾炎。其晚期亦有大量蛋白尿和高血压及肾功损害，但肾小管功能损害先于氮质血症，且具有肾小管性蛋白尿的特征，一般无低蛋白血症，肾图示双侧肾损害差异较大。多见于女性。有时慢性肾炎合并尿路感染，用抗生素治疗，其尿改变、氮质血症或可好转，但肾炎综合征仍会存在。

（二）本病高血压与原发性高血压继发肾脏损害的鉴别

后者多发生于40岁以后，常先有多年的高血压史，有全身各器官动脉硬化表现，尿蛋白多不严重，无低蛋白血症，无贫血，肾小管损害较肾小球损害明显。

（三）本病急性发作而既往史不明显者需要与急性肾炎鉴别

较短的潜伏期，伴明显的贫血，低蛋白血症，眼底及心脏改变和B超检查双肾不增大，均可与急性肾炎鉴别。

（四）与继发于全身疾病的肾损害鉴别

全身性疾病出现肾损害的有过敏性紫癜、糖尿病、结缔组织病、高尿酸血症等。各系统的详细检查可助确诊。

（五）本病肾病型与类脂性肾病鉴别

均可有肾病综合征的表现，有时类脂性肾病虽一过性出现高血压、肾功能不全，但经利尿及消肿治疗会很快恢复，一般镜下血尿很少，且尿蛋白高度选择性，尿 C_3、FDP 无，对激素敏感，而肾病型与之相反。

五、并发症

（一）心功能不全

由于高血压、贫血、水肿等，表现为心脏扩大、心律失常及心力衰竭。

（二）多种感染

因低蛋白血症，抗感染能力低，易发生呼吸道、泌尿道、皮肤等感染。

六、辨证施治

（一）风邪外束，三焦不利

主症：全身浮肿，来势迅速，多有恶寒、发热、肢节酸楚、小便不利等症，或伴咽喉红肿疼痛。舌苔薄白，脉浮数。

治法：疏风清热，宣肺利水。

处方：越婢汤加味。

麻黄10g，生石膏30g（先煎），甘草6g，车前子15g（包煎），冬瓜皮15g，白术15g，杏仁10g，生姜9g，大枣3枚。

本型多见于慢性肾炎急性发作者。在呼吸道感染、皮肤感染等之后3～4天出现。方中麻黄辛温，散邪宣肺，以复通调水道之功；石膏辛寒，直清肺之郁热。麻石相伍，一宣一清，使邪去肺之宣降自复。杏仁止咳，车前子、冬瓜皮利水，白术利水祛湿，共成宣肺清热利水之功。本病急性发作期，配合清热解毒法治疗，比单纯地从风水论治，疗效更为显著。尤其对一些持续性水肿、蛋白尿不易消除的治疗，酌情加入清热解毒之品，如金银花、连翘、蒲公英、板蓝根、鱼腥草等可提高疗效，减少疾病反复。

本型有时可出现一过性的肾功能不全加重，此时应采取综合疗法，可配合西药的降压、利尿、强心等法以加强效果。

（二）脾虚气滞，水湿内停

主症：下肢浮肿或全身浮肿，面色少华，神疲乏力，四肢倦怠，食欲下降，大便不实或溏泄，脘腹痞满。舌淡，苔白腻，脉沉。

治法：健脾行气，化湿利水。

处方：香砂六君子汤加味。

党参 15g，白术 12g，茯苓 15g，木香 10g，砂仁 6g（后下），半夏 12g，陈皮 9g，冬瓜皮 30g，大腹皮 15g。

本型多见于慢性肾炎肾病型，水肿较著，持续难消。方用香砂六君子汤健脾行气，加冬瓜皮、大腹皮祛湿行水，共奏实脾利水之功。水肿甚者，加泽泻、猪苓；腹胀甚者，加枳壳、槟榔；呕吐者，加藿香、生姜；面色㿠白，纳呆便溏，水肿相对较轻者，可去冬瓜皮、大腹皮，加扁豆、山药、莲子；如水湿化热，可合用疏凿饮子。

慢性肾炎治疗过程中，经常出现脾胃不和的症状，如纳食不馨，脘痞腹满。调理脾胃，是治疗疾病重要的一环。临证时，一定要详审病情，酌情运用健脾和胃之法。此正体现了中医的崇土制水、脾为后天的思想。

（三）肾阴不足，热毒内蕴

主症：腰痛，身热口渴，咽干，小便黄赤，稍有不慎即可引起血尿加重，甚则蛋白尿，眼睑浮肿或有或无。舌红，苔微黄或净，脉细数。

治法：益肾滋阴，清热解毒。

处方：知柏地黄丸合二至丸加减。

生地 15g，玄参 15g，白芍 12g，竹叶 6g，丹皮 10g，黄柏 10g，知母 10g，茯苓 15g，双花 15g，连翘 10g，旱莲草 15g，女贞子 15g，益母草 20g。

此型多发生于慢性肾炎而兼有扁桃体炎、咽炎的患者。足少阴肾经循喉挟舌本，而外感热毒，迁延不愈，循经入肾，耗灼肾阴，标本同病，故用上方标本同治。如尿热不适，加半枝莲、白花蛇舌草；血尿明显者，可加大小蓟、地榆；舌苔腻者，加苍术、薏苡仁；潮热盗汗者，加青蒿、鳖甲。如扁桃体红肿日久，反复发作，可考虑行扁桃体摘除术。

（四）肝肾阴虚，血瘀络阻

主症：头昏目眩，甚则视物不清，耳鸣，腰背酸痛，午后颧红。舌质黯红，脉弦细。

治法：滋养肝肾，活血化瘀。

处方：杞菊地黄汤合桃红四物汤加减。

红花 6g，当归 12g，生地 15g，白芍 12g，川芎 10g，茯苓 15g，益母草 15g，女贞子 15g，枸杞 15g，杭菊花 15g，山萸肉 10g，丹参 15g，钩藤 15～30g（后下），灵磁石 30g（先煎）。

慢性肾炎高血压患者多见此型。当阴亏日久，肾络失和，渐积血滞成瘀所致。属本虚标实之证。若神疲乏力，面浮肢肿者，加黄芪；小便短涩不适，加半枝莲、白花蛇舌草；腰酸膝软甚者，加桑葚、山萸肉。方用杞菊地黄汤调益肝肾之阴，并加川芎、红花、当归、丹参、益母草等活血祛瘀，钩藤、灵磁石等潜镇降压，余如臭梧桐、珍珠母、罗布麻等亦可酌情选用。

（五）脾肾两虚

主症：形寒怕冷，面浮肢肿，面色淡白，少气乏力，腰膝酸软，足跟痛，口淡食欲缺乏，大便溏薄，尿多色清或微混。舌胖嫩，脉沉细。

治法：温补脾肾。

处方：济生肾气汤加减。

党参 15g，黄芪 30g，熟地 30g，山药 15g，山萸肉 10g，茯苓 15g，泽泻 10g，丹皮 10g，肉桂 3～

6g，熟附片 6～10g，车前子 10g，牛膝 10g。

本型多见于慢性肾炎后期，血浆蛋白持续不升，病情处于相对的稳定期。故用济生肾气汤加减，脾肾双补，阴阳并调，振奋阳气，并能利湿。方中加入党参、黄芪益气固脾，兼有脾胃湿浊者，症见恶心呕吐，腹胀有水鸣，大便溏薄，可加苍术、厚朴、藿香；兼有湿热者，症见尿频或混浊不清，可加萹蓄、瞿麦、白花蛇舌草；兼有热毒者，症见咽红不适，白细胞总数高或淋巴细胞增高者，可加银花、蒲公英、紫花地丁；兼有瘀血者，症见舌质黯红，肢体麻木，可加丹参、赤芍、川芎。

（六）气阴两虚，湿热蕴蓄

主症：晨起眼睑浮肿，面㿠神疲，五心烦热，时有自汗，咽部黯红。舌质淡尖红，苔白略腻，脉沉。

治法：益气养阴，清热利湿。

处方：清心莲子饮加味。

党参 15g，生黄芪 30g，车前子 15g（包煎），茯苓 15g，黄芩 15g，地骨皮 15g，麦冬 15g，莲子 20g。

此型最常见，亦为决定慢性肾炎转归的重要阶段。因慢性肾炎气化失司，水湿潴留，渐而化热，可形成湿热合邪，且湿伤气，热耗阴，久之气阴暗耗；气阴一耗，则水湿无以化，虚热更甚，致成气阴两虚，湿热蕴蓄之证。如任其发展，气损及阳，阴伤及血，湿热蔓延衍生瘀血、水湿浊邪等，势必形成脾肾衰败，浊邪内闭的危证，故应积极治疗，阻止其进一步发展。方中以党参、生黄芪益气；地骨皮、黄芩、麦冬、莲子滋阴清热，茯苓、车前子利湿。如尿涩热，口腻者，可加瞿麦、白花蛇舌草；咽痛者，可加僵蚕、牛蒡子。

七、西医治疗

（一）控制感染

常选用青霉素类或大环内酯类抗生素或林可霉素等药。

（二）对症处理

水肿、尿少者可选用噻嗪类利尿剂，常同时配用保钾利尿药，以增强利尿效果。常用氢氯噻嗪合氨苯蝶啶。如上药无效时，可用呋塞米、依他尼酸等强利尿剂，特别是呋塞米在肾功能严重受损时仍有效果。若血浆蛋白过低（小于 25g/L），利尿剂往往达不到消肿目的，应适当补充白蛋白或血浆，以提高血液胶体渗透压，促进利尿，消肿。

高血压患者可适当选用利尿剂或降压药。在利尿消肿之后，血压仍不降者，可加用血管紧张素转化酶抑制剂（ACEI）、钙通道阻滞剂，还可配合周围血管扩张药，中枢降压药亦可选用。少数顽固患者，可用血管紧张素 II 转化酶抑制剂。但切记血压不宜下降得过快，过低。

（三）糖皮质激素和细胞毒药物的运用

常用药物为泼尼松，剂量 0.5～1mg/（kg·d），对其反应好的病例，服药后约 1 周，开始利尿消肿，尿蛋白逐渐减少，直到消失，以后逐渐减量，每周减少 5mg，当减至 10～15mg 时，作为维持量不再减少，并改为隔日服药 1 次，将 2 日药量于早餐前 1 次服下，维持量应服半年或 1 年，激素撤退不宜过快，否则症状易复发。若服泼尼松 3～4 周后，仍无利尿效果，蛋白尿亦不减轻，则表明疗效差，可改用地塞米松或泼尼松龙或加用细胞毒药物，若再用 2～3 周仍无疗效，则表明对激素反应差，宜停药。细胞毒药可用环磷酰胺、氮芥之类。

八、饮食调护

根据其水肿及高血压情况，可采取低盐或无盐饮食。蛋白质一般按正常生理需要量供给，成人每日 0.8～1.0g/kg。肾功能良好，肾小球滤过率正常而蛋白丢失多，血浆蛋白低于正常者，可用高蛋白饮食，每日可进 90～100g，并选富含必需氨基酸的食物，如鱼、鸡、乳类、蛋类等。有高脂血症者可选用一些能降低血脂、改善血压的食品如芹菜、金针菜、山楂等。伴贫血者可选用含铁和蛋白质丰富的食物，如瘦肉、动物肝脏等。若非水肿明显者，液体摄入量一般可以不限。

在疾病不同阶段，可酌情配一些食疗方。

1. 复方黄芪粥　生黄芪30g，生薏苡仁30g，赤小豆15g，鸡内金9g（为细末），金橘饼2枚，粳米30g。先以水600mL煮黄芪20分钟，捞去渣；次加薏苡仁、赤小豆煮20分钟；再加鸡内金、粳米，煮熟成粥，作一日量，分2次服之，食后嚼金橘饼1枚，每日1剂。适用于肾气衰弱的慢性肾炎患者。

2. 鲫鱼羹　鲫鱼500g，大蒜1头，胡椒30g，川椒3g，陈皮3g，缩砂仁3g，荜茇3g。先将鲫鱼去鳞及肠杂，洗净，然后将蒜、椒等诸佐料放入鱼肚中缝合，煮熟作羹，调味食之。适用于脾气不足的水肿患者。

3. 乌龟肉煮猪肚　乌龟肉200g，猪肚200g。两味均切成小块，放砂锅内加水适量，共炖成糊状，加食盐少许调味，早晚分服。适用于脾肾亏虚，气血虚弱之尿蛋白不消者。

4. 核桃蜂蜜饮　蜂蜜30g，核桃仁10枚。核桃仁加水适量，煮沸后15分钟，调入蜂蜜即可，每日1剂，长期服用。主治长期蛋白尿不清，脾气不足，肾精不固者。

（杨光辉）

第三节　肾病综合征的中西医结合治疗

一、概述

肾病综合征是由各种不同疾病引起的临床综合征。其临床共同表现有四大特点：即大量蛋白尿、低蛋白血症、高脂血症及不同程度的水肿。本征可分为原发性及继发性两大类。原发性主要是由原发性肾小球疾病所引起，继发性常见于系统性红斑狼疮、过敏性紫癜、糖尿病、多发性骨髓瘤等。其基本病理变化是肾小球滤过膜通透性增高，由此而致大量血浆蛋白从肾小球滤出，出现蛋白尿；由于尿中丢失蛋白量多，机体虽增加肝脏中蛋白的合成，但仍不能补偿其损失，而导致低蛋白血症；低蛋白血症时胶体渗透压下降，水分潴留于组织间隙而产生不同程度的水肿；亦由于低蛋白血症，肝脏合成蛋白增加的同时，胆固醇和脂蛋白的合成也增加，从而引起高脂血症。

肾病综合征属于中医"水肿"范畴，在水肿消退后则属"虚劳"、"腰痛"等范畴。在发病过程中常出现感染、血栓形成、循环衰竭、急性肾衰竭、冠状动脉硬化、肾小管功能异常等并发症，则应分别参考温热、瘀血、厥脱、关格、胸痹、消渴诸症进行辨证论治。

二、病因病理

肾病综合征临床见症以水肿为主，故按中医水肿门而论，其发病总由外邪侵袭、内伤脾胃所致。其外因则以感受风寒湿邪为主。诚如《素问·水热穴论》曰："勇而劳甚……传为胕肿……名曰风水。"《素问·气交变大论》："岁水太过，寒气流行，邪害心火……甚则腹大胫肿"，"岁土太过，雨湿流行，肾水受邪……体重烦冤"。此外饮食劳倦，房室所伤，亦可诱发或加重本病。外因必须通过内因而起作用，故其内因当以内伤脏腑、脾肾虚损为主。《诸病源候论》曰："水病无不由脾肾虚所为。"

张景岳云："凡水肿等证乃肺脾肾相干之病，盖水为至阴，故其本在肾；水化于气，故其标在肺；水惟畏土，故其志在脾。"可见水肿之病理主要责之于肺脾肾三脏功能失调。肺脾肾三焦系人体气化系统，主水液代谢功能之调节，若风邪侵袭，肺失宣降，肺气闭塞，不能通调水道。脾肾虚损，水液不得运行和蒸化而致水肿，脾肾不能升清，精微下注，肾虚封藏失职，精微外溢，而产生蛋白尿及低蛋白血症。

水肿日久湿浊蕴结，阻滞气机，气滞不畅又可加重水肿。气滞亦可形成血瘀，瘀血又可加重气滞及水停，气血水三者交互搏击，互相转化，外邪也易乘虚而入，形成虚实夹杂交错的局面，以致病程缠绵，迁延难愈，邹澍云："肾固摄精泄浊之总汇也。"若病久不愈，耗伤正气，肾之精气不足，气化不利，浊邪不泄，潴留体内，升降失司，三焦壅塞，外溢皮肤，内陷心包，动风迫血，变证蜂起，终致邪陷正虚，精气耗竭，内闭外脱，而生命垂危。

三、诊断

（一）临床表现

临床上凡患者具有大量蛋白尿（≥3.5g/24h）、低蛋白血症（<30g/L）、水肿、高脂血症者，即可诊断为肾病综合征。

1. 蛋白尿　大量蛋白尿是诊断肾病综合征的最主要条件，一般24小时尿蛋白定量在3.5g以上，即为大量蛋白尿，严重者可达10~20g。亦有个别患者长期蛋白尿达3.5g/24h以上，而不出现肾病综合征，故需根据患者的个体差异，进行一定时间的动态观察，方可做出正确之判断。

2. 低蛋白血症　主要为白蛋白下降，常低于30g/L，甚至可下降到10g/L。此时常有面色㿠白，神疲乏力，肢体酸重，伴贫血、纳呆、恶心呕吐、甲横嵴（即指甲上见2条平行白线）、易感染等临床表现。

3. 水肿　肾病综合征常有严重的全身性水肿，皮肤肿胀而苍白，呈凹陷性，尤以下坠及组织疏松部位更显著，甚至出现胸水、腹水。水肿严重时可有呕吐、腹泻、昏厥、血压下降，甚至产生循环衰竭、休克等。但有不少患者在病程的某一阶段可无水肿，甚至少数患者在整个病程中从未出现过水肿。此时如有大量蛋白尿及低蛋白血症，仍可诊断为肾病综合征。

4. 高脂血症和脂质尿　高脂血症以胆固醇升高为主，在较轻的患者中，常见胆固醇升高到12.4~13mmol/L（400~600mg/dl），而三酰甘油水平正常。在较严重时就有极低密度脂蛋白增加，三酰甘油和胆固醇都有增加；若病情进一步加重，患者人血白蛋白少于10g/L时，低密度脂蛋白大大提高，而胆固醇增高则不明显。还有些患者如长期厌食等，血脂也不一定升高，因此高脂血症并非诊断肾病综合征的必备条件。脂质尿主要表现为尿中双折光的脂肪体出现，可能系含有胆固醇成分的上皮细胞和脂肪管型。

高脂血症早期可增加血管壁通透性使水肿加重，持续日久可引起心血管病变，有心悸、胸闷、心动过速，严重时可引起心律失常、心肌梗死，或血管内血栓形成。

1985年在南京召开的第二届全国肾病学术会议上，将原发性肾病综合征分为I型和II型：I型无持续性高血压、离心尿红细胞<10个/高倍视野、无贫血、无持续性肾功能不全，蛋白尿通常为高度选择性（SPI<0.1），尿FDP及C_3值在正常范围内。II型常伴有高血压、血尿或肾功能不全，肾病的表现可以不典型，尿FDP及C_3值往往超过正常，尿蛋白为非选择性。有人对此分型有不同意见，因此仅作参考用。

（二）实验室检查

1. 尿常规　大量尿蛋白＋＋＋~＋＋＋＋，伴管型尿。

2. 尿蛋白圆盘电泳（SDS-PAGE）测定　肾病综合征患者主要是高或中分子蛋白尿，部分伴肾小管脂肪变、混浊肿胀等病变。

3. 蛋白尿选择性测定　可以估计病变轻重、疗效及预后。SPI>0.2为选择性差，SPI 0.1~0.2为选择性一般，SPI<0.1为选择性好。

4. 血浆蛋白　血浆总蛋白低于60g/L，白蛋白低于30g/L。α_1球蛋白正常或降低，α_2球蛋白、β球蛋白却相对增高，γ球蛋白在原发性肾病综合征中一般均降低。

5. 血脂检查　如前述。

6. 尿FDP测定　尿FDP阳性提示炎症存在，含量极高提示为增殖性病变。病情进展或恶化可见尿FDP急剧升高。

7. 尿C_3测定　尿C_3阳性提示肾小球滤过膜通透性增高，多见于膜性肾炎。尿C_3明显升高者见于膜增殖性及局灶硬化性肾炎。

8. 尿溶菌酶测定　尿溶菌酶含量增加超过 $2\mu g/mL$，提示肾小球炎症及间质损害，多见于膜增殖性肾炎，预后不佳。

（三）特殊检查

肾活组织检查：肾病综合征只是一个症状诊断名词，因此必须进一步找出原发疾病，才能正确进行治疗和估计预后。肾穿刺活检对确定原发病因常有重要帮助，原发性肾小球疾病所引起的肾病综合征，肾活检病理常见微小病变性、系膜增生性、膜性、膜增殖性肾炎，及局灶性阶段性肾小球硬化等。

四、鉴别诊断

肾病综合征分原发性和继发性两大类，其鉴别诊断主要排除继发性肾病综合征。继发性肾病综合征原因很多，也较复杂，往往最终依靠肾穿刺活检才能加以确诊。

（一）狼疮肾炎

多见于生育年龄妇女，常合并有关节痛、发热、皮疹及多器官损害等全身表现，贫血，血沉增快，血小板减少，γ 球蛋白升高。抗核抗体阳性，补体 C_4、C_{1q} 与 C_3 一致性显著下降。

（二）过敏性紫癜性肾炎

最常见于 $6\sim7$ 岁儿童，但可发生于任何年龄，半数病例病前 $1\sim3$ 周有上呼吸道感染史、过敏性斑点状出血性皮疹、关节痛及腹痛，血冷球蛋白阳性，血清 IgA 升高，部分患者在急性期出现肾病综合征，预后差。

（三）糖尿病肾病

糖尿病患者如有持续性蛋白尿 $>0.5g/24h$，并能除外高血压及其他肾脏疾病，便应考虑为糖尿病性肾脏病变。其病程长，进展慢，出现肾病综合征时多伴有视网膜病变、肾功能不全，预后较差。若起病较急，虽有糖尿病，亦往往系非糖尿病性肾小球硬化所致，应作肾活检以确诊。

五、并发症

（一）感染

以肺炎双球菌感染最常见，患者常并发肺炎及原发性腹膜炎，严重者可有败血症。因免疫球蛋白的丢失，体内补体的消耗，T 细胞、B 细胞功能障碍等所致。在大量应用激素时，合并感染症状常被掩盖，尤应加以注意。

（二）血栓形成

常见肾静脉血栓、肺静脉或动脉血栓，以及血栓性静脉炎。多在血肿严重时静脉血流瘀滞，血脂及纤维蛋白含量过高，凝血因子增加，或应用激素血液易发生高凝状态，而有利于血栓形成。

（三）营养不良

蛋白尿的大量丢失致低蛋白血症，营养不良造成维生素 D 的缺乏，和钙磷代谢紊乱，常易继发甲状旁腺功能亢进，营养不良亦可有贫血及铜、锌等微量元素的缺乏。

六、辨证施治

（一）水肿期

1. 脾肾阳虚　如下所述。

主症：周身肢体明显水肿，甚则伴有胸水、腹水，而有胸闷气急，腹满而胀，不得平卧，小便不利而量少，面色苍白或黧黑，精神委顿，形寒怯冷，身肢瞤动或沉重疼痛，或腰酸腿软，纳少便溏。舌质淡，舌体胖大而有齿痕，舌苔薄白或白腻而滑，脉沉细或沉紧。

治法：温阳利水。

处方：真武汤合五苓散、济生肾气汤、肾水散（经验方）化裁。

附子12g，白术12g，茯苓30g，生姜10g，泽泻15g，肉桂10g，猪苓15g，葫芦巴10g，仙茅10g。

脾肾阳虚，水湿泛滥为肾病水肿常见证型，温阳利水方药有较好疗效。方药组成不外两部分：一部分为利水药，一般以茯苓、猪苓、泽泻为主，水肿严重可暂用逐水药，如葶苈子、川椒目、黑白丑之类；另一部分为温阳药，以附子、肉桂为主，或加仙茅、葫芦巴之类。脾阳虚为主，面色多萎黄或苍白，纳少腹胀便溏，除白术健脾外，散水用生姜，温脾则易干姜，或加厚朴、大腹皮、草豆蔻行气之药，以达温而运之的目的。肾阳虚为主，面色多黧黑，腰膝酸软，可加仙灵脾、补骨脂、巴戟天之类；水肿渐消，肿势不重，可应用济生肾气汤或加龟甲胶、鹿角胶、紫河车等血肉有情之品。肾气不足在应用前方无效时，可采用自拟肾水散［猪肾（1对，阴干）、附子、肉桂、泽泻共研细粉］，每次10g，开水顿服，每日3次，有较好疗效，可供参考。

2. 脾虚湿困　如下所述。

主症：肌肤或全身水肿或有轻度水肿，但持续不退，面色萎黄不泽，气短懒言，肢软无力，或胸闷腹胀泛恶，小便短少，大便溏软。舌淡红，苔薄白或白腻，脉濡软或沉缓。

治法：益气健脾，燥湿利水。

处方：防己茯苓汤合参苓白术散、胃苓汤。

防己15g，桂枝10g，生黄芪30g，茯苓30g，党参12g，白术12g，薏苡仁15g，扁豆10g，山药15g，甘草6g。

脾虚湿困当分两端；一为脾虚气弱，健运失司，水湿逗留，其水肿较轻但持续减退，以气短乏力、面色萎黄之脾气虚证明显，治宜健脾益气以利水，以黄芪、党参、白术益气健脾，以防己、茯苓、泽泻利水，此类患者血浆白蛋白常较低，随着水肿缓慢消退，血浆白蛋白往往有所升高，蛋白尿亦有所减轻。二为湿盛困脾，脾运迟滞，亦致水肿，其脾气虚证不著，而水肿、胀满、泛恶、口黏等湿困见症明显，治宜燥湿运脾以利水，方用胃苓汤，以苍术、厚朴、陈皮燥湿运脾，以猪苓、茯苓、泽泻利水消肿，或稍加木香、砂仁、大腹皮之引气以助脾运。在水肿消退后，蛋白尿及血浆蛋白往往无明显之变化。

3. 风邪犯肺　如下所述。

主症：全身水肿，头面眼睑尤甚，恶寒发热，头痛身痛，咳嗽气急，胸满，小便不利。舌苔薄白，脉浮或弦滑。

治法：疏风宣肺利水。

处方：越婢加术汤合五皮饮、麻黄连翘赤小豆汤。

炙麻黄10g，生石膏30g，甘草10g，生姜3片，大枣4枚，白术12g，桑白皮10g，茯苓皮30g，陈皮10g，大腹皮15g。

肾病综合征因感受风寒或风热之邪，突然引起周身水肿或原有之水肿骤然加重，以头面部为重，并伴风寒或风热表证及肺气失宣之证，此时当急则治其标，宜疏风宣肺利水，用越婢加术汤，目的重在宣开肺气，服药后并不见汗出，小便增加，水肿迅速消除。五皮饮则可视病情选用一两味药即可。若咽喉疼痛或皮肤疮毒感染，而兼有风热表证，应用麻黄连翘赤小豆汤加黄芩、桔梗、银花、蒲公英之类。此类患者常见反复感染性病灶存在，在使用激素时往往被掩盖，因此应仔细检查搜寻，及时加以清除。

4. 气滞水停　如下所述。

主症：肢体或全身水肿，反复发作，脘腹胀满，胸闷短气，喘气不舒，纳呆，尿少，大便不畅。舌淡红，脉弦。

治法：行气利水。

处方：大橘皮汤、木香流气饮。

橘皮10g，滑石12g，赤茯苓15g，猪苓15g，泽泻15g，肉桂5g，生姜2片，木香6g，槟榔10g，乌药12g，威灵仙10g，木瓜6g，桑皮12g，厚朴6g。

三焦气塞，水道不利因致水肿，胸闷嗳气为上焦气壅，脘腹胀满为中焦气滞，泄便不利为下焦气塞，故用大橘皮汤加味，以五苓六一散利水以消肿，以桑皮泻肺理上焦之气，厚朴、陈皮宽中理中焦之气，槟榔、木香下气理下焦之气。又三焦之决渎，气机之畅通，还赖肝气之疏泄，故每于方中稍加柴胡、白芍、香橼、佛手疏肝调气之品，既有利于三焦气机之调运，又有利于水液之运行。行气虽非肾病综合征之主要治法，但于宣肺、健脾、温肾之中稍佐疏气之品，则可增该方之条达，有利于水湿之消散。

5. 瘀水交阻　如下所述。

主症：水肿尿少日久不愈，面色晦暗不泽，两目黑环，肌肤粗糙不润，或有瘀点或色素沉着。舌质黯有瘀斑，舌下血脉青紫，苔薄白微腻，脉涩。

治法：活血化瘀利水。

处方：当归芍药散。

当归12g，赤芍15g，川芎10g，茯苓15g，白术12g，泽泻15g，丹参30g，桃仁10g，红花10g，益母草30g，车前子15g。

"血不利则为水"，瘀血内停，气机不利，水湿不运，故成水肿。水肿不退，湿阻气机，气滞血涩，亦成瘀血。故临床既有水肿尿少等水湿见症，又有晦暗瘀滞等瘀血见症。治疗当活血化瘀与利水消肿合用。当归芍药散中归、芍、芎为活血化瘀药，尚可加丹参、桃仁、红花，茯苓、白术、泽泻则为渗利水湿药，尚可加防己、车前子之类，还有泽兰、益母草既能化瘀又可利水。若瘀血较重水肿顽固不退，则可加蟅虫、水蛭散结破血之品，常能取效，不但水肿消退，蛋白尿常可明显减轻。

6. 湿热蕴结　如下所述。

主症：周身水肿，面赤气粗，烦热汗出，胸脘痞闷，口苦口黏，咽痛，小便短涩，大便不畅。舌质红，苔黄腻，脉弦滑而数。

治法：清热利湿。

处方：萆薢分清饮、五味消毒饮，阴虚夹湿热者可用猪苓汤。

萆薢15g，菖蒲10g，白术10g，丹参15g，莲子心6g，茯苓15g，黄柏10g，车前子10g，银花30g，连翘10g，蒲公英10g，地丁10g。

肾病水肿乃由肾之气化失常，水湿泛滥而成，湿邪久郁化热则成湿热壅滞。或痤疮或疮疖，或上呼吸道感染，或久用激素治疗，致人之气机升降出入紊乱，气血痰湿郁滞经隧，也为湿热蕴结或热毒壅盛。故见烦满泄涩、咽痛口黏等湿热征象。若湿热之邪不能得到彻底清除，在继发感染下又易致肾之气化失常，以致肾病综合征反复发作而缠绵难愈。故清利湿热虽未必直接消除水肿，但仍为治疗中的重要一环。用萆薢分清饮重在清利湿热、分清泌浊，方以黄柏、车前子清热利水，白术、茯苓健脾祛湿，萆薢、菖蒲分清泌浊，丹参、莲子心清心通络，一方之中清热利湿通络兼顾。如水肿较重可加萹蓄、泽泻、滑石，或合八正散。五味消毒饮以五种清热解毒药并用，对于疮疖感染有较好疗效。若阴虚而夹湿热者，则既有尿频尿急、下肢水肿，又伴口干欲饮、心烦不得眠等阴虚内热之症，应滋阴利水，方用猪苓汤，以猪苓、泽泻甘淡利水，滑石滑利水道，阿胶养阴清热，脾水去热清，阴津回复。

（二）无水肿期

水肿消退之后，或始终未见水肿者，常表现为面色无华，头晕目眩，腰膝酸软，疲乏无力等虚证，并常见蛋白尿、管型尿、血尿及肾功能减退，故应按中医虚劳进行辨证。

1. 脾肾气虚　如下所述。

主症：面色淡黄，神疲气短，食欲缺乏，腹满便溏，腰膝酸软，夜尿频多，小便清长。舌淡有齿痕，脉沉缓。

治法：健脾补肾。

处方：参苓白术散、五子衍宗丸化裁。

党参15g，茯苓10g，白术12g，山药20g，扁豆12g，桔梗10g，菟丝子15g，枸杞子15g，覆盆子10g，芡实15g，车前子10g。

水肿退后或始终无水肿的肾病综合征，常见上述脾肾气虚的症状，也有患者仅有蛋白尿而无明显自觉症状，亦可采用健脾补肾法治疗。偏脾虚者可用参苓白术散加芡实、金樱子、菟丝子等固精补肾之品，偏肾虚者可用五子衍宗丸加党参、黄芪等健脾益气之药。若见脾肾阳虚者宜加仙茅、仙灵脾、补骨脂、巴戟天等温和的补阳药，因阳虚水肿在水肿消退后，往往出现气阴耗伤，虽此时仍现阳虚，但不宜姜、附、桂等刚燥之品，而仍应用健脾益气、补肾固精之法治疗，不但能改善整体状况，而且能使蛋白尿减少或消失，肾功能恢复。

2. 肝肾阴虚 如下所述。

主症：面白颧赤，眩晕耳鸣，目涩肢颤，口干咽燥，渴欲饮水，五心烦热，溲赤便干。舌红少津，脉细数或细结。

治法：滋补肝肾。

处方：知柏地黄汤、建瓴汤。

生地25g，山萸12g，山药12g，丹皮10g，茯苓10g，泽泻10g，知母10g，黄柏10g，龟甲20g，茅根30g，益母草30g。

肝肾阴虚常因过用温热刚燥之品，或长期大量应用激素而耗伤阴液，使原有的脾肾阳虚或气虚转化为肾阴亏损和肝肾阴虚。亦可因素体阳盛阴亏发病即见肝肾阴虚。其证有二：一为阴虚内热，见五心烦热、口干便结等症，宜滋阴降火，常用知柏地黄丸、大补阴丸之类。如热伤血络而见镜下血尿，可加小蓟、茅根、生侧柏、血余炭、旱莲草等。二为阴虚阳亢，见眩晕耳鸣、头胀易怒等症，常伴血压升高，宜滋肾平肝，可用建瓴汤，或六味地黄丸加天麻、钩藤、菊花、生石决等。

3. 气阴两虚 如下所述。

主症：神疲气短，腹胀食欲缺乏，手足心热，口咽干燥，口渴喜饮，腰酸腰痛，头晕头疼。舌淡红有齿痕，苔薄，脉沉细或弦细。

治法：益气养阴。

处方：参芪地黄汤、大补元煎。

党参15g，生黄芪30g，熟地25g，山萸12g，山药12g，云苓10g，丹皮10g，泽泻10g。

水肿退后阴液耗伤，过用滋腻反令脾虚，故既见脾气不足，又有肾阴亏损之证，加之肾病综合征病程缠绵，迁延不愈，气损及阴或阴损及气，故气阴两虚证近年来明显增多，而单纯的虚证较以前有所减少。气阴两虚涉及五脏，而以脾肾气阴两虚为多，故治疗一方面健脾益气，一方面滋补肾阴。参芪地黄汤、大补元煎均有疗效，应用时还须看气虚阴虚轻重而灵活加减，使用本方可使患者的免疫功能及血浆环核苷酸的双向调节趋向平衡，保护和促进肾功能恢复。

无水肿期上述各型亦涉及湿热、热毒、瘀血诸邪，可参考水肿期有关证型及慢性肾炎有关治法辨证施治。

七、西医治疗

肾病综合征应根据不同病因，首要治疗原发病。在临床症状明显时，可采用对症治疗，改善食欲和全身健康状况，预防和治疗感染。在一般情况得到改善后，应用激素和免疫抑制剂，以减少和消除蛋白尿，巩固疗效防止复发。

（一）一般治疗

1. 饮食 以高蛋白、低钠饮食为主。高蛋白饮食必须在食欲改善后才能耐受，一般每日每千克体重1～1.5g，再加上每天尿中蛋白丢失量，还须补充由激素引起的消耗量（每日应用泼尼松30～40mg时，约增加蛋白质消耗19g），这样在一个体重60kg的患者，每天需供应90～100g蛋白质。但在有氮质血症时，蛋白摄入量应适当限制。在水肿明显时须严格限制食盐及含钠药物，一般每天应在1g以下，高度水肿应限在200mg以下，水肿减轻时可适当增加，但以每天不超过5g为宜。

2. 利尿消肿 利尿剂能增加尿量，但又不能利尿过快，以免引起电解质的紊乱及钾的负平衡。一般水肿为了减少尿钾丢失过多，最好先用螺内酯20～40mg，每日3次，然后加用氢氯噻嗪每日70～100mg，分2～3次服；水肿严重可用呋塞米20～40mg，每日2～3次，口服或静脉注射，用量应根据水肿程度及肾功能情况，逐渐增加直至达到利尿效果，可用到400mg/d；若此时仍不能达到利尿效果，则应考虑因严重低蛋白血症而引起血容量减低，此时应加用扩容剂，可输入新鲜血浆、5%无盐右旋糖酐500~1 000mL，适当补充人体白蛋白固属必要，而过多地输入白蛋白，则徒然增加尿蛋白的丢失，加重肾小管的损害，故不宜长期大量地使用。

（二）肾上腺皮质激素及免疫抑制剂的应用

1. 肾上腺皮质激素　具有免疫抑制及抗炎作用。一般以泼尼松为首选，每日30~40mg，分3~4次口服，或晨起顿服，效果不著增至60mg/d，如增至80mg/d以上仍无效，或出现精神或其他系统不良反应，应立即减量停药。多数有效患者在使用1~2周尿蛋白开始减少，亦有1个月方见效，持续用药8周，然后逐渐减量，至15mg/d时递减速度应放慢，以不出现尿蛋白或仅有微量时的用量为维持量，为5~15mg，维持半年左右，采用隔日或每日服药。在服维持量过程中如有复发，需重新用足量治疗，待病情控制后再改为维持量。在治疗4~8周之后，应注射10~20单位的促肾上腺皮质激素，每周1次，以减轻泼尼松对肾上腺皮质的抑制。在用大量激素时，应适当补钾，予氯化钾1~3g/d，以及小量的钙和维生素D。

2. 免疫抑制剂（细胞毒物质）　通过抗体的形成，可以减少抗原抗体复合物在肾小球基底膜的沉积。一般在激素治疗效果不满意时加用。常用的有环磷酰胺、硫唑嘌呤、苯丁酸氮芥、噻替哌等。首选为环磷酰胺，每日或间日静脉滴注200mg（于0.9%氯化钠注射液内），以10次为一疗程，或每天100~150mg，分2~3次口服，总量6~12g，疗程2~3个月，激素和环磷酰胺合用可减少各自的药量和不良反应。

3. 抗凝疗法　可采用肝素每天125~250mg，静注或滴注，但大剂量易导致出血。肝素主要作用是减少肾小球新月体形成和纤维蛋白样物沉着，对水肿明显者采用激素、环磷酰胺和肝素联合治疗，可取得显著利尿，肾小球滤过率增加，肾功能改善。而对水肿不明显的肾病综合征则无效。肝素主要用于肾病综合征伴高凝状态者。血小板凝集拮抗药双嘧达莫等有时亦应用。

4. 吲哚美辛　为非固醇类抗炎药，对部分患者能减少蛋白尿的排出。但该药为前列腺素抑制剂，可引起肾血流量下降，降低肾小球滤过率，而易致血尿素氮及肌酐升高，所以应慎用。

目前西医治疗的总趋势是以小剂量、多品种联合用药为主，这样可以协同作战，最大限度地发挥治疗作用，而减少各自的不良反应，以利于长期用药巩固疗效防止复发。只是在顽固性难治性肾病综合征时才有限地、暂时地应用大剂量激素和环磷酰胺冲击疗法，而且同样需要联合用药，至于疗效的评价还有待于进一步探讨。

八、饮食调护

肾病综合征严重水肿，血浆白蛋白持续低下，以及合并急性感染、高热、心力衰竭及水电解质平衡失调，均应绝对卧床休息。一般患者也应起居有时，活动适当，切勿过劳，衣着适度，注意保暖，慎避风寒湿露，保持皮肤清洁，同时还要静养心神，舒畅情怀，绝禁房帏，以保肾精。

饮食调养，宜进高蛋白低盐饮食，忌食海鲜、笋、蟹及胡椒、辣椒、烟、酒等辛辣刺激之品。水肿时可食赤小豆、薏苡仁、茯苓、冬瓜、鲤鱼、鲫鱼等排水消肿的食物，水肿消失后可食山药、芡实、莲子、甲鱼、猪肾、羊肾等滋补固精的食物。下列食疗方法亦可选用。

1. 乌鲤鱼汤　乌鲤鱼1条（500g），去鳞鳃内脏，纳入桑皮、陈皮、白术、赤小豆各15g，葱白5根，煮成浓汤，吃鱼喝汤，可利水消肿。

2. 豆汁饮　黑大豆、赤小豆、绿豆、生米仁各30g，蒜头10个，麦麸60g（布袋包）。水煮至熟烂，喝浓汁，增食欲，消水肿。

3. 鲜羊奶　每天500g，治水肿，并消蛋白尿。

4. 桑葚粥　桑葚子30g，生苡仁30g，赤小豆30g，葡萄干20g，粳米30g，带衣花生米20枚，大枣10枚。共煮粥，健脾，补肾，消水肿。

5. 黄芪煮鸡　母鸡1只，去内脏，纳黄芪120g，煮烂，喝汤吃鸡，益气补虚消水肿。

6. 虫草鸭　湖鸭 1 只，去内脏，纳冬虫夏草 10g、大蒜 5 只，煮烂，吃鸭喝汤，补虚消肿。

（杨光辉）

第四节　慢性肾衰竭的中西医结合治疗

慢性肾衰竭是由多种慢性疾病造成的肾单位严重损伤，基本功能丧失，使机体在排泄代谢废物和调节水、电解质、酸碱平衡等方面出现紊乱的临床综合征。临床上以慢性肾炎、肾盂肾炎、肾小动脉硬化、肾结核引起者最为常见，肾前性及肾后性疾病引起的较少见。根据肾小球滤过率（GFR）把肾功能受损的程度分为 3 期，即肾功能不全代偿期、氮质血症期和尿毒症期。临床表现轻重不一，前两期除原发病症状外，多无特异见症，只有当进入尿毒症期时，才有贫血、胃肠道、呼吸道以及神经精神系统症状，但为时已晚，因此对本病要特别重视早期发现，及时治疗。根据慢性肾衰竭临床表现，中医常按"关格"、"癃闭"、"溺毒"等病证进行辨治。

一、病因病理

本病系在其他慢性病，特别是慢性肾病的基础上发展而成。病位在肾，且常累及心、肝、脾、胃等脏腑。脾肾亏虚、湿毒内停是其发病的基础病理，外感六淫、饮食失节、劳倦、房事等则是其常见的诱发因素，其病机演变不外虚实交错变化。初期多为脾肾气虚或气阴两虚，水湿不化，证情尚轻；继则气伤及阳，阴伤及血，导致阴阳气血俱虚，湿浊益甚，气滞血瘀，气机逆乱升降失常，最后湿浊酿毒，夹瘀堵塞三焦，夹痰蒙蔽心窍，化火伤阴劫液，深入营血；或引动肝风，或上凌心肺，阴竭阳亡，危象毕至。

二、诊断

由于慢性肾衰竭病情进展缓慢，加之肾脏具有较强的代偿能力，故早期不易诊断，易于忽略。对有慢性肾炎史者，应提高警惕，争取早期诊断。本病临床表现较为复杂，涉及各系统。如疲乏无力、食欲不振、恶心呕吐、表情淡漠、头晕头痛以及常见的高血压、贫血等，晚期可出现广泛性出血倾向、谵妄抽搐、严重电解质紊乱、少尿甚至无尿等危险征象。根据肾功能受损的程度，临床上将本病分为：

（一）肾功能代偿期

肌酐清除率（Ccr）50～80mL/min，血肌酐（Scr）133～177μmol/L（1.6～2.0mg/dl），大致相当于 CKD2 期。

（二）肾功能失代偿期

肌酐清除率（Ccr）20～50mL/min，血肌酐（Scr）186～442μmol/L（2.1～5.0mg/dl），大致相当于 CKD3 期。

（三）肾衰竭期

肌酐清除率（Ccr）10～20mL/min，血肌酐（Scr）451～707μmol/L（5.1～7.9mg/dl），大致相当于 CKD4 期。

（四）尿毒症期

肌酐清除率（Ccr）＜10mL/min，血肌酐（Scr）≥707μmol/L（≥8.0mg/dl），大致相当于 CKD5 期。

其他实验室指标可出现：红细胞计数常在 $2 \times 10^{12}/L$（$2 \times 10^{6}/mm^{3}$）以下，为正常细胞正色素性贫血。尿比重降低并固定于 1.010，酚红排泄率极度下降，B 超双肾可见肾实质明显萎缩。

此外，对慢性肾衰竭还必须做出病因诊断，主要依据病史、体检及必要的实验室检查以查明病因。确定病因对于治疗和预后的判断颇为重要。在进行诊断时应注意以下几点。

（1）某些患者的慢性肾脏疾病呈隐匿经过，当这种患者因急性应激反应状态（如外伤、感染等）

致原处于代偿期或失代偿期的肾功能迅速恶化，显示出尿毒症表现，这时尿毒症易为上述诱发疾病所掩盖而被漏诊，有时还会认为是突然发生的急性肾衰竭，应注意区别。

（2）当慢性肾衰竭患者以厌食、恶心、贫血、乏力、神经精神系统症状为主诉时，如果不仔细询问病史，未想到慢性肾衰竭的可能，则往往误诊或漏诊，以致得不到及时治疗。

（3）肾脏病患者，短期内出现症状加重，肾功能急剧恶化，应寻找其原因和可逆因素，不能单凭肾功能测定结果，草率诊断为终末期尿毒症。

（4）当诊断有疑时，应行肾脏 B 超检查，了解肾脏体积大小，如果病肾已萎缩，支持终末期的诊断；如果双肾大小正常，甚至增大，除多囊肾外，应及时行肾穿刺活检，了解肾脏病理改变及其损害程度，以及采取积极的治疗措施。

三、鉴别诊断

（一）高血压脑病

高血压脑病亦有呕吐、昏迷、抽搐等表现，但发生迅速，血压剧增，可伴有暂时性瘫痪、失语及失明等，而血尿素氮、肌酐、二氧化碳结合力等检查多正常。

（二）糖尿病酮症酸中毒

糖尿病酮症酸中毒可有食欲不振、恶心、嗜睡及昏迷等表现，可根据糖尿病史、血糖增高、尿酮体、尿糖阳性等与本病鉴别。

（三）再生障碍性贫血

再生障碍性贫血患者以贫血、鼻出血、皮肤瘀斑为主要表现者易与本病混淆。但慢性肾衰竭多有肾脏病史，血压高，血白细胞多不减少，进一步查尿及血液化学检查易鉴别。

四、并发症

（一）感染

慢性肾衰竭患者全身抵抗力下降，容易并发上呼吸道感染、肺炎、胸膜炎、腹膜炎等多种感染，但其感染症状不典型，往往容易漏诊。

（二）心血管系统疾病

慢性肾衰竭时，常并发心血管系统病变，其中以心包炎及心力衰竭为常见。心功能不全及心律失常亦是本病的重要致死原因。

1. 高血压　60%～80%病例属于容量依赖型，10%属肾素依赖型。前者合并心、脑并发症少。后者对限制水钠、利尿和透析超滤的降压疗效不佳，易并发心、脑并发症。高血压的发生使肾功能进一步恶化。

2. 心包炎　发生率为40%～50%，多为纤维素性心包炎，心包液含蛋白且白细胞增多，患者可有低热、胸痛，常可闻及心包摩擦音，胸片及超声心动图显示心包积液征象。

3. 心衰　水、钠潴留引起心力衰竭、肺水肿、高血压、贫血、动脉粥样硬化及血管钙化使心衰加重。早期无明显症状，仅有体重增加、水肿、血压升高等水、钠潴留症状，进而肝大、压痛，颈静脉充盈，肝静脉回流征阳性，继而发展至明显的心衰、肺水肿表现。

（三）消化系统疾病

由于氨和其他代谢产物的化学刺激，消化系统疾病出现较早而且普遍，患者常以恶心、呕吐、食欲不振等消化系统症状来就诊，经仔细询问检查始发现为慢性肾衰竭。常见的消化系统疾病有口腔炎、胃及十二指肠溃疡、消化道出血等。

（四）血液系统疾病

贫血与出血较常见。贫血的严重程度与肾功能损害的程度基本一致。出血表现多为皮下瘀斑、鼻出血、牙龈出血、黑便等，这是因为尿毒症时，血小板功能较差，加上酸中毒时毛细血管脆性增加等原因所致。

（五）神经系统疾病

神经系统常受累，约占 65%。起病表现为周围神经传导速度减慢的症状，如双下肢不适感、麻木、烧灼、蚁行感、胀感等。后期可发生尿毒症脑病，不安、思维不集中、记忆力下降、易激动或抑郁、常失眠，重者嗜睡或呈木僵状态，晚期可出现惊厥、癫痫、扑翼样震颤或痉挛。

（六）肾性骨病

主要有肾性佝偻病、肾性软骨病、骨质疏松、纤维素性骨炎，以及骨硬化症等。其原因主要有活性维生素 D_3 合成减少，继发性甲状旁腺功能亢进，酸碱平衡失调等因素。

五、临证要点

（一）扶正祛邪法是治疗肾衰竭的根本法则

慢性肾衰竭的基本病理为脾肾衰败，水湿、湿热、瘀血内蕴是病机的关键；其演变过程是因实致虚，继而在虚的基础上产生实邪。治疗时应标本兼顾。因此，扶正祛邪法应是治疗肾衰竭的根本法则，具体应用时可根据情况，急则治其标，缓则治其本，或标本并重，扶正祛邪兼施。一般单纯扶正或祛邪则均不利于本病的治疗。

（二）扶正应根据实际情况有所侧重

慢性肾衰竭由久病迁延而来，往往正气衰败，其正虚以脾肾为主，后期涉及五脏俱虚。因此，扶助正气在本病治疗过程中必须贯彻始终。强调治疗时应维护肾气和其他内脏功能，以求增一分真阳，多一分真阴。至于正虚一般初期多为气阴两虚，继则气伤及阳，阴伤及血，导致阴阳两虚，营血亏虚，在具体治疗时须根据不同情况选用益气养阴、温补脾肾、补气养血等法。

（三）重视调理脾胃

疾病发展到慢性肾衰竭阶段，临床脾胃虚弱症状如食欲缺乏、恶心呕吐等出现得早而且普遍，况且脾胃为后天之本、气血生化之源，脾胃虚弱，更导致肾气不足。故此，调理脾胃为治疗本病重要的一环，所谓有胃气则生，无胃气则死，慢性肾衰竭也不例外。

（四）扶正与祛邪应把握轻重缓急

由于脏腑虚损，导致水湿、湿热、瘀血的产生，而这些病理产物又耗损正气、伤害脏腑，只有阻断这一恶性循环，才可防止疾病的进一步发展及恶化。因而在治疗慢性肾衰竭时，必须在扶正的同时注意祛邪，邪祛正始能安，祛湿泄浊、清热利湿解毒、活血化瘀之法最为常用。当表现为邪毒内盛，出现呕恶、尿闭、嗜睡、昏迷惊厥、出血等危重证候时，又当急则治标，采用泄浊开窍、息风止血等法，待病情缓解后再扶正祛邪兼顾。在应用祛邪法时，要注意衰其大半而止，不可一味攻伐，导致正气更衰。

六、辨证施治

（一）脾肾气（阳）虚

主症：面色㿠白，倦怠乏力，气短，纳少，腹胀，腰膝酸痛，畏寒肢冷，便溏溲少，夜尿频多。舌质淡，边有齿痕，苔薄白或腻，脉沉细。

治法：益气健脾补肾。

处方：香砂六君子汤合仙茅、仙灵脾化裁。

生黄芪 30g，党参 20g，云苓 15g，白术 15g，木香 10g，陈皮 10g，仙茅 10g，仙灵脾 10g，半夏 10g，补骨脂 15g，菟丝子 15g。

此型常见于慢性肾衰竭早期，临床以正虚为主，邪实之象不明显。治疗用药注重扶持正气，然而补气不可壅中留邪，温肾亦不可过用温燥，免伤阴血，更不可早投寒凉以攻下，以损伤阳气，加重病情。

若阳虚水气不化出现周身水肿，腰以下肿甚，按之没指，当参以肾气丸之意，加入桂枝、车前子、牛膝、大腹皮；水气势甚，凌心射肺出现喘咳、心悸、端坐、胸闷痛者，可加入葶苈子、苏子、白芥子以泻肺逐饮；食少纳呆，加山楂、焦三仙以消食化滞；易感冒者，可合用玉屏风散益气固表；合并外感时，宜先治外感，可用参苏饮加减治疗，然后再图根本。

（二）脾肾气阴两虚

主症：面色少华，气短乏力，腰膝酸软，手足心热，口干唇燥，大便稀或干，尿少色黄，夜尿清长。舌淡有齿痕，脉象沉细。

治法：益气养阴。

处方：参芪地黄汤加减。

党参15g，生芪30g，熟地20g，山药15g，枸杞子15g，山萸肉15g，云苓15g，泽泻10g，白芍15g，当归15g，白花蛇舌草30g，双花20g，佛手10g。

此型在慢性肾衰竭中较常见，虽以气阴两虚为本，但多易招致风热外袭，故治疗用药时，除以益气养阴为主外，须合用清热解毒之品，防其热化，否则病邪更为缠绵。另外，熟地等滋腻壅滞之品用量不宜太大，方中可适当佐以行气宽中之品。

方中参芪合六味地黄汤益气养阴，有阳生阴长之妙；归、芍、枸杞助阴血；白花蛇舌草、双花清热解毒利湿；加入佛手一味，既可杜绝大队滋阴之壅滞，又可助脾胃以运化，以升清降浊。

若是脾虚为主者，见面色少华，纳呆腹满，大便溏薄等，可配用香砂六君子丸以益气健脾；以肾气虚为主，症见腰酸膝软，小便清长者，配以金匮肾气丸；若系肾阴不足，五心烦热或盗汗，小便黄赤者，合用知柏地黄丸以滋阴清热；外感风热者，见咽喉肿痛或发热，加入双花、连翘、玄参等清热解毒之品；气阴不足，心悸气短者，合用参脉饮以益心气，养心阴。

（三）肝肾阴虚

主症：手足心热，头晕耳鸣，目涩咽干，腰膝酸软，便干，尿少色黄。舌质红苔少，脉细数。

治法：滋阴补肾。

处方：一贯煎加减。

北沙参15g，麦冬15g，生地20g，当归15g，白芍15g，枸杞子15g，女贞子15g，旱莲草15g，丹皮10g，丹参10g，柴胡10g，生牡蛎20g（先煎）。

此型患者常伴有高血压，治疗时必须及时控制高血压的发展，减轻高血压对肾脏的损伤。

方中用沙参、麦冬、生地、枸杞、女贞子、旱莲草滋补肝肾之阴液；当归、白芍养血以柔肝；柴胡、丹皮以疏肝气，清肝火；牡蛎潜阳。诸药合用，补中有泻，泻中寓补，相辅相成，补虚而不碍邪。临床若以头晕胀痛、心烦易怒等肝阳上亢为主症者，则以天麻钩藤饮加减；若以肝血不足为主者，则须用四物汤合逍遥散加减。

（四）阴阳两虚

主症：神疲乏力，畏寒肢冷，腰膝酸软，手足心热，小便黄赤。舌质淡，体胖大有齿痕，脉象沉细。

治法：阴阳并补。

处方：金匮肾气丸加减。

熟地20g，山药15g，山茱萸10g，云苓10g，泽泻10g，丹皮10g，附子10g，桂枝10g，菟丝子15g，淫羊藿15g。

此型患者，阴阳俱伤，病情较重，变化多端，治疗用药必须慎重，防止过用峻猛及苦寒败胃之剂，且已有浊邪内生，变证蜂起，辛散燥烈之品竭阴伤阳，犯之则阴阳离决，生命危殆，故当慎之。

方中六味地黄汤补肾之阴，桂、附、淫羊藿、菟丝子温补肾阳。诸药合力，虽温而不燥，补而不腻，阳生阴长，平衡相济。

（五）脾胃虚弱，湿浊阻滞

主症：面色淡黄，体倦无力，形体消瘦，腹胀食欲缺乏，泛恶呕吐，便秘或溏。舌质淡，苔薄腻，或厚腻，脉沉细无力。

治法：健脾养血，化浊和胃。

处方：归芍六君子汤合厚朴温中汤加减。

当归 15g，白芍 15g，党参 20g，白术 15g，云苓 15g，陈皮 15g，砂仁 6g，厚朴 15g，草果仁 10g，川军 6g，冬瓜皮 20g，槟榔 15g。

此证常见于慢性肾衰竭的氮质血症期。此时本虚标实，虚实夹杂，治疗必须虚实兼顾，应恰当地处理好正虚与邪实的关系。

方中以四君子汤益气健脾，资气血生化之源；归、芍养营血；陈皮、砂仁、厚朴、草果仁化浊和胃理气；川军、槟榔泻浊通腑；冬瓜利水，使湿浊之邪从小便而去。大黄通导之力较强，此时正气虽不足，但方中有四君子汤扶助正气，故适量用之无妨。全方补泻兼施，补不碍邪，攻不伤正，共奏健脾养血，化浊和胃之功。若气血不足明显，表现为头晕体倦、心慌气短等症，应去川军、槟榔、草果仁、冬瓜皮，加熟地、枸杞、菟丝子补益精血。

（六）秽浊中阻，化热上逆

主症：头昏，胃脘胀痛，纳呆腹胀，口干，恶心呕吐，心烦失眠，便秘，口臭，口有氨味，小便清白。舌胖色淡，质灰少津，苔厚腻，脉弦数或弦滑。

治法：通腑化浊，祛湿清热。

处方：燥湿化浊汤加减。

草果仁 12g，醋制大黄 10g，半夏 10g，藿香 15g，槟榔 12g，茵陈 20g，黄芩 10g，陈皮 10g，苏梗 10g。

本方以草果仁、半夏、藿香燥湿化浊；大黄、槟榔通腑降浊；黄芩、茵陈苦寒泄热。若湿重于热，症见周身困重乏力，面色淡黄，纳呆腹满，恶心欲吐，可用三仁汤加减，宣畅气机，利湿清热。尿毒症出现精神症状，呈半昏迷或昏迷状态，牙龈溃破，舌淡等，可加入清热解毒之剂。若湿热痰浊，蒙蔽心包，症见神昏谵语，语无伦次，烦躁不安，或喉中痰鸣，大便不爽，小便短少黄赤，舌红，苔黄厚腻，少津，脉弦滑者，可用菖蒲郁金汤加僵蚕，清热解毒，豁痰开窍。

（七）邪热入血，血瘀络阻

主症：面色晦暗，精神萎靡，皮肤瘙痒，恶心呕吐，头痛心烦，口干，口唇紫黯，尿少或清长，便秘，甚至烦躁不宁。舌质紫，有瘀斑，脉弦滑。

治法：清热解毒，活血化瘀。

处方：解毒活血汤加减。

葛根 30g，桃仁 15g，红花 15g，连翘 20g，赤芍 15g，丹参 15g，生地 15g，丹皮 15g，大黄 10g，川连 10g，枳壳 15g，佛手 10g。

本型常见于慢性肾衰竭的后期，邪浊壅盛，正气匮乏，若不急挫其势，危证立至，治疗用药更须小心，最好采用中西医结合治疗。方中用桃红、红花、当归、枳壳、赤芍、生地，取桃红四物汤之义，活血养血；易川芎为枳壳，取行气除胀消痞之功。益母草善活血祛瘀，既助桃红四物之力，又具利尿消肿之功。柴胡、葛根，清透邪热，升发阳气，鼓舞脾肾之气上升。连翘清透疏泄，使邪毒出；半枝莲、白花蛇舌草，清热解毒，利水消肿。综观全方，既可活血祛瘀，又有较强的清热宣透、利湿化浊之功，使湿浊瘀尽散。

若湿热瘀毒壅结，可加大黄；若出现恶心，食欲缺乏，苔厚腻，可加草果仁；若面色晦暗或黧黑，皮肤瘙痒，或舌有瘀斑，可加丹参。

七、西医治疗

（一）一般治疗

在肾功能不全或代偿期，应积极治疗原发病，防止发展成为尿毒症。在氮质血症期除应积极治疗原发病外，要减轻工作量，避免受凉、受湿和过劳，防止感冒，不使用损害肾脏的药物，并给予良好的医疗监护。已出现尿毒症症状的患者，应休息和治疗。

（二）饮食疗法

食物要易于消化，富含维生素，保证供给足够的热量，采用优质低蛋白饮食，每天蛋白质的摄入量应少于35g，以禽蛋及乳类为主，辅以肉类、鱼类。主食最好采用小麦淀粉，以减少非必需氨基酸的摄入。

（三）必需氨基酸疗法

慢性肾衰竭时，血浆必需氨基酸减少，非必需氨基酸增多，血非蛋白浓度因而上升。可利用非蛋白氮合成蛋白质，降低血尿素氮，纠正负氮平衡。

（四）纠正酸中毒

轻度酸中毒［CO_2CP 在 15.7~20mmol/L（35~44mL/dl）］者可通过纠正水、电解质平衡失调来得到改善，亦可加用碳酸氢钠，每日 4~8g，分 2~4 次口服。当 CO_2CP < 13.5mmol/L（30mL/dl）时应静脉补碱，可按以下公式：5% $NaHCO_3$（mL）=（正常 CO_2CP - 测得之 CO_2CP）×0.5×体重（kg），首次给予 1/2 量，然后根据 CO_2CP 测定进行调整。应注意纠酸不宜过快，以免引起低钙抽搐。

（五）纠正水、电解质平衡失调

1. 脱水和低钠血症　有明显失水者，应静滴 5% 葡萄糖盐水或 10% 葡萄糖注射液，一般一次 1 000~2 000mL，有严重高血压、显著水肿、心功能不全或少尿者，应适当限制水分。低钠血症时可给予生理盐水或乳酸钠。

2. 低钾和高钾血症　低钾者口服氯化钾或枸橼酸钾，必要时可静滴氯化钾。高钾者，11.2% 乳酸钠溶液 60~100mL，静脉推注；或 5% 碳酸氢钠溶液 40~100mL 静脉推注，或 25% 葡萄糖注射液 250mL 加普通胰岛素 20 单位静滴，必要时进行透析治疗。

3. 低钙和高磷血症　低钙者口服葡萄糖酸钙或乳酸钙，发生低钙抽搐时应静脉注射 10% 葡萄糖酸钙溶液或 5% 氯化钙溶液 10~20mL。高磷血症者口服碳酸钙 0.5~1.0g，每日 2 次，口服氢氧化铝凝胶 10mL，每天 3 次。

（六）对症治疗

1. 消化系统症状　恶心呕吐者，可用爱茂尔、甲氧氯普胺、氯丙嗪。呃逆可用阿托品，腹泻较重者，可用小檗碱等。

2. 神经系统症状　烦躁、失眠、惊厥等可用镇静剂如地西泮、氯氮、水合氯醛、氯丙嗪；昏迷、谵妄等可选用至宝丹、苏合香丸、安宫牛黄丸等。

3. 循环系统症状　高血压者联合应用 2~3 种降压药，如甲基多巴、肼屈嗪、硝苯地平等。对于肾素型高血压可用巯甲丙脯酸。胍乙啶、美卡拉明、帕吉林等因能降低肾血流量，不宜使用。须注意不宜将血压降至正常水平或以下，以免肾血流量剧降而加重肾功能不全。若合并心力衰竭，可用洋地黄或毒毛花苷 K 纠正，但用量宜小，约为常用量的一半剂量或以上。

4. 血液系统症状　优质蛋白饮食、必需氨基酸、铁剂、叶酸等，对长期摄入量不足所致之贫血治疗有效。近年来应用重组人红细胞生成素（EPO）治疗肾性贫血取得进展。当血红蛋白 < 50g/L（<5g/dl）时需输入新鲜血液，每次 200mL。若有出血，应用止血剂，如卡巴克洛、酚磺乙胺、氨甲苯酸等有一定效果。消化道出血时可用去甲肾上腺素 8mg 加入 100mL 0.9% 氯化钠注射液中分次口服止血，或口服三七粉 3g、云南白药 0.5g。

5. 肾性骨病　用氢氧化铝凝胶降磷，每次 15mL，每日 3 次口服。以乳酸钙补钙，每次 2g，每日 3 次口服。补充维生素 D_2 或维生素 D_3：40 万~60 万单位肌注，1~2 周 1 次。注射 1~2 次后，可以维生素 D 剂口服维持。

（七）透析疗法

尿毒症患者经保守治疗无效，血肌酐 ≥770μmol/L（8.0mg/dl）或内生肌酐清除率 <10%；或血钾 >6.5mmol/L（6.5mEq/L），即应进行透析治疗。

（八）肾移植

肾移植的适应证：

（1）慢性肾衰竭其内生肌酐清除率 <10%。

（2）内生肌酐清除率 >10%，但并发顽固的严重高血压、多发性神经病变以及继发性甲状旁腺功能亢进等。

（3）年龄 <50 岁，无重要脏器如心、肺、肝、脑等以及下泌尿道的重要病变者。

（4）病变局限于肾脏本身者。

八、饮食调护

慢性肾衰竭患者大多数食欲低下，全身状况差，故饮食应清淡易消化，待脾胃功能改善，食欲增加后，方可渐进补益之品。在治疗过程中，自始至终须注意尽量少食植物蛋白类食物，如豆制品、坚果类。食用一定量的高质量的动物蛋白如牛奶、鱼、肉及蛋类，并应适当补充新鲜蔬菜和瓜果，以增加机体的营养。有水肿和高血压者应采用低盐或无盐饮食。

（杨光辉）

参考文献

［1］ 陈香美．肾脏病学高级教程．北京：人民军医出版社，2014.

［2］ 彭文．肾内科疾病．上海：第二军医大学出版社，2015.

［3］ 张春燕，谢二辰，苏从肖．肾脏疾病临床诊疗技术．北京：中国医药科技出版社，2016.

［4］ 王质刚．血液净化设备工程与临床．北京：人民军医出版社，2012.

［5］ 关广聚．临床血液净化学．济南：山大科学技术出版社，2013.

［6］ 孙世澜，关天俊，袁海．肾脏病新理论新技术．北京：人民军医出版社．2014.

［7］ 江杨清．中西医结合临床内科学．北京：人民卫生出版社，2012.

［8］ 张金锋．临床肾脏病理论与实践．西安：西安交通大学出版社，2015.

［9］ 屠佑堂．中医实用诊疗大全．武汉：湖北科学技术出版社，2013.

［10］ 陈楠．肾小管间质疾病诊疗新技术．北京：人民军医出版社，2012.

［11］ 杨黄．肾脏与高血压．北京：人民军医出版社，2013.

［12］ 陈香美．现代慢性肾衰治疗学．北京：人民军医出版社，2011.

［13］ 周巧玲．肾内科临床心得．北京：科学出版社，2016.

［14］ 余学清．肾内科临床工作手册：思路、原则及临床方案．北京：人民军医出版社，2013.

［15］ 于为民．肾内科疾病诊疗路径．北京：军事医学科学出版社，2014.

［16］ 梅长林．肾内科临床实践（习）导引与图解．北京：人民卫生出版社，2013.

［17］ 石宏斌．肾内科新医师手册．北京：化学工业出版社，2013.

［18］ 余毅，王丽萍．肾内科医师查房手册．北京：化学工业出版社，2013.

［19］ 孙世澜，吴彼得．肾衰竭诊断治疗学．第二版．北京：人民军医出版社，2012.

［20］ 黎磊石，刘志红．中国肾脏病学．北京：人民军医出版社，2012.